标准化病人辅导：临床能力评价方法

Coaching Standardized Patients
—For Use in the Assessment of Clinical Competence

原著　Peggy Wallace

译者　唐健

北京大学医学出版社

BIAOZHUNHUA BINGREN FUDAO : LINCHUAN NENGLI PINGJIA FANGFA

图书在版编目（CIP）数据

标准化病人辅导：临床能力评价方法 /（美）华莱士（Wallace, P.）
著；唐健译 .—北京：北京大学医学出版社，2015.8
书名原文：Coaching Standardized Patients--For Use in the Assessment
of Clinical Competence
ISBN 978-7-5659-1130-9

Ⅰ .①标… Ⅱ .①华… ②唐… Ⅲ .①临床医学—研究 Ⅳ .① R4

中国版本图书馆 CIP 数据核字 (2015) 第 122364 号

北京市版权局著作权合同登记号：图字：01-2011-2794

Coaching Standardized Patients: For Use in the Assessment of Clinical Competence
ISBN: 0-8261-0224-7
by Peggy, Wallace

标准化病人辅导：临床能力评价方法

译　　者：唐　健
出版发行：北京大学医学出版社
地　　址：（100191）北京市海淀区学院路 38 号　北京大学医学部院内
电　　话：发行部 010-82802230；图书邮购 010-82802495
网　　址：http://www.pumpress.com.cn
E — mail：booksale@bjmu.edu.cn
印　　刷：北京瑞达方舟印务有限公司
经　　销：新华书店
责任编辑：陈　奋　责任校对：金彤文　责任印制：李　啸
开　　本：710 mm×1000mm　1/16　印张：19.25　字数：372 千字
版　　次：2015 年 8 月第 1 版　2015 年 8 月第 1 次印刷
书　　号：ISBN 978-7-5659-1130-9
定　　价：89.00 元
版权所有，违者必究
（凡属质量问题请与本社发行部联系退换）

中文版序

作为《标准化病人辅导》一书的作者，我非常高兴能为此书的中译本撰写前言。借此机会，我也想反思关于标准化病人的两个问题，一是标准化病人在临床中的使用现状，二是标准化病人与另一种互动学习载体（高仿真模拟人）的关系问题。在这里，请允许我进一步谈谈在面向医学生和医务人员的教育中，如何发挥这两种模拟方法的各自所长，进而开展整合衔接的想法。

所谓标准化病人（SP），就是一个人在经过精心培训之后，可以精确地、重复性地并且逼真地再现案例中真实病人的病史、体格，以及心理与情绪反应等特征信息，进而达到一种效果，即无论何时进行表演，抑或表演人员多寡，任何人在与 SP 晤谈之后，都能获得相同一致的感受与体验。与真病人不同，SP 在经过有针对性的案例辅导后，便可以根据需要随时进行表演。另外，在受过专门培训后，SP 还可向学生提供有关沟通技能的反馈信息。SP 所提供的反馈不是从一个中立观察者的角度给出的，而是立足于"病人"一手的切身体验。对学生而言，没有什么比直接来自病人的反馈信息更有价值了。

在另一方面，我们利用高仿真模拟人，使学生和医务人员仿佛置身于真实的急症治疗情境中，在练习团队合作的基础上，模拟演练侵入性治疗操作。因此，无论学生的临床经验如何，他们都可以在诊疗真病人之前，充分利用这些塑料材质的模拟人，来进行团队磨合或熟悉新的实践操作。目前，许多模拟人都可以模拟出真病人全部的生命体征，这就使得带教人员可以根据学生具体的实践操作，来操纵模拟人表现出对应的生命体征。

以上所介绍的这两种模拟方法，最初是在 20 世纪 60 年代，在位于美国洛杉矶的南加州大学中逐步发展起来的，那里也是我经受培训和工作的地方。直到最近，这两种模拟方法在全球医疗范围内，虽然都处于不断发展之中，但却没有什么关联。

现今，标准化病人已经广泛应用于病史采集、体格检查、信息告知与医患沟通等面向学生的临床技能训练中。与此同时，高仿真模拟人也主要应用于医院外救护、医院急诊、重症治疗等急症治疗培训内容。这是因为，在这些领域内，病人情况危重，必须要采取侵入性治疗操作，因而团队成员必须要有效协作才能达到诊疗病人的目标。

然而，就在过去的十年之中，这两种模拟方法在全球范围内，却逐渐开始走向融合。标准化病人与高仿真模拟人的这种融合趋势，给我们所有从事医学教育的人士都提出了新问题，即如何去撷取两种模拟方法的各自优势，去强化训练各种各样的临床技能，以此来满足现实工作的要求。

促进这两种模拟方法融合的事实前提之一，就是，无论何种医疗情境，只要案例中病人意识清醒，标准化病人都是培训学生的最佳方式。因为，不论模拟训练在哪里进行，标准化病人都可以将病人细微的身体语言，面部表情，连同切身感受一同带入到培训之中。

然而，模拟人却无法做到这一点，这些塑料材质的面部往往只设定张嘴这种表情，那是为了进行插管操作的必要准备。当要求对模拟人说话或者提问时，即便有人从控制室通过话筒代替模拟人进行回应，学生们也会觉得很尴尬。因此，将SP引入急症治疗训练，不但有助于医疗团队成员学习相互间有效沟通，而且也给他们机会去演练如何与一名意识清醒的病人进行互动交流。通过这种方式，极大地提高了团队模拟训练的真实性。

为了实现这种模拟，可以让SP躺在一张病床上，中间设置一道隔帘，将模拟人放在另一张床上。当标准化病人表现出功能失调并意识丧失时，隔帘会拉起，团队成员需要立即转移到放置模拟人的另一侧病床旁，开始模拟侵入性治疗操作。此时，根据急症治疗的情境设定，病人已经失去意识，沟通训练的难点已经转移到团队成员之间，同时他们还要集中精力完成胸部按压，静脉给药等各种必要的侵入性治疗操作。

正因为如此，为了尽量还原真实的医疗情境，医学教师就更有责任去精心招募和辅导标准化病人了。此外，与临床实践一样，对病人要悲悯、仁慈与敏锐必须成为任何模拟训练的基本要求。

我诚挚希望读者们能够将此书作为推进标准化病人辅导工作的有益资源。我们要让SP不仅学会如何去精确表演病案所描述的，有形的事实与体格特征，而且要让SP在与不同水平的学生的每一次晤谈中，深化塑造出每一名病人身上所应具有的，无形的人性特征。如果我们的工作能达到这个水平，对学生们将要终生服务的所有病人们而言，我们就为他们做出了一项价值无法估量的贡献。

Peggy Wallace
2015 年 2 月

译者前言

在当今医学教育课程体系中，如何向医学生有效教授与评价病史采集、体格检查、医患沟通、病人教育和病情告知等核心临床技能既是重点也是难点。从医学生角度来看，学习这些临床技能的最佳途径就是通过标准化病人进行手把手的训练。标准化病人是上世纪60年代由美国医学教育家首创并逐步成熟化的一种教授和评价医学生以及医师临床执业能力的方法。在整个医学界和社会领域日益关注医疗专业人士临床能力（特别是能够解决病人实际需求的能力），强调医学职业精神，推进以病人为中心的诊疗模式的大背景下，标准化病人在对于临床技能的教学与评价上体现的独一无二的优势便展现了出来，目前医学教育学界还没有提出更有效的方法超越标准化病人。相对而言，标准化病人作为一套医学教育方法形成时间不长，但是在北美医学界发展却非常迅速。2004年，美国国家医学考试部正式将标准化病人作为执业医师考试第二阶段临床技能考核的主要方式。目前，北美各医学院和教学医院几乎都设有标准化病人培训研究项目，有专门的人员和设施，来开展标准化病人的遴选、培训和研究工作。医学生为了确保自己能够通过执业医师考试，需要熟悉标准化病人这种评价方法，因此各医学院都在课程体系中贯穿标准化病人的方法。很多教学医院为了考核其住院医师的培训成果，也都使用标准化病人。只要我们检索一下国际知名的医学教育期刊，不难发现有众多以标准化病人为主题的学术论文，作者和研究机构分布在世界各地，但仍以北美发展最为成熟先进。标准化病人教育工作者协会（ASPE）是标准化病人专业人士的国际组织，每年都召开年会，在医学教育领域具有一定影响力。据文献介绍，中国在1993年就有来自美国的专家向几所国内医学院介绍并开展标准化病人工作，但目前标准化病人的研究和实践在我国还没有充分开展，医学教育内部对标准化病人还存在一定误解和偏见，理论和理念层面还没有系统把握和自觉接受，这直接导致我们在方法上没有进一步的突破，而且在对标准化病人的培训辅导上表现为不系统性、不稳定性和随意性。如果我们不能了解这一领域的背景、相关理论、系统的方法和最新研究进展，那么很可能标准化病人辅导研究工作只能是复制而无法创新并本土化，因此我相信本书的翻译对这一学科本身，甚至对推动医学教育改革与医师职业精神培育等工作都会有一定积极意义。

对于这部专著，我认为其代表了标准化病人工作在国际医学教育领域的最高水平，如下三个特点非常突出。一是首创性。本书可以说是世界上第一本系统描述标准化病人辅导工作的医学教育专业书籍。作者本人是在美国开展标准化病人辅导研究工作的几名先驱人士之一,多年来一直在这个领域发展,深入研究标准化病人辅导和使用技术,并积极进行推广普及工作。本书就是她对这个领域 20 多年来个人研究成果的一个总结。二是系统性。就同类学术文献而言,关于标准化病人的研究论文虽然数量很多,也在一些相关教科书、学术著作和网络资料中介绍过,但普遍缺乏系统性。本书从内容安排上,把标准化病人理论和实践都涉及了,并且对辅导程序有细致的描述,这在同类作品中是唯一的。三是创新性。这本书提出了一套完整的辅导模型,有助于标准化病人辅导员以此为借鉴,从而组建自己的 SP 团队;详细介绍了遴选标准化病人的方法和策略;提出了临床技能考核中标准化病人表演事实部分的时间控制方案;改进了标准化病人对医学生书面反馈的方法;提供了新型的强化训练方案;提供了标准化病人辅导所需的各种文档模板。

本书中译本应该有两个最重要的读者群,一是高等医学院校从事医学生本科和研究生教育和管理工作的教师,二是教学医院中从事医学生和住院医师培训工作的临床带教医师。另外,大学教师、医学生、临床医师、培训机构人员、医学教育管理和决策工作者等对标准化病人感兴趣的人员都是本书的适读对象。另外,原作者认为"来自药学、护理、正骨、医师助理、社会工作、咨询心理学、家庭治疗以及法律等专业领域,需要运用这种模拟方法来进行教学、评价和认证工作"的专业人士均是适读人群。

中译本的顺利出版要感谢很多前辈老师。首先,当然要感谢原作者,美国加州大学圣迭戈医学院(UCSD)的佩吉·华莱士教授,她通过电子邮件一次次耐心地向我澄清某些关键术语和技术,并专门为中译本撰写了序言,介绍了标准化病人领域的最新进展。另外,我也要特别感谢美国乔治 华盛顿大学医学中心(GWUMC)的本杰明·布拉特教授(Benjamin Blatt)。2007 年我有幸获得纽约中华医学基金会(CMB)的资助,得以前往美国进行为期半年的访学,当时研修的主题是美国的医学教育实践。布拉特教授是我的访学导师,是他激发了我对医学教育理论与实践的关注兴趣,并手把手地教给了我如何有效开展医患沟通技能教学和评价,也是他辅导了我最开始的标准化病人模拟,并向我推荐了这本书。现在回顾当时青涩的表演录像,老师的言传身教令我动容。

我还要特别感谢天津医科大学医学人文学院的刘惠军教授,我是她领导的参与式医患沟通技能教学课程组的一员。她对中译本一些关键术语的翻译提供了非常有价值的建议,并且支持我在面向医师和医学生的沟通技能教学中去探索和巩固对标准化病人方法的适用方式。如果没有这个能学以致用的平台,我所学的标准化病人方法也可能就逐渐荒疏下去了,进而也就没有翻译此书的冲动。此外，我还要由衷感谢现任教育部高等院校医学人文素质教学指导委员会主任委员张金钟教授以及北京大学医学部丛亚丽教授，他们是我国医学人文教育领域的知名专家，也分别是我硕士和博士学习阶段的导师。他们始终对我这项翻译工作充满肯定并积极推荐，是他们鼓励我不要将标准化病人方法丢下，要动脑筋研究如何整合到医学人文教育之中。

这本书得以顺利出版，必须要感谢北京大学医学出版社领导的大力支持，感谢陈然、陈奋两位编辑对我拖沓工作进程的宽容和高质量的编辑工作。其实，我在翻译进程中曾碰到过一些困难，自己甚至一度想放弃。但北医出版社对我充分信任，鼓励我把这项工作做下去，令我非常感动。当时恰逢我的女儿豆豆出生，我是在她夜晚的哭声中完成书稿的最后翻译工作的，这里离不开家人的坚定支持。回过头来看，我自己独立完成这项翻译工作也是一件好事，可以让我又从头至尾精读了一遍原著，深化了自己对标准化病人这套方法的理解。

翻译工作往往费力不讨好，特别本书涉及临床医学和表演学很多专业理论和技术，对我的知识背景也是挑战，但获得新知的乐趣却是无穷的。在翻译中，我深感自己语言转化能力不济，有些语句虽然经过润色和修改，却还是略显生涩，希望读者理解。关于内容，我虽通读校对过，但疏漏或错误也在所难免，如有发现责任在我，恳请大家不吝指正，也希望各位致力于我国标准化病人方法建设的同道前辈多多赐教与交流，我的电子邮件是 dmhjt@tmu.edu.cn。

唐健　谨识

2015 年 4 月

著者介绍

佩吉·华莱士博士（Peggy Wallace, PhD），医学副教授，美国加州大学圣迭戈医学院（UCSD）课程资源与临床评价项目负责人，她在医学本科课程中利用标准化病人从事临床技能的教学、评价与矫正工作。在过去十余年中，她一直担任 UCSD 专业发展中心主任，并负责住院医师和开业医师临床技能评价工作。在进入医学教育领域前，她曾学习音乐与舞蹈，并且接受教育传媒、电影电视的研究生教育，之后她被美国南加州大学（USC）聘用操控首个用于训练麻醉学住院医师的电脑模拟人。这个在医学模拟领域上的开端，最终使得她的工作与标准化病人相伴。

华莱士博士在 1977 年至 1995 年从教于史蒂芬·亚伯拉罕森博士（Dr. Stephen Abrahamson，美国著名医学教育家）领导下的 USC 医学教育系，在 20 世纪 80 年代中期与霍华德·白若斯博士（Dr. Howard Barrows，美国著名医学教育家）合作，重新将标准化病人引入 USC 的医学教育课程体系中。在 20 世纪 90 年代早期，华莱士博士成为加州临床能力评价联席会（CCACC）的创始人之一，此协会包括加州全部八所医学院。她目前是 CCACC 的共同主管，该组织负责对加州所有高年级医学生进行高阶临床实践考核的设计和年度管理。她发起并参与了 CCACC 案例报告和评价表格精确性中关于标准化病人表现的改进研究，并且为那些没有达到 UCSD 临床表现考核中关于沟通技能要求的医学生专门设计了一个有影响的矫正项目。她也是美国国家医学考试委员会标准化病人项目的咨询专家，此外，华莱士博士还在世界卫生组织以及美国国内指导了大量关于教育技术，医学中视频使用，标准化病人程序培训，标准化病人案例开发等主题的工作坊。她曾经发表过一篇关于标准化病人在医学教育中使用历史的论文《踏寻革新的足迹（*Following the Threads of an Innovation*）》。

译者介绍

唐健，讲师，任教于天津医科大学医学人文学院，研究方向为医学伦理学与医学职业精神教育。

献　给

Stephen Abrahamson 和 Howard S.Barrows

以及

这些年来和我并肩工作的所有标准化病人和 SP 教育家

以及

在北美和全世界的医学院中，那些不断将个人才智贡献于临床技能教学的人们。

目　录

原著前言 ··· i
导论 ··· iv

第一部分　必备技能部分：发展训练标准化病人的专业资质

第一章　概述：标准化病人辅导的艺术与实践 ···················· 3
　标准化病人辅导的协作性 ··································· 4
　标准化病人辅导的独特性 ··································· 5
　　标准化病人的表演环境 ··································· 5
　　标准化病人的即兴表演准则 ······························· 6
　有效辅导的必备资质 ······································· 6
　　掌握基本的表演和导演知识 ······························· 6
　　与标准化病人建立信任关系 ······························· 7
　　在工作中注入热情与敏感 ································· 7
　　相信所感所知 ··· 8
　选择合适标准化病人的重要性 ······························· 8
　　是否雇佣职业演员做SP ··································· 9
　　引导遴选出的SP提高表演质量 ····························· 10
　标准化病人所需掌握的技能 ································· 10
　　饰演病人的能力 ······································· 11
　　观察医学生行为的能力 ··································· 11
　　过程回忆的能力与完成核查表的能力 ······················· 11
　　向医学生给出反馈的能力 ································· 12
　标准化病人辅导员所需掌握的技能 ··························· 12
　本章小结 ··· 13
　内容前瞻 ··· 13

第二章　临床技能：如何掌握基本的行医技能 ···················· 15
　学习四种临床技能 ······································· 15
　　病史采集技能 ··· 15
　　体格检查 ··· 17
　　医患沟通技能（PPI） ··································· 23
　　信息告知（IS）与病人教育技能 ··························· 27
　如何通过扮演医学生来培训SP ······························· 30
　本章小结 ··· 33

内容前瞻 ···33

第三章　表演：标准化病人如何饰演病人·············35
　走进病人的世界···35
　　病人是什么状态？·····································36
　　病人案例:SP表演的基石·····························36
　　表现病人的真实性·····································37
　熟悉表演技巧···37
　将表演、导演与SP辅导融会贯通·················38
　　作为演员的SP与作为导演的辅导员·············40
　　融标准化与创造性为一体·························40
　　关于职业与非职业演员的比较·····················42
　表演的艺术：关于如何提高表演效果的一个范例·····45
　　由外而内：通过行为观察挖掘角色·············45
　　由内而外：通过想象力触发情感·················53
　本章小结···71
　内容前瞻···71

第四章　导演：辅导标准化病人深化表演效果·········73
　辅导员/导演与SP的关系·····························73
　　导演SP的一般性原则·································75
　　其他的辅导原则·····································76
　　一些辅助SP的具体方法·····························82
　本章小结···92
　内容前瞻···93

第二部分　培训程序：挑选与培训标准化病人

第五章　选角：找到适合的标准化病人·················97
　招募···97
　　招募原则···97
　　招募资源···102
　　招募流程···107
　试演···110
　　试演的基本方法·····································111
　　试演的安排···114
　　试演材料···116
　　向试演申请人进行内容简介·····················119
　　试演···120

遴选 ·· 125
　　遴选原则 ······························· 125
　　通知申请人的方式 ······················· 126
　　遴选后的工作 ··························· 127
　本章小结 ······························· 129
　内容前瞻 ······························· 129

第六章　培训标准化病人：概述 ············· **131**
　培训的一般原则 ························· 131
　　培训的具体原则 ························· 132
　　培训手册 ······························· 136
　本章小结 ······························· 139
　内容前瞻 ······························· 139

第七章　一阶段培训：熟悉案例 ············· **141**
　一阶段培训的目标 ······················· 141
　培训环境 ······························· 141
　培训活动概要 ························· 141
　任务提示 ······························· 142
　　SP对二阶段培训的准备工作 ··············· 149
　　辅导员对二阶段、四阶段培训和模拟考试的准备工作 ··· 150
　SP辅导员在一阶段培训中的注意事项 ······· 151
　　处理行为或表演上的问题 ················· 152
　　帮助SP提高表演水平的方法 ··············· 153

第八章　二阶段培训：学习使用核查表 ······· **157**
　辅导核查表的原则 ······················· 157
　二阶段培训的目标 ······················· 159
　培训环境 ······························· 159
　培训活动概要 ························· 159
　任务提示 ······························· 161
　二阶段培训内容（预估时间：3小时） ······· 162
　SP对三阶段培训的准备工作 ··············· 165
　辅导员对三阶段培训的准备工作 ··········· 165
　辅导员对四阶段培训、模拟考试以及CPX的准备工作 ··· 166

第九章　三阶段培训：表演、核查表与反馈的综合运用 ··· **169**
　训练重点：表演案例、填写核查表以及提供反馈 ··· 170
　三阶段培训的目标 ······················· 173

培训环境···173

培训活动的概要···174

任务提示···174

三阶段培训内容（预估时间：3.5小时）·····················178

SP对四阶段培训的准备工作·································181

辅导员对四阶段培训和模拟考试的准备工作···················182

培训SP给出有效的书面反馈·································183

    向医学生给予反馈的基本原理·····························183

    SP在给予医学生反馈时的角色····························184

    培训SP给予书面反馈的实用性建议························186

第十章　四阶段培训：第一次彩排（医生检验SP表演的真实性）·········193

四阶段培训的目标···194

培训的环境···195

培训活动概要···195

任务提示···195

四阶段培训的内容（预估时间：3小时）·····················197

SP对模拟考试的准备工作···································201

辅导员对模拟考试的准备工作·······························203

第十一章　培训中变化情形的应对······························205

判断SP培训的必要性·······································205

中间培训阶段的重组···207

第十二章　模拟考试：最后一次彩排····························211

模拟考试的目标···211

模拟考试的环境···211

模拟考试内容概要···212

任务提示···212

模拟考试内容（时间长短取决于案例数量）···················213

SP对实际考试的准备工作···································216

辅导员对CPX和考后事宜的准备工作························218

后　记··219

参考文献··221

关于表演和导演的推荐阅读资料·······························223

附录A 玛丽亚·戈麦斯案例资料 ···································· 224

  附录A1——基本信息 ···································· 225

  附录A2——情境描述与学生的任务要求 ···················· 228

  附录A3——培训材料 ···································· 229

  附录A4——核查表 ···································· 242

  附录A5——核查表指南 ···································· 249

  附录A6——书面反馈指南 ···································· 262

  附录A7——盆腔/直肠检查结果 ···························· 264

  附录A8——站间练习 ···································· 265

  附录A9——站间练习参考回答 ···························· 267

  附录A10——试演案例概要 ································· 269

  附录A11——试演核查表 ···································· 272

附录B 标准化病人管理表格 ···································· 275

  附录B1——聘用函模板 ···································· 276

  附录B2——标准化病人档案表 ···························· 279

  附录B3——影像摄录授权同意书模板 ······················ 280

原著前言

多年之后，我时时沉思，为何自己的事业与医学结下了不解之缘。一方面，我的父亲是一名医生，但是他并不鼓励我步其后尘。在那个时代，我们被告诫"那不是女性适合的专业"。在 20 世纪 60 年代早期，对于女性而言，选择很多其他专业也面临这样的状况。另一方面，作为一名年轻女性，我却可以自由地追求自己感兴趣的其他领域，比如音乐和舞蹈，最终是电影。追忆经历，我觉察到一个在当时无法洞见的主题，那就是对那些难以名状之事的表达渴望和对精神创伤的治愈需求乃是人性的一部分。于是，我选择进入学术殿堂去寻求一种庇护，在上面提到的三个领域，一个接着一个地攻读学位，同时探索并追寻着自己喜欢的教学方式。在获得了所有的学位后，我却无法找到一个适合自己的工作。直到 1979 年的一天（我今天仍然感到惊奇），我鬼使神差地来到了南加州大学医学教育学系 (Department of Medical Education, the Southern California University, USC)，向他们询问是否有适合自己的工作。于是，他们就给了我一个职位。在前任草草离职后，他们聘用我去操纵模拟一号（Sim I），这是第一台由电脑控制的用来训练麻醉师的医疗模拟人。开始只被拟聘六个月，但五年之后，我仍旧在那里工作，那时 Howard Barrows 博士受邀返回 USC 执教（这里是他第一次开始使用标准化病人的地方），并重新将标准化病人应用到医学院课程设置中。我被任命负责这项课题，由于我的教育媒体学背景，他们便理所当然地认为我肯定知道怎么和演员打交道，但实际上我却并不知道。就这样，我便在医学领域一直干了下去，辅导医学生学习如何去倾听病人最深切的忧虑，并且辅助我的医学教师同事们去训练一届又一届那些踌躇满志的医生。

为什么要向大家讲述这段经历呢？简单来讲，我认为，你如果发现自己已经在和标准化病人在一起工作，这是有一些原因的，可能是一些愿望，一些命运的安排，一些对参与自我治疗的渴望。

本书的形成

在同事们的常年鼓励下，我决定在个人经验的基础上，把我们从事标准化病人的辅导心得整理成文字。本书所描述的辅导方法和程序已经在过去的 25 年被充分地应用和校正，这些成果很大程度上来自与 Howard Barrows, MD. 和 Stephen Abrahamson, PhD（其是医学教育学开创人之一）两位博士合作经历，他们在美国的医学院共同发起了以标准化病人为基础的临床表现考核（Standardized patient-based clinical performance examinations），以促进更广泛的医学教育改革。同时，美国国家医学考试部的标准化病人分委员会（the National Board of Medical Examiners' Standardize Patient Subcommittee）的成员们与我们就这些辅导方法和程序的研发进行过充分的交流和合作，他们分别代表美国的麻省大学（the University of Massachusetts）、康州大学（the University of Connecticut）、南伊州大学（Southern Illinois University）、德州大学加尔维斯顿医学院（the University of Texas Medical Branch at Galveston）以及加拿大的曼尼托巴大学（the University of Manitoba）。此外，与我长期合作的来自加州临床能力评价研究会（the California Consortium for the Assessment of Clinical Competence，CCACC）的所属八所医学院的标准化病人辅导员都对完善本书的方法和程序提供了大力帮助。

本书的宗旨

由于本书旨在将标准化病人[1]辅导工作的最佳经验和那些娴熟的标准化病人辅导员在高阶（High-stakes）临床技能考核中准备标准化病人的使用方法进行详细描述并系统总结，因而你会发现本书所介绍的辅导方法是应用于开发最高要求的 SP 试演、最强精确要求的病人表演和核查表等工作之上的。你同时也会找到有助于辅导 SP 的相关信息，从而帮助 SP 撰写出最有实效的书面反馈。有效书面反馈的意义在于，医学生通过与"病人"的沟通，获得的不是一个单纯的分数，这种学习过程会对他们的临床实际工作产生实质关联。

在写作的过程中，我比先前更加强烈地意识到，辅导 SP 所需要的综合性

---

1 标准化病人（Standardized Patients，SP），即一个人在受过精心训练之后，能够精确地、重复性地、逼真地再现出案例框架内真实病人所表现的病史、体格特征、心理社会和情感反应等要素。无论案例表演的时间，无论具体由哪位 SP 来受训表演，都应该确保在相同案例下，被考核人来自 SP 的挑战是一致的。

技能是多么的独一无二并且错综复杂。在过去的十年中，在美国、加拿大、许多欧洲国家以及世界上其他地区都已经开始探索 SP 辅导工作，这使得我们有必要将同行组织起来，我们自己的国际专业组织标准化病人教育者协会（the Association of Standardized Patients Educators, ASPE）的成长就见证了组织化的成果。我们要对 SP 培训工作的要点进行系统化和规范化，并且要研究哪种辅导方法效果最好以及其适用环境。

作为一名读者，你可能是一名有经验的 SP 辅导员，或者才刚刚进入这一学科。你的工作也许要面对医学生，也许要面对来自药学、护理、正骨、医师助理、社会工作、咨询心理学、家庭治疗或者法律等专业的学生，这就需要运用这种人格模拟方法来进行教学、评价和认证工作。你也有可能是一名临床研究工作者或者大学教师，希望了解 SP，以便开展临床能力评价。无论你具体从事何种工作，我希望你能从书中获得一些灵感、技术、或者指导原则，以便扩展与加深对 SP 辅导艺术与实务层面的理解。无论你阅读本书的初衷是什么，我也希望你能够更加深刻地理解到辅导的重要性与精确性，以便保证培训对象表演的真实性、核查表的准确性以及反馈的实效性。

本书的拓展应用

虽然本书在内容上对 SP 辅导提供了最严格的有关招募、试演、遴选以及培训程序的介绍，以保证用于临床能力评价工作的病人模拟达到最高质量，但在教学场景中如果恰当应用 SP，难度并不很高。因此，读者要确保能够对 SP 招募、试演、遴选、培训程序等指导流程和总体规范的理解在原则上达到一致，接着就可以安全地进行细节调整，以便配合那些涉及 SP 的各种学习活动。

本书所描述的用来确保高质量 SP 表演的各种技能和方法是唯一的吗？当然不是。我在此分享经验，并不是想对 SP 辅导作出最终的评判。当然也没有什么所谓唯一的正确方式。然而，我的愿望在于，这本书将能够服务于你，特别当你恰好是一名 SP 辅导员，你将利用它探索适合自己的辅导方式和发展路径，本书将会对你和 SP 在技能辅导方法上提供支持和帮助。

导　论

学科缘起

20 世纪 90 年代初，在美国两件几乎同时发生的事件帮助我们的 SP 培训塑造成为一门专业学科。一是国家医学考试部坚持不懈地将基于 SP 的临床技能表现评价纳入美国执业医师考试中；二是 Josiah Macy，Jr. 基金会提供资金并进而要求全美众多具有影响力的医学院公会去设计使用以 SP 为基础的临床技能考核。Macy 基金会提供支持的逻辑是，如果实际测评医学生临床技能的方法能够进入到众多医学院的课程设置中，如果教师能够在统计学意义上把握学生如何实践他们所习得的临床技能，那么就能在 20 世纪末推动医学教育所迫切需要的课程改革。

我们的学科在发展，SP 辅导也在取得进展，因此现在要求对多种技能进行综合。目前，我们必须要掌握相关能力，通过发现、试演和遴选合适的人去扮演病人。我们必须要确保我们的 SP 能够掌握案例事实，并且在临床场景的恰当时机将事实表现出来，另外也要确保他们能够精确地将所扮演病人的体格特征表演出来。我们必须要指导 SP 能够理解案例核查表中的每一个项目，保证他们能够观察并回忆整个临床接触过程，从而精准地完成每一份核查表。我们必须要辅导 SP 如何撰写关于考核对象沟通技能水平的有效书面反馈。我们必须全力支持 SP 去真实地还原病人，使表演精巧但又不失清楚，进而展现出病人的脆弱性与人格特征。

SP 工作的挑战性

为了精确评价医学生临床技能，包括病史采集，恰当的体格检查，以尊重的、关怀的并且以关系为中心的方式进行病人教育或病情告知等内容，医学生就必须要在与病人的接洽中被观察。但是，临床技能是无法通过以知识为内容的书面考核而进行评价的。即是说，对知识的测试不能评价出医学生是否能有效地将医学知识转化为临床实践。事实上，诸如乐器演奏或竞技体育等技能都不能通过笔试而判断，而只能通过对行为表现的观察来加以评判。这同样适用于对医学生临床技能的测评工作。

　　行为表现的评价往往是由一名或一组专家来完成的，他们负责观察和评判行为者的技能。在医学领域，学生们在技能密集培训中需要接受来自带教医师通过观察进行的评价，由他们评判学生在各科实习过程中技能掌握的情况。然而，由于带教医师在临床研究和诊疗工作上的任务日益加重，并且教员们与学生经常在同一时间处理不同的病人，因此他们很难找出时间去直接地观察和评价医学生的临床技能。鉴于对直接观察医学生在训练中表现的教育需求，运用SP的临床技能评价方法便在20世纪80年代应运而生了，并且这种方式也确实发挥了实际的功效。在性质上，SP已经成为了代理观察者，他们负责精确地记录医学生的临床行为，使得教师可以通过分数来确定学生们是否达到了相应的期望标准。因此，SP辅导员的一项重要责任就是要培训SP使他们能够站在带教医师的立场上观察医学生的临床技能表现情况。

　　鉴于医学生与病人的接触越来越多地由SP来负责直接观察并评价的状况，我们很有必要探讨SP的资质要求。SP往往没有医学教育背景，他们在扮演病人的同时还要与医学生进行接触，对他们进行观察，进而精准地回忆接触过程。此外，虽然医学专家负责制定核查表[2]，但是却不在技能考核过程中出现，因此SP在完成案例评价表格的同时，必须要能依据医学专家的定义对核查表格项目进行解释。这给SP辅导培训工作带来了很大压力，因为必须要保证SP所提交的关于医学生临床技能相关数据的精确性。那么问题就出现了，SP对核查表的理解是否真能达到100%的精确度？答案是肯定的。是否能像笔试数据一样，确保SP提交的关于医学生行为表现的数据从始至终都具有100%的精确性？不，我们对此不能保证。然而乐观的是，已经有研究显示出SP可以在临床技能表现测试中一直保持足够高的精确度，以此可以判断被考核者是否达到带教医师所要求的最低临床能力标准（Colliver & Williams, 1993）。需要提醒的是：SP能够保证足够精确性的前提是，要经由良好的遴选和最严格的培训，然后在培训的整个过程中以及临床技能测试的管理阶段得到很好的监控与充分的反馈。否则的话，没有人可以确保他们所提交考核数据的精确性。

　　遴选和培训那些用于高阶临床技能测试的SP花费精力最大，因为他们将负责评价卫生保健专业人士的培训进展或对执业医师的职业能力进行检测。这种终结性的测试被冠以多种名称。国家医学考试部（National Board of Medical Examiners）称这种高阶执照测试为二阶段临床技能考核（the Step 2 CS Examination），在医学院中又被称为临床技能评价（Clinical Skills Assessment,

---

2　每个由SP表演的案例都有一个专门的由SP填写的核查表，从而记录下医学生在考核中与SP所扮演病人的整个接触过程。

CSA）、临床能力测试 (Clinical Competence Exam, CCE)，临床表现测试（Clinical Performance Exam，CPE）等名称，或通用的客观结构化临床考核 (Objective Structured Clinical Examinations, OSCEs)。本书中，我使用临床实践考核（Clinical Practice Examination, CPX）这一术语指代这种高阶评价方法，因为在这种考核中，学生需要在临床环境中一个接着一个地接触许多 SP，好像全科医师的临床实际工作一样。这种考核经常在学生们完成所有临床科室实习后不久予以进行。

这种高阶测试与其他结果具有相关性。例如，许多医学院都将通过这种临床表现考核规定为毕业的前提条件。虽然标准化临床表现考核并不是没有瑕疵，但目前在卫生保健专业人士的培训中还没有另外一种方法能像 SP 为基础的临床技能考核一样具备相同的实效性（Colliver & Williams, 1993; Petrusa, 2002）。因此，这对负责设计以行为表现为基础的考核和开发病人案例的教师而言，对那些辅导 SP 的人士而言，对 SP 自身而言，都提出了一个重要责任，即要长期培养高质量的医疗专业人士。

定义辅导

多年之中，我们一直将那些与 SP 合作的人士称为培训师（trainer）。就连标准化病人教育工作者协会（ASPE）也将协会的宗旨设定为"向包括院系主任、医学主任、带教医师、项目协调人、SP 培训师在内的使用 SP 方法的医学教育工作者提供支持、资源和教育机会"（参见 www.aspeducators.org）。当然我并不是要反对使用培训师这个术语。事实上，培训师（trainer）的同义词（educator, instructor, preceptor, tutor, and coach）等都佐证了我们的角色是教师（teacher）。

当然这些同义词都可以应用到 SP 的工作中，但对于我而言："coach"这个名词更好地抓住了我们工作的实质。比如，一个辅导员（coach），无论其工作领域是体育、歌剧、舞蹈、生意还是 SP，往往都能和他或她的门生（protégé）建立起特殊的关系。与自身的利益相比，辅导员往往更看重其门生的表现。辅导员的满意度来自其辅导对象的学习进度。辅导员往往象征性地站在其门生旁边并鼓励他们。辅导员也能够意识到辅导对象的差异，进而找出并解决困难来最大程度地提高每个辅导对象的能力。事实上，辅导员会做出任何有助于辅导对象成功的行为，比如教学、激发、支持、鼓励或者跑来跑去。因此，重要的是辅导员与门生之间的关系，以及门生正在朝他所努力的方向迈进的事实。以上这些关于辅导员的描述代表了我对如何与 SP 合作的看法。你们都与 SP 合作过，知道我所描述的这种特殊关系。无论我们决定如何称呼自己，问题的关键在于是我们如何做，都做什么，我们的工作态度，以及 SP 的表现，我们要从精神上和实践上把这些关键点做到极致。

本书概要

本书你可以一页一页来阅读，也可以作为一本参考文献，根据培训 SP 时的需要直接选择特定章节来阅读。

本书分为两大部分。第一部分主要涉及 SP 辅导的基础性技能和知识。如果你已经是一名 SP 辅导员，你可以找到一些关于开发或增加辅导技能的特殊方式的深度勾画，如果你刚刚起步做 SP 辅导，你可以发现如何开始发展这些技能。在第二部分，你会发现一些关于如何发现并培训 SP 的程序。书中还介绍了 SP 培训项目的大纲，你可以结合第一部分所探讨的相关技术和技能一起阅读。

第一部分的四章重点介绍了关于 SP 辅导必须掌握的技能和知识，目的在于帮助 SP 提高表演的逼真度。第一章对 SP 辅导提供一个概述。第二章向那些没有医学背景的辅导员介绍了基本的临床或行医技能，使得辅导员能够扮演医学生的角色来培训 SP。第三章和第四章向辅导员提供了关于戏剧艺术的背景知识，这些内容在辅导 SP 时用来表现真实病人情感与心理特征方面非常重要。其中第三章重点介绍了关于表演的基础知识和技术，辅导员可以根据它们帮助 SP 设计出贴近生活的病人案例。第四章主题是关于导演，内容涉及辅导 SP 进行表演使之符合辅导员对病人表演的理解。

本书第二部分提供了一些特殊的方法和程序，用来在 CPX 中发现适合的 SP 来扮演病人，以及如何培训他们发挥最佳水平，从而保证关于医学生实际临床表现的 SP 数据报告（报告决定了学生的测试分数）的精确性。第二部分的每一章都描述了 SP 培训的实践性和结果性步骤，以及相关程序。第五章是关于如何招募最佳 SP 扮演病人案例，这一步骤非常关键，因为一旦遴选不理想会从开始就给整个培训制造困难。第六章概述如何培训获选者为在 CPX 中作为 SP 而进行准备。第七章到第十章向辅导员提供了一个非常详尽的培训 SP 的程序。第十一章描述了一些可能影响四阶段培训的变化因素，分析了其他关于培训协调的可能性，以此来帮助 SP 获得不同的技能。最后，第十二章展示了模拟考试（Practical Exam）的程序，它是 CPX 的基本模型。在模拟考试的过程中，SP 辅导员仍有机会调整 SP，对他们在正式参与医学生实际考核前进行最后一次关于表演的反馈。

本书的其他资源

附录 A 包括玛丽亚·戈麦斯（Maria Gomez）案的全部 SP 辅导文件，这个案例是贯穿本书的一个代表性案例。此案例在加州大学圣迭戈分校（UCSD）三年级医学生的多站临床技能评价中被开发、修改和使用。

Maria Gomez 案[3] 是根据一个真实病人而开发的，作者是在 UCSD 工作的家庭医学带教医师 Stacie San Miguel。Maria Gomez 是一个 21 岁的拉丁裔女孩，她因为胃痛持续两天前来就诊，朋友告诉她有可能是膀胱感染。Maria 是个大学生，刚刚开始攻读硕士学位。她同家人居住，并且仍旧享受她父母的医疗保险。但是她并不想让父母知道自己近期的性生活情况，因为如果显示她的就医记录，父母会怀疑她怀孕，甚至会暴露她正在和一个父母不会支持的男朋友交往，因为他既非拉丁裔，也非天主教徒。

附录 A 中的 Maria Gomez 案例资料包括 11 个相关文件，分别是基本信息、情境描述与学生的任务要求、培训材料、核查表、核查表指南、书面反馈指南、盆腔/直肠检查结果、站间练习、站间练习参考问答、试演案例概要和试演核查表（最后两个文件用于指导 SP 申请人试演病人）[4]。

附录 B 是一些文件模板，会有助于你的 SP 培训。档案表格会帮助你收集每一个试演 SP 的人口统计信息。一旦申请者被选上，协议书模板将会用作合同文件，来要求 SP 对培训项目应履行的一些义务。虽然这份文件不具有法律上的约束力，但这为保证 SP 参与必要的培训和实际考试设定了一个预期目标。由于在培训和实际考试中摄录 SP 和你的行为表现具有重要作用，因此在培训前你应该让 SP 签署一份影像摄录同意书，具体可参加附录 B 的第一部分。

我们工作的根基

正如你所看到的，我在本书中将 SP 辅导艺术和戏剧表演艺术与 SP 表演的真实性连接在一起，来为培训未来新一代医师而服务。戏剧和表演艺术的起源问题是历史学家、人类学家和考古学家研究的课题。然而，我们有理由确认正式的戏剧滥觞于作为西方政治思想、医学、哲学和医学诞生地的古希腊

---

3 Maria Gomez 并不是病人真名。为了保护其身份，我们对这个真实病人的其他个人身份信息作了适当调整。本书中包括 Maria Gomez 在内的所有 SP 案例均作了同样处理。
4 在附录 A 中，Gomez 案的相关表格文件都按照辅导员和 SP 使用方便的顺序予以排列。基于这个原因，他们并不是根据在本书正文中出现的顺序予以编号排列的。

（Geldard, 2000）。

在公元前 5 世纪，相互竞争的戏剧节已经开始出现，并作为节日庆祝和宗教仪式的一部分。古希腊一些主要的悲剧家，例如埃斯库罗斯（Aeschylus）、索福克勒斯（Sophocles）和欧里庇得斯（Euripides），认为戏剧不仅仅是为了娱乐，还显然具有精神和治愈的潜能，因为它可以通过引领"投入的观众在情感上、智识上、精神上产生冲突并引发宣泄（Geldard, 2000, p. 202）。信徒们在祭祀慈悲的古希腊医神阿斯克勒庇俄斯（Asklepios）的过程中，将戏剧、崇拜、体育和音乐融合，相信这样可以给他们带来健康与福祉。因此我们可以看到，在戏剧发展的发祥期，表演和戏剧的叙事功能就已经成为了医学艺术性的一部分。我们的 SP 事业能够触及这一段古老而神圣的历史，使我们倍感敬畏，同时又为在 21 世纪能将表演艺术与医学再次结合在一起而感到万分愉悦，现在正是通过教育培训工作以此实现治愈和舒缓人类苦痛的良好契机。

参考文献

Colliver, J. A., & Williams, R. G. (1993, June). Technical issues: Test application. Academic Medicine, 68(6), 454–460.

Geldard, R. G. (2000). Ancient Greece: A guide to sacred places. Wheaton, IL:Quest Books.

Petrusa, E. R. (2002). Clinical performance assessments. In G. R. Norman, C.P. M. Van der Vleuten, & D. I. Newble, (Eds.), International handbook of research in medical education (pp. 673–709). Dordrecht, The Netherlands: Kluwer Academic.

第一部分

必备技能部分：
发展训练标准化病人的专业资质

第一章

概述：标准化病人辅导的艺术与实践

使用标准化病人的临床技能考试，其质量高低取决于，辅导员是否有能力指导 SP，使他们能够精确并真实地表演出案例脚本的要求，还能够准确地记录与每一个应试者的临床接触过程。为了胜任此项工作，标准化病人辅导员需要具备一些特别的专业素质。为了协助标准化病人达到胜任考试工作的要求，辅导员必须要了解并熟练掌握多重培训方法、技术以及流程。作为专业人士，SP 辅导员需要具备一定责任感和辅导技能，来保证 SP 的表演和核查工作达到最高标准。我们要肩负此项责任，就是要保证医学生能够有一个公平和实际的机会去展现他们的临床技能，使得他们的分数能精准地反映其真实的能力水平。

经过在这个学科的多年探索，我们已经形成了一套方法来保证辅导员能成功地帮助 SP 达到表演的目标和精确性。除此之外，还有一套与标准化病人合作的艺术，就像医学领域也有一套与病人协作的艺术。在与标准化病人的合作中，我们将系统培训的方法与辅导的艺术结合，那是洞察力、直觉力与艺术表现力的综合体现。因此，我写此书的初衷就是想强调，辅导的艺术性与培训标准化病人的实务工作应予以同等重视。

作为一名辅导员，你或许已经具备了与标准化病人工作的实战经验，并且你也有能力训练 SP 做出准确无误并且令人信服的表演；换言之，没有人，包括教师和医学生，甚至包括你自己在内，能够质疑表演的不真实。尽管如此，这本书仍要提供给你一些与 SP 工作的特别途径，从而引导他们做出更深入而微妙的表演。最后达到让这些表演看上去是如此的自然可信，使得医学生，甚至你自己，都忘记了他们只是在做模拟。

标准化病人辅导的协作性

无论我们如何称呼与 SP 的工作——辅导（coaching）、培训（training），还是导演（directing）——从理想的标准来看，这种工作的实质就是一种在案例作者、教师、SP 辅导员以及 SP 们之间形成的协作关系。这种协作的成功取决于如下几点：

- 要有一个撰写良好，目标明确的案例，包括描述清晰和医疗信息详尽的培训材料，以便 SP 使用，还要配有足够的"背景故事"来支撑病人的人物丰满性；
- 要会与 SP 进行有效合作，将他们自然的或习得的病人情况予以展现；
- 要实现辅导能力的持续发展。

对于刚刚接触到标准化病人培训工作的你而言——你也许是一位初学者，或者是一个很有抱负的辅导员，要不然是一名感兴趣的普通读者——我已经简要列举了 SP 工作中的重点，即从开发病人案例，到实施考试以及报告结果。虽然这些流程会因地而异，但在准备和实施一次临床实践考试（clinical practice examination，CPX）的过程中仍有一些共同之处。这包括如下 CPX 相关流程，直到获得相关评价所需数据。

- 在做出实施 CPX 的决定后，一组医学院的教师将被召集起来确定下考试的目的与内容；例如，考核哪些临床技能，器官系统，临床情境类别（诸如，慢性，急性，突发性，行为性，或死亡诊断等等）等一系列问题。
- 确定指南，使教员在每个案例设计中能够满足考试目标的基本要求。
- 医学教员们将为 SP 案例开发所需，在临床工作中筛选出真实病人（能够满足考试目的）作为匿名参考模型。
- 由一名医学教员（最好是匿名参考模型的责任医师），在 SP 辅导员的协助下，撰写案例。（参见附录 A，Maria Gomez 案例，一个完整的案例材料模型。）
- SP 辅导员将为每个案例的扮演招募候选者，并确定随后的一系列培训方案和一次 SP 参加的模拟考试（"预演"）。（可参见本书第二部分，关于培训流程和模拟考试方案。）
- 实施 CPX，保证足够的天数，使所有被要求参加考试的医学生都有机会接受考核。

- 由一个教师委员会（要包含对 CPX 进行数据分析的评价人员）决定考试通过／失败的标准。
- 考生会收到他们的 CPX 成绩报告，并且被告知是通过考试，还是需要参加补考。
- 补考将根据 CPX 成绩报告反映的问题，进行针对性设计。
- 如果 CPX 考试的性质是毕业考，那些参加补考的学生将会被要求参加另外一场新的 CPX 考试（考试内容类似但不相同）去证明他们的临床技能符合医学院的要求。

标准化病人辅导的独特性

我们与 SP 是一个虚拟世界的共同创造者，这个世界可以感受，可以嗅闻，可以视听，就好像一个真病人正被一个执业医师看诊和治疗一样。作为医学教育团队中的“艺术性”成员，SP 辅导员的共同任务就是要通过 SP 的表演来对现实进行改造，以此来达到一个重要目的：向医学生提供经验性的学习途径（experiential learning）和临床能力评价结果。作为辅导员，我们实现这一任务的途径就是要向 SP 传递我们对病人在知识层面上的理解，并在培训过程中把握清晰的方向。与此同时，我们也要善于给 SP 一些发挥空间使他们能与我们的愿景进行协调，促进他们贡献自己的表演才能，实现在模拟的临床情境中与医学生的互动。

标准化病人的表演环境

最能够体现标准化病人工作独特性的一点就是 SP 的表演环境——医院或者临床诊室。当使用标准化病人进行临床技能评价时，SP 并不是像教学示范那样，在舞台上面向学生观众进行表演。SP 一般也不会进行合演，当然有些案例会要求超过一个 SP，比如有些情景会要求一个人在家属的陪同下去向医师进行检查。SP 基本上也不会面向镜头表演，所以他们的工作不会被录制成视频或者影像以供娱乐或教学之用。因此，当标准化病人进行表演时，他们只是在扮演病人的角色以此帮助医学院教员来评价医学生或住院医师的临床能力。

标准化病人的即兴表演准则

标准化病人的工作应该立足于书面培训材料，里面提供了关于病案的详细描述以及应对不同沟通风格医学生的即兴表演准则。准则中会强调一些根据辅导员和案例作者所写的特定台词要精确地表现出来，但由于医学生与 SP 的沟通过程在性质上是即兴的，因此大多数准则都是叙事性的，其中会包括医疗问题、精神状态和沟通风格等有助于 SP 真实恰当地塑造病人的核心信息。

接下来，就是我们所从事工作的真实独特性。与在舞台或摄影棚中复述那些特定的台词不同，SP 常常是在一个临床诊室中，与另外一个人面对面——医学生（应试者）——根据一个规定的准则来进行即兴的临床互动。在每次的临床考试中，考试情境会一个接着一个地展开，可以说，这既是标准化的[1]又是独一无二的。考试的双方都知道基本的接触流程，但只有 SP 才知道案例情境——病人案例的故事主线。虽然双方接触是即兴的，但医学生的任务就是要去解决 SP 表现出来的问题或者支持病人完成治疗流程，这包括，从病人的叙述中分析探索，通过检查寻找引发病人症状的原因，或者通过其他途径与病人合作，比如帮助病人理解自身病情，对生活方式进行必要的调整，处理悲伤情绪等。

有效辅导的必备资质

虽然成为一名 SP 辅导员有诸多条件，但接下来所要展现的是那些被视为真正专家的辅导员身上所体现的核心资质与实践能力。所有娴熟的辅导员都应具备如下资质：

掌握基本的表演和导演知识

辅导标准化病人工作的实质可以分为两部分，一是 SP 的表演，二是辅导员如何指导 SP 去塑造人物形象。因此，为了保证 SP 表演工作的精确性，作为辅导员了解一些表演知识就显得十分重要了，因为 SP 的工作实质就是表演。

1　所谓标准化，我在这里是指每一名经过训练的 SP，都能够稳定连贯地表演同一案例，对每一名医学生也都表现出相同的难度。

无论 SP 是否接受过正式的培训，他们都在表现真实病人的一个侧面。如果辅导员有一些表演经历就太好了，如果曾经亲身当过 SP 就再好不过了。这些第一手的经历，会更有助于我们设身处地理解 SP，进而帮助他们一起完成预期目标。因此，对表演和导演有越多的经验性的了解（这点可在辅导工作中获得）——这同样适用于 SP 需要面对的其他表演挑战——就越会有助于辅导工作的开展。这项工作的引人之处就是总有一些东西要去学习，总是在不断改进与 SP 的合作方式。如果我们抱着这样的心态去工作，就会给我们带来无尽的乐趣，对专业发展还是个人生活都会赋予探索的意蕴。简而言之，标准化病人辅导工作对我们来说就是一门艺术。

与标准化病人建立信任关系

这种关系应该体现出一种互相尊重、理解并热忱工作的特征——当然也包括信任。因为导演 [培训师] 就是演员 [SP] 的眼睛，帮他们去形成表演形式。

——莫里斯·卡诺夫斯基（ Morris Carnovsky ）（引自 Funke & Booth，1961，p285 ）

卡诺夫斯基作为葛罗普剧院（ The Group Theatre ）的创始演员之一，其所描述的导演与演员的关系同样也适用于 SP 辅导员与 SP 之间。辅导员要通过他们对病案的理解，促使 SP 形成"表演风格"来扮演好病人角色。在 SP 辅导员与 SP 之间，有很多途径可以培养出来卡诺夫斯基所推崇的那种关系，但我认为首先要去发现自己是如何本能地开展工作，从而才能意识到对自己最合适的工作风格是怎么样的。你所适合的工作风格，就将是你和你的 SP 之间所享受的那种风格。无论你采取那种工作风格，你都要对自己在做什么保持清醒，既要避免低估了 SP 的能力进而事无巨细地去指导他们，也不要因为自己不是演员就产生畏难情绪，高估了演员 SP 的技能而放任他们。当辅导员持后一种态度时，SP 往往只能得到很少或者根本就没有指导，因为辅导员害怕自身知识的不足会被发现。因此，学习如何辅导扮演的更有效方法就是，与 SP 建立起信任，并预先让自己知道他们对你的需求是什么（无论在什么场合）。

在工作中注入热情与敏感

作为 SP 的导演，我们需要对案例本身，和引导 SP 微妙地表演出病人的人格特征和关注问题的过程，投入热情。这种热情能激发 SP 的想象力，这是使扮演能够贴近生活的一个重要保证。值得警惕的是，有些辅导员会滥用激情，并迫使 SP 到达他们的要求，这往往会使 SP 疑惑自己是否能达到辅导员的预期目标。因此，辅导员应该对 SP 流露出的细微暗示（无论语言上还是非语言上的）保持一定敏感性。

卡诺夫斯基总结得很好，在表演工作中导演的职责就是："点亮"脚本与"激活"演员（Funke & Booth, 1961, p288）。这个论断同样适用于 SP 辅导员。记住，点亮与激活！

相信所感所知

读到这里——特别对那些初识 SP 工作的人而言——你可能会感到一点点不知所措。如果产生这样的感觉，请记住，实际上你对 SP 的理解往往超过自己的想象。好的演员往往立足于他们的直觉与感性，对你来说也一样。请相信自己有足够的天分，在这项工作中找到正确的方向。但是，切忌不懂装懂。因为，SP 往往轻易就能看穿你的掩饰。

但是，如果频繁地为自己的知识疏漏而表示歉意也会产生同样的状况——失去在培训过程中能顺利指导 SP 所应受到的尊敬。避免这种状况出现的秘诀就是，尽力多学，然后学以致用。你至少要比 SP 更熟悉案例，更了解考试的难点，更理解评价目标所在，并且——经过准备核对案例资料研习——你要明白自己到底想从 SP 的表演中获得什么。但是，如果你卡壳了，那么就请从 SP，从医疗专业人员，从其他 SP 辅导员，从书籍、工作坊和因特网上获取资源与指点吧。

选择合适标准化病人的重要性

SP 辅导员的一项职责，就是要从申请者中找到能够表演各种案例的合适人选，来为临床实践考试服务。我们将在第五章提供一组关于招募 SP 的全面性指南，在此处还要说一些关于选择 SP 的其他注意事项。其一是关于是否雇佣职业演员作 SP；其二，是关于如何挖掘适合的人做 SP。如果你找到的 SP，能符合案例的角色要求，可以记住事实进而精确地完成核查表，并且能理解工作的性质，那么你就能更有的放矢地开展辅导工作了，因为只有这样，你才不必在各个环节都督导他们从而花费太多的时间。

是否雇佣职业演员做 SP

我们是否应该雇佣职业演员做 SP 呢？在回答这个重要问题前，我要指出，所有 SP 无论其是否为职业演员，他们必须要有一些特别的素质。每个 SP 都要能够理解培训材料的内容，在实际考试中能够专注于医学生，以此来仔细观察他们的行为并做出恰当回应。在表演结束后，SP 必须能够记住医学生刚刚的表现，清楚地知道案例核查表中各个项目的意义，从而保证临床接触的过程得以完整地记录下来。如果有要求，SP 也应能在临床接触后立即对学生做出口头反馈，或者在随后的考试分析报告中进行书面评论。这些作为 SP 的基本能力与是否有职业表演的背景无关。

那么，关于职业演员还是非职业演员的问题，简言之，就是要看情况。主要看具体的案例对 SP 做出的具体表演要求。这些要求涵盖很广，从要求 SP 能了解一些背景然后"扮演自己"的简单要求，到要求能够持续表现出特定的情感反应和心理变化。然而，这里有一个潜在的深层问题，究竟是与那些具有天分，未经训练的表演者（非职业演员）合作呢，还是选择与那些在戏剧艺术上受过正式培训或具备经历的人（职业演员）合作。

是否决定雇佣职业演员往往取决于应聘者进行特定案例试演时的表现。除非我们能选择好 SP，否则以后很容易出现表演上的问题，这与选择对象有无正式受过表演训练无关。无论如何，这种两难往往也是一种多虑，因为一些现实的因素发挥了决定性作用。有时候辅导员甚至都没有可选择的余地！有时，辅导员所在地区有很多职业演员可供选择；然而其他情况下，即便案例要求要有些表演训练的人，但却找不到符合条件的人。因此，招募 SP 的最佳策略就是对职业演员与非职业演员一视同仁。

即便与你合作的 SP 并非职业演员，或者你自身也没有任何职业表演经验，但是辅导工作的规则却源自于职业表演领域。SP 来扮演"病人的一个侧面"；而医学生来"演出"或者说"摆出"医生的样子。演员在他们的本身职业中接受训练。而我们去"辅导"或者说"指导"他们的表演。当对选择哪个候选者而举棋不定时，我们可以像导演那样让"再来一遍"。然后，挑选那个最能表现案例要求的候选者。随后，SP 将根据临床接触的"场景"要求进行"即兴表演"，具体内容都会在培训材料中列出。他们将学习如何精准而逼真地"饰演"病人。所饰演的病人"角色"不只局限于与医学生接触中所直接展现的内容，而且还包括"人格特征"和"背景故事"来辅助理解病人进而塑造角色。

引导遴选出的 SP 提高表演质量

我以上所讲的内容其实蕴含了一个假设，就是那些与你合作的人已具备一定的技能和训练可以接受你的辅导，并且能够完成给他们表演特定病人的任务。简而言之，就是我假设了你们会很好地完成饰演工作，无论是通过聘用那些具备病人的体格特征和脾气秉性的非职业演员，还是聘用那些能表演出来这些特点的职业演员。

虽然你不必专门去教 SP 如何表演，但是你要以同样的方式帮助每一个 SP 去体会病人的角色，这是标准化要求的体现，同时你也要对那些已经接近预期的表演进行调整。这就是辅导工作的重点所在。对我们而言，已经没有时间再在培训中去专门教授表演，但是我们确实可以通过辅导如何克服表演中的困难，来帮助那些有潜力的 SP——无论是否是职业演员——以此逐步达到我们对表演效果的预期。我们大体上通过下面的方式：

- 掌握他们工作的进展；
- 提供建议（如何把握培训材料）；
- 提出其他的表演技术供他们尝试。

在本书的第一部分中，你会找到如何应用这些核心辅导技能的具体例子，但在这里我想强调的是，在进入最开始的培训阶段前，必须要确保你的 SP 既有实力给出你想达到的效果，也有能力把握好工作的方向。

一旦经过招募和试演，并选择好了你的 SP，你将与他们朝着共同的目标而展开合作——这个目标就是要把那种开始时很一般的表演达到一种精致而微妙的层次。本书的第一部分要达到这样一个目标：就是阐明如何使 SP 的娴熟表演与你头脑中所设想的病人角色更趋一致。

标准化病人所需掌握的技能

如果你曾有做辅导员的经历，你就最能体会到成为一名 SP 所需要的技能是什么，并且理解这些技能特征在 SP 遴选中的重要性。我将这些技能总结为如下四个独立的方面，所有的 SP 都应掌握而无例外。

饰演病人的能力

SP 必须要能较完整表现出案例中的角色。这其中最重要的是要熟悉案例的事实部分，并且能在临床晤谈中向医学生口头描述病史，要保证记住核查表上的项目避免不合时宜地随意添加内容。除了要知道所说的内容外，还要有能力判断出向学生传递信息的时机与程度。同时，他们也要能逼真地表现出病人的教育程度、心理状态、情绪条件，以及案例中所要求的反常体格特征。

拿 Maria Gomez 来举例（参见附录 A），作为 SP 需要了解该病人的家庭关系和文化背景，能叙述出关于她身体症状的特定细节，能模拟出在体格检查过程中恰当的疼痛程度，并且要能表现出这个 21 岁的妇女对自己可能怀孕的担忧与焦虑。

观察医学生行为的能力

在 SP 表演案例的同时，她必须要一边和医学生沟通一边详细观察对方的表现。有些 SP 是很优秀的演员，但是他们却太过投入角色以致不能同步地去观察医学生在晤谈过程中所运用的临床技能。因此，以上两种能力对一个 SP 都是缺一不可的。

例如，在扮演 Maria Gomez 并表现她身体上的疼痛和心理上的压力时，SP 必须同时记住医学生是否做到了案例核查表上的项目要求，还要继续关注这些学生医师是否对 Maria 其他的需求和关注有所回应。

过程回忆的能力与完成核查表的能力

与观察医学生的能力相匹配的是，SP 在表演结束后，能够立即回忆起学生行为表现的细节。至于准确完成核查表的能力，则直接依靠 SP 的观察与无误的回忆。

举例，当临床接触一结束，扮演 Maria Gomez 的 SP 必须立即回忆医学生在与她刚刚接触过程中所涉及的临床技能，进而完成核查表。

向医学生给出反馈的能力

此外，SP 必须能以其所扮演的病人视角，针对医学生的沟通技能与互动风格，给出全面、有益且有效的口头或书面反馈意见。

举例来说，SP 必须能够站在 Maria Gomez 的视角，写出一段评论，内容是关于与医学生在临床接触中的体会与感受。

通过以上这些能力要求，我们可以很清楚对 SP 工作的预期是什么。所以，当我们观看 SP 表演时，其实并不像初看上去那么简单，幕后有很多工作要做。话说回来，不管 SP 的能力如何，他们工作效果的好坏很大程度还是要取决于辅导员的工作水平的。

标准化病人辅导员所需掌握的技能

为了辅导 SP 使之能符合医学生临床技能评估工作的要求，SP 辅导员需要在三个方面锻炼他们的能力：（a）医学生所应掌握的基本临床技能；（b）对表演工作和表演技术有一定了解；（c）为了提升表演质量而需要的基本导演技能。

我们需要掌握一些临床技能用以辅导 SP，目的在于，一方面使他们知道在临床接触中医学生的预期表现，另一方面使他们知道如何应对医学生在临床考试中做出的举动。此外，我们通过掌握这些临床技能可以承担医学生的角色，以便在培训中与 SP 进行练习。

另外，我们还需要具备一些关于表演和导演的知识，目的在于辅导案例所要求的情绪性和心理性表现。当然，这并不是说我们一定要具备医学和表演的背景才能够辅导好 SP。而是说，我们只有学习很多关于临床技能和表演导演的知识，才能更充分地辅导 SP，来达到表演的最高标准和展现最逼真的病人状态。

如果你希望增进以上三方面的辅导技能，那么，在第一部分接下来的三章中，你就会发现有利于你专业水平提高的信息。说到这里，我也想澄清一点，关于临床技能的那章并不是要讲解如何诊断和治疗医学问题，而是要帮助辅导员学习和使用病史采集，体格检查和医患沟通等临床技能。同样，关于表演的那一章也不是在讲授如何学习表演或者如何教授 SP 去表演。与此相反，这章和导演的那章都只是提供一些专门的指南，就是关于如何针对那些有病态模仿天分的以及那些已经具备一定表演技能的受聘者，进行合作和辅导。

在接下来所要谈到的一些指南，是我自己二十年来在 SP 工作中探索形成的，并融合了其他一些辅导员在指导和参与 SP 相关研究的成果，这些指南既涉及了一些理念和建议，也举例说明了如何应用具体的技能技术。我所希望的是，这些内容能够支撑你去帮助 SP 塑造好表演，不仅仅在整体表现和身体模拟上做到事实精确和行为真实，关键要使得医学生对 SP 产生信赖与认可。在这样的理念指导下，接下来的一系列内容都将有利于你具体指导 SP，从而使得在临床模拟接触中达到预期的目标。

本章小结

本章探讨了 SP 辅导工作中的艺术性与实践性，概括如下：

- 勾勒了 SP 辅导工作的概况；
- 展现了医学院教师、SP 辅导员和 SP 之间如何协作进行案例开发和饰演，如何在 CPX 中进行管理和计分；
- 描述了辅导员与 SP 工作的独特性，特别分析了 SP 的表演环境和 SP 在表演的即兴特点；
- 提供了招募 SP 的初步指南（包括如何与职业和非职业演员合作的问题）；
- 描述了辅导员是如何帮助 SP，来完成表演和保证核查表的精确性，也探讨如何在辅导员和 SP 间构建互动性的关系；
- 列举了 SP 和辅导员应具备的技能和能力，来实现 SP 表演的最大真实性。

内容前瞻

在第一部分接下来的各章中，我们会提供关于支持你去开发和提升每个 SP 辅导员必备的三方面技能：第二章，临床技能：如何掌握基本的行医技能；第三章，表演：标准化病人如何饰演病人；第四章，导演：辅导标准化病人深化表演效果。

第二章

临床技能：如何掌握基本的行医技能

为了确保 SP 的表演达到预期的质量，辅导员需要掌握四项基本的临床技能。可以说，无论临床接触是发生在执业医师与真病人还是医学生与 SP 之间，都以这些技能为基础。这四项技能是指：

- 病史采集技能；
- 体格检查技能；
- 医患沟通（互动）技能；
- 信息告知（病人教育）技能。

学习四种临床技能

在本章中，我将提供一些专门的途径去学习掌握这四种临床技能，使得你可以有效训练 SP 去应对和医学生接触过程中可能出现的种种情况。

病史采集技能

如果你从事 SP 工作却没有医学背景，那么在你培训 SP 如何恰当应对医学生处理病人的种种方式之前，你需要学习如何做完整的病史采集以及如何会见一个病人。

你可以按照核查表上的项目开始进行学习（参见附录 A4，核查表），并将培训材料中的其他内容作为补充学习资源（参见附录 A3，培训材料），但是你不能仅仅止步于这些材料，否则培训的效果只能局限在这些案例材料上。对即将与医学生接触的 SP 而言，这样的准备工作不够充分。因此，作为学习如何培训 SP 的第一步，你就需要掌握一些基础性临床技能，其中病史采集就是起点。这里列举了很多资源帮助你去进行学习：

获取医学院第一二年级临床技能课的教学大纲

就这个教学内容而言，不同的学校有不同的课程名称。你需要选择那些授课内容包括病史采集、会见病人以及体格检查技能的课程。无论你是否将课程教材作为自己技能学习工具，也请读一读它们，这将有助于你了解医学生的学习内容和医学院对他们学习的要求。

钻研医学生学习这些技能所使用的书籍

除了要看一看你所在医学院的指定教材，也要留心一下其他关于会见病人和病史采集的专业书籍。这里推荐两本很有价值的书籍：

- 第一本是由 Maurice Kraytman 所撰写的《病史指南 (*The Complete Patient History*)》。这本书讲解了关于病史采集的一系列步骤，分析了一些在技术和心理层面很常见但容易忽视的因素，并且阐述了如何以一种问题解决模式（problem-solving approach）去应对病人各种症状和忧虑。在编排上，这本书基本根据器官 - 系统的症状而展开，并配合例子与问题，系统地覆盖了所有问题。
- 第二本是由 Jane Orient 和 Joseph Sapira 共同撰写的《萨皮亚临床诊断艺术与科学 (*Sapira's Art and Science of Bedside Diagnosis*)》。虽然这本书基本探讨的是体格诊断的问题，但很多章节都涉及了关于会见，病史和病案等颇有价值的内容。

从医学院附属诊所获取病史记录表

大多数初级卫生保健机构都有病人在正式就诊之前所需填写的表格。这些表格所囊括的问题对 SP 辅导员来说是极好的学习资料。你将要开发和培训的案例主题大多数都是以初级卫生保健为导向的；因此，获取这些表格的最佳地点应该是内科、家庭医学、妇产科、老年科、儿科、青少年专科等诊所。

关注药物公司为病人设计的阅读资料

药物公司经常推出面向消费者的设计出色，内容精良的小册子，以此促使消费者关注自己的身体状况，并对如何向医师咨询给出建议。如果稍加修改，这些咨询问题足可以成为你针对特定的疾病或肌体症状进行学习的资料。你可以从药物公司的网站获取这些资料，他们很乐于向消费者分享这些内容。

查阅特定疾病的专业学会和协会信息

例如，美国慢性疼痛协会（American Chronic Pain Association）、关节炎基金会（Arthritis Foundation）、国立肺心病协会（National Lung and Heart Association）、美国癌症学会（American Cancer Society）、美国退休者协会（American Association of Retired Persons，AARP）、阿尔兹海默症协会（Alzheimer's Association）等组织。你对这些病痛了解得越多就越有利于辅导SP，这些组织所提供的信息中覆盖了关于疾病的种种方面，产生机理、诱因、症状以及治疗与预后等。同样，你对病痛掌握得越彻底，就更有助于在培训中扮演医学生时向SP进行系统恰当的提问。通过对这些资料的学习，拓展了与SP合作的维度，使得工作更有效和真实。

体格检查

除了病史采集，大多数的CPX案例要求医学生要对SP进行体格检查（physical examination，PE）。这就意味着，辅导员必须要掌握核查表中所要求的全部体格检查技能，只有这样才能让SP在培训中练习身体模拟和核查表评分。除了要能正确操作体格检查，辅导员也须掌握医学生有可能做出的各种不正确的操作方式，以及核查表中没有的其他体格检查技术。

当SP被要求模仿出特殊的体格或精神状态时，作为辅导员应该采取下边的工作步骤：

- 首先要了解被要求模仿状况的外表特征是什么；例如，一个中风的人会表现出包括四肢和面部等身体多处的麻痹，讲话含糊或者根本就不能说话；
- 决定是否要针对症状表现出情感或心理上的特征；
- 帮助SP理解他们需要模仿出来的特征；

- 给 SP 足够的机会去练习模仿病态特征，直到 SP 在表演案例的同时就能下意识地表现出这些异常状况。

这种培训要求辅导员需要掌握一定的医学和临床知识。因此，为了训练 SP 能够模拟出身体症状，你需要对下面三个方面有所了解：

1. *不仅要知道 SP 需要模拟哪种体格特征，而且要了解如何才能自由展现那些体格特征*。作为辅导员，我们必须要很准确地掌握 SP 要模拟什么并如何模拟那些身体特征。Howard Barrows，这位首先使用 SP 并对这一领域有突出贡献的医师，曾撰写过一本关于体格特征模拟的经典教科书，书名是《如何培训标准化病人表现体格特征（Training Standardized Patients to Have Physical Findings）》。

2. *如何辅导 SP 逼真地进行体格模拟*。在这方面，首先要做的就是向 SP 示范体格特征的具体表现。接下来，每个 SP 会去尝试表演所示范的内容，我们要做的就是对细节不断推敲，并要给那些第一次"装病"的 SP 给予同步反馈。这时，我们的辅导就像在培养运动员或舞蹈演员一样。例如你正指导一名 SP，关于如何表现一个背部疼痛的人在坐着时的反应，下面摘录一段真实的辅导场景，供你参考：

"好的，现在让你自己偏离中心位置，偏向疼痛的一侧。嗯，但你回答我问题的时候，你身体的其他部位的倾斜幅度又有点儿过了。那好，重新坐直了，这次一起移动自己的身体，想象自己穿了一件直挺挺的夹克。记住，当你想改变一下坐姿你都能感觉到疼痛。你要把手撑在椅子上，帮助自己改变姿势。对，很好！当你想站起来时，你可以用双手撑起自己整个身体，然后移动到椅子边。能体会到吗？是的，就是那样。很好，你做到了！"

3. *如何应对医学生可能做出的行为*。当培训 SP 表演一个特定案例时，我们必须首先要清楚其中所涉及的体格检查，然后学习如何正确地实施这些技能。我们也要知道医学生可能会实施的其他体格检查，尽管这不在考试范围内。我们要熟练掌握这些内容，这样在培训中才能应用自如。培训师通过简单的案例去实施体格检查，给予 SP 充分的锻炼机会，这样既有利于他们学习体格特征的模拟，也有助于他们今后学习使用核查表对医学生进行评价。

这里我向读者提供一些学习资源，以供大家掌握任何一个案例所涉及的特定体格检查技能：

查阅教科书

查阅你所在医学院学生所使用的关于体格检查教学的书籍。下面列举了三部最常使用的教科书：

- Lynn Bickley 与 Peter Szilagyi 所撰写的《贝特斯体格检查与病史采集指南（ *Bates's Guide to Physical Examination and History Taking* ）》(2003)。
- Henry Seidel 主编的《莫斯比体格检查指南（ *Mosby's Guide to Physical Examination* ）》（ 2003 ）。
- Mark Swartz 撰写的《体格诊断学：病史与检查（ *Textbook of Physical Diagnosis：History and Examination* ）》（ 2002 ）。

如果你不是医疗专业人员，也没有体格检查训练的背景，那么辅导 SP 进行这部分内容就让人忧心忡忡了。我的建议是，你应该对每个将要进行培训的案例所针对的体格检查技能进行学习，而不是马上采取那种从头至尾的全面学习方式。原因在于，如果你不能即刻或 3 者频繁使用这些体格检查技能，就很容易遗忘各个部分操作的具体细节。相比较来说，一个案例接着一个案例有针对性地逐步学习，效果就好得多。

查阅体格检查示范的录像资料

我建议，可以浏览因特网或者去医学图书馆，通过观看体格检查各个分解部分的录像资料进行学习。这种方法有利于对检查操作有一个直观的印象，便于熟悉起来。有些教科书有配套的 DVD，来演示体格检查操作。如果可能，搜集你所在医学院的学生所使用的教学资料，因为他们要学的就是你需要掌握的。

练习，练习，再练习

不断温习你看过的体格检查操作，可以与你身边的人练习，可以是你的朋友、搭档或者同事，他们情愿让你在他们身上实践你对体格检查的理论学习。

学习可被模拟的体格特征

在各种可被模拟的体格特征中，下边几种最为直观：

- 身体的知觉或失去知觉（疼、刺、麻）；
- 反射亢进、虚弱、步态异常（走路摇晃、跛行）；
- 头晕目眩。

　　此外，很多不那么直观的身体特征也可以很真实地模拟出来。上面提到过的 Barrow 所著的参考书，可以称之为关于外部体征模拟的最有价值的资料。在这本书中，你会找到超过 50 种的病态体格特征，也包括疼痛的各种躯体表现，甚至包括许多看似无法模拟的特征，比如昏迷，还有各种神经系统躯体表现，例如帕金森病（Parkinson's Disease），甲亢引起的上眼睑挛缩（lid lag for hyperthyroidism，冯格雷费征），气胸（pneumothorax，在受压迫肺脏一边听不到呼吸音），颈动脉杂音（carotid bruits，经颈动脉流向脑部的血液，由于血管狭窄导致的声音），失明（blindness），过度换气（hyperventilation 不会导致 SP 头晕），和各种程度的肌无力（muscle weakness）。因此，Barrow 的这本手册，应该是从事 SP 辅导工作的必读书目。

　　接下来，再简单介绍其他模拟体格症状的方式：

- *使用改造过的医疗设备*。有的时候，模拟可以通过改造医疗设备来实现，比如可以通过改造血压计上的读数来模拟高血压体征。
- *使用化妆品和模具*。有些体格特征（如黄疸、瘀伤、痣等皮肤表征）是可以通过专门的化妆品进行模拟的。有些复杂的创伤可以使用模具来模拟，例如可以使用各种形状和工艺的塑料制品，再进行上色和修饰，来模拟各种不同的撕裂伤。如果你有机会造访一个灾害防控机构，你可能会遇到一些从事模具艺术的工作者，他们会在那些模拟灾害受害者身上创造出非常逼真的伤口。当你需要这种模拟时，你可以请求这些模具艺术工作者为你工作，或者教给你，如何创造出你所要的各种复杂的模拟创伤。

使用替代方法应对无法模拟的体格特征

　　尽管上面介绍了很多模拟的方法，但还是有些特殊的体格特征是无法模拟出来的，例如心脏杂音、肝大或者光线照射瞳孔而不收缩，等等。为了克服这些困难，很多医学院就统一让 SP 或多或少地以正面方式向学生提供这些信息。然而这些方法（比其他影响真实性的因素更严重）由于要求 SP 暂时放下病人角色而破坏了临床接触的真实性。

　　在这些比较粗率的应对方法中，对病案真实性破坏最小的就是提前告知医学生不要进行某些特别的体格检查（如直肠、生殖器官、骨盆或者乳房等某些私密性比较强的检查），而只需在恰当的时机口头上告诉 SP，接下来要进行某些检查，比如要做一个直肠检查。同时，SP 会指示医学生那部分特殊检查的结果在诊室的某个地方。

此外，还有两种经常使用的策略，对 SP 与医学生临床模拟接触的真实感损害更大。他们都涉及那些无法模拟的体格检查内容。一种情况是，当医学生正要操作体格检查时，SP 会递给他一份书面的异常体征报告。另外一种情形是，在医学生完成体格检查后，SP 会跳出角色告诉医学生让他不要在意刚刚所听、所感和所看到的，就当做检查到了异常体征。这些方法应该予以避免，因为其不同程度地破坏了，那些通过精心训练和饰演所营造出来的模拟情境的真实性。

另外，还有很多勉为其难的方法。比如，在写案例的时候，内容只涉及你所招募的 SP 所具有的真实体征，或者案例内容只限于能模拟出来的体征。其实，这种策略并不是像看上去那么具有局限性。总之，参考 Barrow 的建议，再配合你和同事的创意，就能创造出那些看似不可思议的逼真模拟场景。

还有一种方式，就是利用临床接触记录去激发病案诊断探讨。你可以让学生再去听听异常心音，看看异常的视网膜图像和病理报告等资料，然后让他们进行比较，看看有什么变化。这种方式的特点在于，既增加了对医学生临床决策的训练，又保持了临床接触的真实性。

如何熟练操作体格检查

一旦你了解清楚要考核的体格检查内容，可以先想象一下这些操作步骤，然后简单练习一下，下一步就要准备去熟练掌握技能，以此来训练 SP 如何恰当应对。下面，将介绍一些最有效的学习方法，帮助你达到熟练的程度，使培训 SP 时游刃有余。

1. *邀请一名医疗专业人士来共同督导 SP 培训的体格检查部分*。让一名医疗专业人士（比如，医学教师、护士或者医师助理）来辅助你培训 SP 并不总是那么容易实现，但由于你对这个领域尚不熟悉，所以还是很值得去尝试的。

  有时候，与你合作的这位医师会负责高阶临床检查技能。有些时候，他也可能会去设计一个适用于临床见习的病例。为了达到最好的合作效果，请不要对自己不熟悉体格检查而忧心忡忡。如果你不是执业医师，没有人会要求你熟悉这个领域。相反，你要充满自信地练习和观摩进行技能学习，最终你会掌握这些操作的——至少能够达到学生的水平。

如果你正为一场临床考试组织培训，你会发现考试配套的一份核查表以及相应的核查表指南（参见附录 A5，核查表指南）。那么这些资料不仅会成为临床教师指导你或你的 SP 的教学大纲，而且也可作为你自己学习体格检查并辅导 SP 的蓝图。

2. *找到一名老师，既能指导学习如何操作体格检查，也能验证模拟的准确性*。如果你无法保证有一名临床教师来共同参与培训 SP，那么退而求其次，要让一名临床教师提前对你进行培训。其中效率最高的方式是，由临床教师来培训你在另外一个人身上操作体格检查。

在这种一对一的培训中，你不仅仅是要观摩临床教师如何在另外一个人身上操作体格检查的过程，你也要进行操作让临床教师观察你的表现。这样，临床教师就可以不断修正你的检查技能。此外，我建议对培训过程进行录像，这样你就可以在培训 SP 前进行有针对性的复习。

3. *旁听医学生的体格检查课程*。这使得你和学生们可以同步学习同种技能。这种方式的优势在于，你可以深入了解学生们都学哪些，以及怎么学那些 SP 将要进行评价的临床技能。

4. *参加 SP 培训工作坊*。我们的专业协会，标准化病人教育者协会（the Association of Standardized Patient Educators，*www.aspeducators.org*），在全国范围内和各种会议上都会组织很多工作坊。另外一个与其他 SP 教育者建立联系，并获知当地工作坊信息的途径，就是通过 SP 培训师邮件系统（http://depts.washington.edu/hsasf/clinical/sp.htm）。这些工作坊的培训内容，一般均涵盖了整个 SP 的培训流程，并且示范如何模拟各种体征，如何利用化妆与模具增强模拟效果。

5. *从其他途径获取信息*。你需要保持信息通畅，以便获得关于体格检查流程的各种最新指南；例如，美国癌症研究院（American Cancer Institute）发布的乳房检查指南，以及 1999 年美国医学院协会（Association of American Medical Colleges）发布的体格检查指导卡片。这些卡片将是申请联邦医疗保险（Medicare）时的必备资料。也许你已经猜到了，卡片所罗列的内容非常详细和广泛。因此，这也会成为你手头必备的一份自学和案例设计的资料。

6. *经常让一名临床教师督导你培训 SP 的工作进展*。无论你经验如何——甚至你本人就是一名临床教师来做 SP 辅导员——让其他人来检查你培训 SP 的工作都是一个好方法，以避免忽视掉一些问题。这种临床教师验证方法会出现在培训的第四部分（参见第十章，第一次着装预演）。

医患沟通技能（PPI）

另外一组需要辅导员让 SP 掌握的技能是，观察和评价医学生的临床沟通。根据拜耳医疗沟通研究所（Bayer Institute for Health Care Communication）[2] 2003 年的报告，医患沟通包括的一系列技能已经被证实确实可以"促进健康"。而且，医师掌握这些技能有助于充实治疗关系，营造一种病人对医师信任的氛围，这不仅仅是由于医师的医疗技术水平，而且在于人性化对待病人，在乎病人对病痛的心理感受和总体健康。在这种关系中，病人会有很高的安全感，不但愿意去分享他们的症状，而且愿意去表达他们的忧虑和对病因的想法。

在 2001 年，一群来自医疗沟通研究领域的顶级专家，召开了一个主题为"在医学教育中开发，实施和评价以沟通为导向的课程体系"的学术会议，形成了卡拉马佐共识宣言（The Kalamazoo Consensus Statement）。这个团队中包括了很多卓越的研究者，他们研究出了很多个体沟通模型，并关注"特定的沟通主题"来对医患互动产生有效影响。这次会议旨在梳理出那些相对确定的，可以被教授和被评价的沟通能力。会议的成果就是"卡拉马佐共识宣言"，这份报告罗列了一系列可循证的（evidence-based）核心沟通能力和标准，既简洁又清楚，可以用来测评医患沟通技能。对于 SP 辅导员而言，这份报告对我们设计沟通技能核查表和培训 SP 如何评价 PPI 项目有很大价值（参见附录 A4，核查表和附录 A5，核查表指南）。卡拉马佐共识宣言列举了七个核心医患沟通技能，如下：

1. 建立关系技能（Build the doctor-patient relationship）
2. 开放讨论技能（Open the discussion）
3. 信息采集技能（Gather information）
4. 理解病人视角的技能（Understand the patient's perspective）
5. 信息分享技能（Share information）
6. 就诊疗方案达成一致的技能（Reach agreement on problems and plans）
7. 结束访谈的技能（Provide closure）

作为一名 SP 辅导员，以上所列举的核心技能可以作为沟通技能学习的框架，来融入到你的培训中。可以说，在医师与病人之间建立成功性的、治疗性的关系，并不仅仅取决于医疗技术水平。对病人的沟通水平，也会产生很大影

2　现在更名为医疗沟通研究所（the Institute for Healthcare Communication），网址 www.healthcarecomm.org

响。如果医学生想对病人产生影响力，他就需要具有、拓展、或者修正自己的沟通风格，从而使医疗技术体现出关怀性与尊重性。作为辅导员，为了更有效地完成工作，你就必须学会融合与协调各种沟通风格，因为这正代表了将与SP接触的医学生多样性的特点。因此，学习表现医学生多样性的最佳策略就是认真地观察他们与真病人或SP的沟通过程，同时对学生处事的特点和细节做好记录。

SP需要掌握如何鉴别医学生的沟通技能，并且要评判他们的沟通风格是否能与SP所扮演的病人建立起人际关系和治疗纽带。SP还需掌握如何使用医患沟通测评表（Patient–Physician Interaction scale，PPI测评表），而最佳的学习方式就是让他们亲自去使用。在培训使用PPI测评表的过程中，既要重视对测评项目的理解，又要重视SP的个人判断。经过这样的培训，SP才会掌握如何理性地去评判医患沟通的状况。因为，对于没有受过培训的SP而言，他们不会去在意沟通测评的项目内容，而是依据对学生的个人印象或自己的沟通风格作为标准。换言之，如果培训师关注不够，SP很有可能把对PPI的测评偷换为对学生个人亲和度的评估。为了避免这种光环效应（halo effect），不让SP根据对学生的个人好恶来影响评估效果，你就要给予SP多样化的大量练习，以此来让他们学会如何使用每个PPI测量表项目。

SP分析医学生的行为，来填写PPI测量表，相比于其他工作来说有些特殊。有时候，你对SP特意提出的问题并未引起他们的重视，直到SP随后填写核查表时才恍然大悟。因而，你对SP的期望就是，他们能通过对有效沟通技能的理解，站在病人的角度使用PPI表格对学生进行评价。

此外，PPI与核查表上的其他项目还有一个区别，就是病史、体格检查以及信息分享等评价结论都是非此即彼的性质（是/不是，做了/没做），但PPI测评项目却是里克特量表（Likert scale）风格的，即连续性的。因此，SP不但要了解每个PPI测量项目的内容，还要知道如何对应测评的连续性。例如，在一个1~6的量表中（1=优秀，2=较好，3=好，4=一般，5=需要改进，6=不满意），SP如何给"是否建立了融洽的人际关系"这一项目打分？在核查表指南中，这一项目被解释为"是否对我作为'人'而关心，而不是仅关注我的病"？假设，一个医学生看上去只对病人必须回答的内容感兴趣，而没有询问病人关于生活、工作、家庭等其他信息，也没有探究病人的担心，根据以上的指南解释，我们就足以给他打出一个"很好"的等级吗？

因此，只有通过实际使用PPI测评表来评估学生的行为，SP才能真正理解每个测评项目和等级差距的真正意义。请记住，你和SP之间没有必要对里克特测评表上所有项目内容都取得百分之百的共识，但是你应该着眼于等级之间的差距，这样 SP 就能保证对学生的特定行为在打分上做到一视同仁。

一个致力于 PPI 的辅导员，接下来应该教授 SP 如何在临床接触中，通过表现各种沟通技能与风格来应对医学生。下面将举例说明，如何去综合性地表现出这些沟通技能与风格。

探究病人的想法，体察病人的感受

在下面的例子中，辅导员正在扮演一名医学生与 SP 进行培训。这名"学生"知道自己需要去探究和体察病人的真实想法，但是，当病人并没有按照学生所期望的那样予以回应时，辅导员故意表现出了一些学生常犯的错误情形：

"比如说，你所扮演学生正试图与 SP 所扮演的病人建立起关系，来获得病人的信赖。在你们刚刚接触的过程中，你怀疑病人对某些东西有所保留。（一句题外话，作为辅导员，因为你了解培训材料的内容，所以当然知道病人有所保留。）所以，你决定要使用一些技巧，去理解病人——然而，你脑子没有转过弯，采取了一种很唐突的提问方式和冷漠的口吻，'你看上去对我有点儿保留。你不要刻意去隐瞒什么！'这时候，即便病人确实有些想法要表达，但由于介意学生这种说话方式，因而果断地回绝了交流的意愿，并且说，'我没隐瞒任何事情'。

为了再故意激惹一下 SP，你又说道，'你必须告诉我你脑子里想的什么，只有这样我才能帮你！'。可以看到，在这种口吻和与语言下，任何已经建立起来的关系都会走向破裂。在这时，由你去决定，是简单忽略这种局面（希望就这么混过去了，很多学生确实就是这么认为的），还是在接下来的接触中尝试修复与病人的关系。"

通过上面这段关于培训的访谈片段，你会发现，辅导员所扮演的学生需要采取一些策略，通过一定的说话内容和方式，才能探究出病人的想法。辅导员表现学生的一些常见失误，包括使用生硬的语言，鲁莽地观察病人，或者逼问病人说出一些根本不存在或不愿表达的信息。利用这种方法，培训师其实就给了 SP 锻炼的机会，如何去回应学生的表现，并且如何使用 PPI 测评表去评价建立关系与探究想法的技能。

使用开放式的提问方式

学生通过语言或非语言的鼓励方式，可以促使病人愿意表达真实的想法。具体来说，可以采取开放式提问（Open-Ended Questions），如下所示：

- "你能再多告诉我一些关于……？"
- "你还有什么其他的想法吗？"
- "你还有其他的什么症状吗？"
- "你觉得今天还有什么想说说的吗？"

　　学生会被教授要在临床接触的开始阶段使用开放式提问，但他们也可以在其他阶段予以使用。开放式的提问可以鼓励病人与医生共同分享自己身体感受和情感需求。另外，有必要给 SP 明确关于信息披露的指南，这样可以辅导 SP 如何应对任何开放式提问（参见附录 A3，培训材料和附录 A5，核查表指南）。

　　这些指南包括：

- 向学生披露信息的时机；
- 披露信息的内容包括什么；
- 披露信息的顺序；
- 对一个问题所披露的信息数量。

　　这些关于披露信息的指南对确保 SP 的表演质量非常关键。同时，你也要注意到这些指南也分为多个层次。作为辅导员，你的任务就是要引导 SP 理解这些信息披露的层次性，然后辅导他们通过表演来准确传递案例设计者的意图。如果案例辅导材料中没有包括这些指南，那么你就有必要在开始培训前先设计出来。在这里，举一个简单例子，关于如何使用前两点指南：

　　"比如说，一名病人就医，声称来做一次体检，但就像很多其他不定期来做体检的病人一样，她并没有在开始特别表露出什么担忧。如果这时，医学生能够恰当使用开放式提问，比如，'你有什么特别担心的吗？'或者'你还有什么想了解的吗？'那么，在案例材料中就会提示 SP 要给出这样的回应，'嗯，我的姐姐刚刚查出了乳腺癌……所以，我有点儿担心这个。'"

　　为了临床技能评价而培训如何使用开放式提问看上去比较复杂，特别当你或者 SP 刚刚接触到这部分培训内容的时候。说实话，这是一项高阶的技能，因为它要求 SP 做出相对复杂的思考与判断。不可否认，这部分培训需要花费更多的精力，但是如果能更接近我们培训 SP 的预期结果——SP 能更真实并有效地强化学生的沟通技能水平——那么，就是值得的。

复合性提问

为了节省时间，医学生有一个不好的习惯，就是在一句话中问一连串问题。这种复合性提问包含了很多要素，例如，"你是否有糖尿病、高血压、心脏病、高胆固醇？或者肝功能有问题？……"再比如，这个真实考试中出现的问题："那么，你生活习惯如何——你关注健康问题吗，你有节食或锻炼吗，你吸烟饮酒吗，或者有其他习惯吗？"我们希望医学生能避免这种对病人连珠炮式的提问，因为大多数病人如果没有机会逐个回答，往往跟不上提问的节奏。学生们往往也意识不到，这种一次性提问其实留给病人回答的时间有多么的少。还有值得关注的一点，这种不停歇的连续提问，往往会掩盖了某些病人倾向于回避的问题，比如是否使用酒精，烟草或者毒品等。

为了帮助医学生克服这种提问习惯，我们让 SP 只回答一连串问题中的最后一个。接着上边的例子，SP 就会回答："不，我肝脏没有问题……"或者："我过去吸烟，但已经戒了有些年了。"但是，你也得去训练 SP 能够回答复合性问题，他们应该能够清晰地回答，而不是简答地用"是"或"不是"来应对。

此外，关于医患沟通方面的更多的研究成果，推荐你可以先看看两个很有价值的资料：

- 由美国医学院协会在 1999 年发布的，"医学院的目标"课题系列报告之三:《当代医学问题：医学中的沟通》(*Contemporary Issues in Medicine: Communication in Medicine,Report, Medical School Objectives Project，Association of American Medical Colleges, 1999.*)
- 由 Maysel Kemp White 和 Kathleen Bonvicini 在 2003 年编辑的《文献提要之医患沟通促进健康(*The Annotated Bibliography for Clinician Patient Communication to Enhance Health Outcomes*)》，这个资料可在医疗沟通研究所网站(the Web site of the Institute of Healthcare Communication)下载，网址是 www.healthcarecomm.org.

信息告知（IS）与病人教育技能

辅导员在培训 SP 的过程中，除了要能采集病史，掌握基本体格检查操作并能使用各种沟通技能，还必须模拟医学生进行病人教育与信息告知，这包括:(a)告知病人下一步治疗方案;(b)安排必要的随诊;(c)说服病人改变某些生活习惯;(d)告知与回答病人需要了解的其他信息或培训材料要求病人提出的其他问题。在培训这部分内容时，我们可以再次扮演出医学生们的各种处事风格，通过每次有针对性地披露和排除不同的信息来与 SP 进行练习。这样一来，可以培训 SP 如何应对医学生，以此来判断实践工作中恰当回应医学生的时机与方式。

如果培训材料中并没有包括关于信息告知与病人教育的特定内容，你可以通过很多途径去查阅相关信息，并且这些信息在因特网上很容易找到。而且，那些致力于特定疾病的专业协会，一般在其网站上公布有关于该种疾病管理和治疗等相关信息，帮助病人深入了解疾病。SP 辅导员还可以利用一些专门为外行人撰写的医疗文献，比如一些由约翰·霍普金斯大学（Johns Hopkins University）、国家医学图书馆（National Library of Medicine）、梅奥诊所（Mayo Clinic）、加州大学伯克利分校公共卫生学院（Berkeley School of Public Health）等知名研究机构所发表的资料和手册，另外还可以利用医师办公室所提供的其它印刷材料。

告知技能与 PPI 的互通之处

娴熟地进行信息告知与病人教育是基本的临床沟通技能，医师掌握这种能力，可以有效地影响与改进病人的健康状况。另外，除了要了解相关的医学知识，学生或者扮演学生的辅导员，也需要能掌握这些技能来与病人有效沟通，体察病人的需求。换言之，在临床接触过程中，医学生最起码要做到两点，一是判断哪些医疗信息有必要让病人或 SP 知道，二是能体察出病人表达出来或没有表达出来的就医需求。然后，学生要用病人能够听得懂的语言去告知这些信息，同时还要探察病人是否真正听懂了所告知的内容。简单来说，这就要求医学生必须与 SP 进行富有意义的互动对话，而不是去发表高谈阔论！

在这里，我们的工作又再一次表现为在与 SP 进行练习时，去模拟扮演各种沟通风格的医学生。这里所谓的沟通风格，可以是那种自己长篇大论而滔滔不绝，也可以是与病人交换想法，进行对话与协商，并争取在最后就治疗方案达成一致。作为辅导员，你的表演应该建立在一定知识与技能之上，你要能理解相关的医学信息，并能在每次不同临床接触中都能熟练地告知这些信息。

为了充分培训 SP，使他们能应对医学生的告知，你自己首先要掌握告知的技能。同时，你也要了解一下学生有可能对病人产生的推断，也就是说，你要懂得一些鉴别诊断（differential diagnosis）。一旦你知道了鉴别诊断的相关知识，你就可以针对特定疾病查阅资料或者咨询医学教师，从而在培训中使用。

在与 SP 的练习中，有时候，你可以扮演一名能够以病人听得懂的语言简明扼要地告知病情的医学生；另外一些时候，你可以让自己扮演的医学生，向病人告知过量的信息，并且选择的时机也不恰当。关于这种不当告知，下面举两个例子解释一下：

- 一名病人，仅仅想知道或者只需知道自己是否得了心脏病，并简单了解一下接下来的治疗方案，但是医学生却滔滔不绝地讲了很多关于心脏病的知识，并且事无巨细地解释了各种操作流程和治疗方案；
- 一名咯血的病人，他此次就医就想知道自己是否得了什么重病，但是医学生只避重就轻地告诉病人去戒烟和改变生活方式，下次就医就有好转了。

SP 应对信息告知情形的指南

关于如何应对学生进行信息告知或病人教育的情形，辅导员应该与 SP 共同确定表演方针。下面给出一个相对简单的例子，但是如果一些关键问题没有明确下来，就容易产生问题：

"比如说，学生向病人做出了一个很含糊的解释或建议。那么，这个时候，SP 是否应该让学生去进一步说明清楚？在决定是否要让 SP 去要求说明清楚的问题上，有一种考虑是，这样引导医学生去做本无需由 SP 提示而应自己主动所做出的举动，是不是会给使用核查表评价造成混乱。"

解决这种情形，就要取决于评价医学生行为的目标是什么，因此，可以采取下面三种方式：

- 辅导 SP，让他们不要做出任何要求说明的提问，只是去听医学生到底怎么说；
- 让 SP 自由提问要求说明清楚，例如，可以允许他们不要超过两个问题；
- 只有学生主动询问 SP 是否还有其他问题时，SP 才予以提问要求说明。

有时，对 SP 做出这种限制会让他们产生挫折感，因为有问题而不要求说清楚，这让人感觉不太自然，还有就是 SP 希望学生能够知道含糊的描述与解释其实给自己造成了困惑。为了减轻 SP 的这种忧虑，可以给他们在核查表中留下一个做出书面反馈的机会。（关于如何辅导 SP 做出书面反馈，请参见第九章。）

如何通过扮演医学生来培训 SP

我们作为辅导员，需要掌握很多医学生成长为医师才需要学习的内容，因为我们要在与 SP 的培训练习中扮演医学生的角色。不仅如此，我们还要能表现出医学生们多样化的气质禀赋与处事风格，以及多层次的专业水平。

当你第一次尝试扮演其他人而不是你自己时，可能会觉得有些尴尬。所以，有的时候，为了克服这种不适感，辅导员可以正好去扮演一个糟糕的学生（其实，你第一次开始培训的时候，根本没那么困难！）要记住，扮演工作的首要规则就是避免滑向极端。所以，表演既不要太温也不要太火。如果表演太过，对你或 SP 都不合适——因为，事实上，那种想象出来的糟糕学生根本就不存在。此外，如果表演滑向极端会破坏整个培训，因为这样既不能给予 SP 仿真的练习机会，也不能让他们学会使用核查表，原因在于 SP 将只能在核查表上全部选"否"或者"没做"。

另外一个训练 SP 的技巧就是，故意只把医学生那些可能会促使 SP 提高应变能力的特征表现出来。例如，向 SP 提出一些培训材料上有但核查表不涉及的专门问题；或像有些学生那样颠倒体格检查操作顺序，从而训练 SP 提高体征模拟的熟练度和灵敏性；或者在临床接触的各个阶段（早、中、晚）都变化模拟告知坏消息等。

当 SP 第一次与你进行案例扮演练习时，你对 SP 的晤谈过程要尽可做到全面与敏感，尽量涉及培训材料和核查表上的大部分内容，并且使用娴熟的沟通风格。而且，在第一次练习时，不应该给 SP 设置过多的难度，因为这次练习的目的就是让 SP 感受一次完整的临床接触，对角色有一个体会和印象。采取这种培训策略的重要性就在于帮助 SP 树立起对角色的信心，以及在给予 SP 更难的挑战之前，再给你一个机会去感受是否还有一些内容去强调。

一旦 SP 有过一次经验并得到了你关于他们表演的反馈，你就可以开始在晤谈中增加一些更复杂的内容。你可以扮演一名欠缺有效沟通技能的学生，比如，提问题没有逻辑和思路，没有使用开放式提问，或者没有去理解病人关于自身症状的理解。你也可以扮演这样一名与病人难以建立关系的学生，他语速很快地向病人提出一堆问题而不考虑病人是否听懂，或者埋头记录病例而没有与病人进行眼神交流，等等。

如果一定要为 SP 培训工作总结出一个应该牢记的原则，那就是：混着来！把所有的内容都混合起来，这样就使得在临床接触中 SP 不会习惯于一种单一表演模式。下面，会给出一点工作上的提示：

- 提出问题
- —既提核查表涉及的问题，也提核查表之外的问题；
- —每次与 SP 练习时，都调整表演顺序；
- —变换表演风格（例如，有礼貌地、冷漠地、不感兴趣地、羞涩地、快速地、缺乏自信地、思路清晰地或者混乱地，等等）；
- —不使用核查表中所提示的语言进行表达（使得 SP 真正理解核查表上的项目，可以明白各种表达方式，从而促使 SP 做出应对）。
- 配合使用只需简单回答的问题（封闭式提问）和要求 SP 详细说明的问题（开放式提问），目的在于让 SP 练习如何恰当披露核查表上的信息。
- 所扮演的学生要或多或少地对病人的反应保持敏感性（这样可以锻炼 SP，让他们能练习表现各种情感反应）。
- 每次练习时，有意识地漏掉核查表要求的各种问题和体格检查操作（通过这种锻炼，可以增强 SP 记录的准确性）。
- 正确地并且有意错误地操作体格检查；每次都变化检查操作的顺序，并且加入核查表上没有的操作，等等。
- 以不同的风格告知信息，并且有意遗漏或者增加某些信息。
- 变化使用各种技能水平（从娴熟到使人困惑），教育病人改变生活习惯（让 SP 练习如何以病人的角度来进行书面反馈，以此评估学生的表现效果）。

这是锻炼 SP 的最佳方式，通过这种混合式的练习，可以学习在以后的临床接触中，如何为应对各式各样的医学生做好准备。

下面，请参看表 2.1，表格总结了本章所讨论的 SP 辅导员和 SP 应该具备的技能。

表 2.1　辅导员与 SP 的必备技能

技能点	SP 辅导员的技能要求	SP 的技能要求
病史采集（History Taking，HX）	■ 能进行病史采集。 ■ 能接治病人。	◆ 能记住案例的事实部分。 ◆ 能够在检查中判断信息披露的时机与方式，能够避免不恰当地主动披露信息。
体格检查（physical Exam，PE）	■ 能够模拟体格特征。 ■ 能辅导 SP 进行体征模拟。 ■ 能够正确地或有意错误地进行核查表上要求的体格检查操作。 ■ 能掌握其他学生可能会进行的体格检查操作。	◆ 能够精确逼真地模拟体格特征。 ◆ 能够准确判断学生体格检查操作是否准确。
医患沟通（Patient-Physician Interactional Communication，PPI）	能够展现各种沟通技能，能避免不真实的过度表演。	能够使用 PPI 测评表准确评估学生的沟通技能。
信息告知 / 病人教育（Information Sharing，IS）	能够在向病人告知信息的过程中，表现出各种处事风格。	能够依据共同制定的标准，与医学生进行回应与协商。
进行表演	■ 能在情感与心理方面的表演上辅导 SP。 ■ 能够模仿各种风格的医学生，与 SP 进行练习。	◆ 能够表现出病人真实的情感反应和心理状况。 ◆ 能够领悟辅导员的导演。 ◆ 能够在表演的时候，观察医学生，并能随后准确地回忆学生的表现，进而完成核查表。
给予反馈	能够对 SP 的表演进行反馈。	能够向每名医学生进行有效反馈。

本章小结

在本章中，我们给出了有利于 SP 辅导员（没有临床医学背景）工作的一些具体建议，从而帮助他们掌握四项基本的临床技能，为他们（他们）有效地培训 SP 奠定下坚实的基础。这四项基本技能包括：

- 病史采集技能；
- 体格检查技能；
- 医患沟通技能；
- 信息告知与病人教育技能。

本章阐述了这四种基本临床技能，目的在于指出一个合格的 SP 辅导员应该在这些方面精益求精，从而能指导 SP 在与各式各样的医学生的接触中做好表演工作。值得注意的是，本章也给出了一些学习指导与资源，是关于如何掌握那些医学生所要学习的行医技能。了解这些技能非常重要，因为辅导员需要在与 SP 的练习中通过扮演医学生，来展示这些技能。同时，本章也详细阐述了，如何在培训 SP 的过程中实施这些技能操作。

内容前瞻

接下来的两章（第三章：表演——标准化病人如何饰演病人；第四章：导演——辅导标准化病人深化表演效果）将描述，你应该如何将源自于戏剧表演的种种技能融入到 SP 辅导工作中。通过这些内容的学习，你将可以帮助 SP 创造出逼真的病人角色，以至于医学生会忘记是在与 SP 进行模拟，或者医学生将在临床考试中与职业演员接触，接受录像与评分。进过这种仿真练习，医学生就有可能按照对 SP 那样的接触方式，来同样对待诊所和医院中的真实病人。可以说，医学生在自身临床表现上发生的这种变化，就是我们要勤奋工作的动力，从而激励我们协助 SP 做出完美的表演。

第三章

表演：标准化病人如何饰演病人

要想辅导好 SP 来表现案例中的情绪与心理状况（也包括逼真的体格特征模拟），辅导员就需要掌握上一章中所列举的种种技能。另外，因为工作要求，我们也有必要了解一些关于表演的知识。当然，我们没有必要去努力成为一名职业演员，也不一定要受过正式的表演培训，但如果我们能有一些亲身扮演 SP 案例的经验，就非常有益于我们有效培训 SP，从而加深对自身工作的理解。因为，这些第一手的经验，将会为我们全面准备工作提供一个清晰而直观的视角，并且能清楚 SP 在表演病人过程中所面临的挑战。

本章将会介绍一些关于职业表演的技巧，目的在于使你能了解演员工作的流程，从而指导你如何挖掘案例中病人的情绪与心理特征。在本章的后一部分，我将介绍关于表演流程的内容，来作为我们培训 SP 的参考模型，这对从如何准备到最后表演有很参考价值。贯穿全章，我也将引用很多知名演员和导演的心得体会，作为参考资料。

走进病人的世界

本章主要介绍的内容是，演员如何进行表演，也就是说，SP 如何表现病人角色。表演工作并不仅局限于把握故事线索和拓展角色，更重要的是要深入病人的内心世界，探索他们的情感与心理状态，从而保证 SP 在每个临床考试中都能表现出逼真可信的病人角色。

病人是什么状态?

无论是真实病人还是 SP，他们都不得不要借助医师来实现某些特定的需求。这也这正是病人的脆弱之处。因此，无论医师是否真正了解病人的需求，病人也只能去依靠他们。这一点，就是每名 SP 所饰演案例的核心，以及教练工作的重点所在。病人就医过程既没有太多的选择，也缺乏对临床环境的掌控。并且，病人经常感到焦虑、愤怒、畏惧或是沮丧，要不就是觉得自己被哄骗或者被操控，这些情绪都会影响他们面对医师时的状态。举个例子，如果病人对上一次的就诊经历感到失望，那么他就会通过强烈表示不要再重复，来表达自己的沮丧情绪。所以，SP 在扮演病人时，不但要表现病人的人格特点，也要反映出病人对医师的依赖感。

此外，我们要考虑到病人的多样性与复杂性，那么 SP 在与医学生沟通时，就要表现出不同的处事风格来。SP 如何去处理每个可能出现的情况，不可能像戏剧或电影脚本中的对话那样，提前一一罗列出来。但是，这也不是说就可以毫无限制。例如，你可以告诉 SP，无论在临床接触中发生什么样的情况，都不允许表达愤怒或者离开诊室。当然，也会给 SP 一些应对方式的参考意见，来保证每个临床接触的各个环节显得真实自然。

病人案例 :SP 表演的基石

无论培训材料是否明确提出来，每个案例都会有涉及情感与心理的内容。在案例设计过程中，这些内容有时会被忽视，但正是这些内容才构成了最后演出的基础。因此，在工作中，我们必须要对这些内容多多留心，这样才能有助于我们选出符合案例角色要求的人选。如果我们打算雇用非职业演员，就要清楚案例中病人角色的特征，然后去寻找是否有人具有这些自然特征符合 SP 的要求。可以这样说，案例中的情感与心理内容是 SP 创造病人角色的重心，有时即便培训材料中没有提及他们，也对整个案例扮演非常关键。我之所以这么强调这一点，就是因为我的教练工作就是去训练 SP 把握好真实病人的种种人格特点。所有的病人，无论他们具有何种医学问题，都会有情感与心理状况，这构成了他们完整的人格特征。在所设计的临床模拟情境中，无论这部分内容是否要求被明确表演出来，都十分重要。

表现病人的真实性

所有的模拟病人案例都应该建立在真实病人的基础之上。这个原则保证设计出的案例真实并经得起推敲。这条原则的目的就是为了使案例设计要立足于真实具体的病人经历，而不是建立在虚构与抽象的情境之上。另外，如果可能，案例中的病人原型应该被一两个案例作者所熟悉，这些案例作者往往也是医师。这就使得，在案例设计上，针对身体上的、情感上的和心理上等具体问题，要求案例作者要以实际情况为依据。

情感与心理活动是人性的核心内容，对于病人来说这些内容既普遍存在，同时又都是独一无二的。因此，如果我们的 SP 训练工作忽视或者缺乏对病人人格特点的理解，那么就有可能导致产生非标准化演出的风险，这一点是不言而喻的，甚至有可能影响声誉。

熟悉表演技巧

为了能有效掌握基本的表演技巧，我们需要多关注一下职业表演领域，以及那些知名的演员与导演。作为辅导员，我们可以将这些所学运用到 SP 培训中，也可以在培训中通过扮演医学生来进行施展。

我在这里讨论的表演技巧，是经过全世界各个地方的演员与导演们不懈探索而取得的，并已经得到广泛应用。这些技巧会很自然地流露出来，因为它们都是人之为人的基本体现。在我们的日常生活中，我们多数都不会意识到这些最深层的动机，也不会意识到我们的感受与行为是如何受到这些内容的影响，因为我们平日生活中根本就不需考虑这些因素。但是，如果我们的表演要体现出真实性，SP 就必须要了解病人的内心世界。下面所列举的内容，应该是一些 SP 最起码要知道的（这些内容也应该在培训材料中写明白）：

- *需求*（ *needs* ）—— 病人表达出来的或者没有表达出来的需求是什么？
- *期望*（ *expectations* ）—— 病人希望在就医后获得什么结果？
- *担忧*（ *fears* ）—— 在有些案例中，病人焦虑什么，担心什么？

与此同时，SP 也需要重视自己的内心世界，也就是每次表演过程中自己的心理感受。强调这点的目的在于，当 SP 在工作中需要表现出特定的人物状态时，这种状况往往 SP 自己也曾感同身受。因此，在扮演病人时，是否能深入了解并捕捉自身的身心体验，往往就成为判断表演水平高低的标准，也可以说是演员技巧的根本所在。

可以说，表演的核心就是对人的动机的研究。具体对 SP 而言，就是研究病人和 SP 自己的动机。这可以说是任何人想要表演任何角色的基础。事实上，有很多途径可以达到这样一个目的。然而，和专业表演领域一样，在 SP 培训工作中，针对如何扮演或指导演员去表现病人以及如何辅导 SP 的问题，同样存在很多争论。有很多人遵循各种表演途径，就好像很多人遵循"方法派"[3] 一样。但依我看，这种表演方法的争论似乎用错了地方，这种讨论实际意义不大。无论采取哪种方法，真正有意义的是最后的实际效果。举个例子，大多数人看一幅绘画作品时，实际并不关心画家到底是用刀刻出来的，还是用颜料在画布上滴落出来的，或者是使用画笔画出来的。而真正在乎的是，绘画作品对欣赏者自己产生的影响。因此，我们所要关注的是 SP 的表演对医学生所产生的影响，而具体采取哪种方法来达到这个目的并不那么重要。当然，这并不是说，我们就可以忽视前辈同行为我们进行学习、实验和掌握表演技巧所铺垫开拓的种种路径。

正是由于这个原因，在本书的最后，我将列出一个关于表演的书目，能使你对这个主题有一个更深层次的理解。这些阅读资料阐述了各种方法，但基本上是根据生于俄国的演员兼导演，康斯坦丁·斯坦尼斯拉夫斯基（Constantin Stanislavsky）的著作衍生而来的，同时资料中还涉及有助于表演的种种技能。在这份所列出的补充读物中，涉及了舞台导演和电影电视领域，加以改造会帮助我们辅导 SP 的工作。此外，你可能会对每周播放的电视节目《演员世界（Inside the Actors Studio）》感兴趣，在这个节目中许多著名演员接受采访畅谈他们的表演技巧，并且会播放相关的电影片段，这个节目在表演和导演专业的学生中非常受欢迎。

将表演、导演与 SP 辅导融会贯通

真实地活在想象中……

——桑福德·迈斯纳（Sanford Meisner，选自 Meisner & Longwell, 1987, p. 15）

3　方法派（The Method）是表演领域最被大家熟悉的一个名词。这个表演派别最知名的推崇者就是马龙·白兰度（Marlon Brando）。方法派最初由斯坦尼斯拉夫斯基所建立，目的是要取代在 20 世纪初期比较普遍的那种过时做作的戏剧表演风格，而转向一种更为自然化的，演员通过注重内心体验来塑造角色的表演方法。

迈斯纳是对当代表演艺术的发展与教学有突出贡献的人士，他的这句名言简明扼要地指出了所有演员应该努力奋斗的方向。同样，要真实地活在想象中，这一理念也是我们和 SP 工作的方针。因为，我们同样是在努力帮助 SP 在临床模拟情境中表现生活的真实（而不是被先入为主的错误观点所左右），使得他们的表演效果自然而真实。

我们很容易就会察觉出那种不自然的表演，但想要达到 SP 和辅导员都能认可的真实表演却没那么容易。正因为如此，我们才要了解职业演员和导演是如何塑造人物形象的，从而从他们身上和戏剧艺术上获取学习的东西——换言之，我们选择了一个与辅导工作最贴近的专业领域进行学习。我希望通过这种方式，能有助于你所塑造的表演角色达到预期标准。

当我思索着与 SP 的工作时，一个石拱门的形象渐渐出现在我的脑海中——这种史前石牌坊，在两块直立的巨石还支撑着一块巨石，正好稳稳地横卧在上边。那么，这个图像也恰好反映了 SP 辅导工作需要依靠专业的表演与导演。为了能真实地活在演出中，导演和演员都会做出相应的努力，我将这两部分视为支撑的基石——我们辅导 SP 的工作需要从这两部分获得支持，就好像上边横跨的石头紧紧依靠下边两块基石一样。另外，这个结构也正好形成了一个入口的形状——也正象征着，通过并进入一片未开垦的领域，在那里 SP 将与他们的辅导员一起共同创造出崭新的经历。图 3.1 就表现了这种错综复杂的关系。

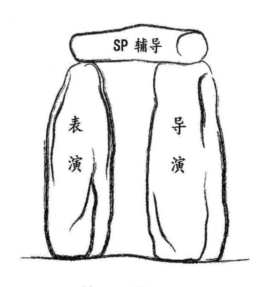

图 3.1　石拱门

作为演员的 SP 与作为导演的辅导员

从 20 世纪 60 年代早期最开始在医学教育中使用 SP 一直到现在，我们的 SP 工作一直紧密依靠着戏剧表演艺术。从本质上讲，我们都是演员，无论我们是否意识到这一点，也无论我们是否接受过正规表演的训练。

表演（acting）在《美国传统词典——大学版（*The American Heritage College Dictionary*, 1997）》中被简单定义为"扮演某些事物（to play the part of）"。然而，迈斯纳的那句名言却精辟地道出了什么才是表演的艺术性。在 20 世纪早期，斯坦尼斯拉夫斯基根据在俄国莫斯科艺术剧院（the Moscow Art Theatre）与演员们的实践探索，建立起来一套表演体系，迈斯纳的观点恰好反映了这一体系的核心。斯坦尼斯拉夫斯基鼓励倡导一种自然而真实的表演风格，从而使他成为系统阐述演员表演艺术的第一人。终其一生，他的影响已经从俄国扩展到欧美。到 20 世纪末，随着文化全球化趋势的蔓延，斯坦尼斯拉夫斯基的理论原则也传播到了全世界的各个地方，从而激发了其他人去探索适合自身的方式方法，用以帮助演员真实地展现角色的内心生活（inner lives）。直到现在，无论是在电影电视中还是戏剧舞台上，斯坦尼斯拉夫斯基的理论仍旧在不断激发和影响着全世界的表演艺术发展。我们同样也在影响范围之内。

无论与我们合作的 SP 是否为专业演员，我们都倾向使用一些表演方法。我们辅导 SP，并帮助他们在扮演病人的过程中发挥个人创造性，这使我们的关系就像演员与导演一样。我们辅导工作的职责就在于帮助 SP 如何调动他们自身的素质——用他们的身体，他们的感受，他们的天赋和想象来创造出与真正病人状态一样的，惟妙惟肖的表演。但是，在我们去详细探讨这些与辅导 SP 相关的表演艺术之前，需要先提及一起其他的重要问题。

融标准化与创造性为一体

有一个关键性问题还亟待澄清，那就是我们如何去解释标准化（standardization）这一概念。搞清楚这个问题，有两点重要意义，第一就是我们如何调整 SP 工作中的表演成分，第二就是如何校准 SP 的模拟体格特征，因为体征常常伴随着一些心理和情感反应。（例如，病人由于中风而导致身体不适，会产生一些心理上的变化，或者因为疼痛产生的情绪反应。）关于如何创造角色的问题，斯坦尼斯拉夫斯基 (1958/1999) 曾做过一个比喻，就是如果想在演员的心中种颗种子并扎根，就要让种子发芽并进行浇灌，可以说从这时就开始了角色创造。当我们接手一个 SP 案例的时候，如果我们让 SP 主动参与角色的创造过程，也就是说让种子在自己的土壤中成长，往往就会出现一些新鲜和活泼的东西。这其实是一个好事——即便我们工作的方向是追求标准化——但说实话，就算让演员在一个作品中复述一样的台词，也没有两次相同的表演，因为表演并不只限于语言。因此，由于 SP 的演出具有即兴特点，就更不可能保证每次都有相同的表演。

那么，在每次培训或者正式表演中，SP 应该如何恰当地去添加一些新东西？我认为，可以先使用演员的技巧调动起角色感觉，SP 一边要在内心中能不断地深入角色，同时也要留心外部环境的变化，这样就可以使那些与案例相关的内容通过语言或行动表现出来。可以说，这就是"真实地活在想象中"这句箴言的精髓，也使案例与表演具备了生命力。这一点其实对每个艺术工作者都适用，无论是音乐人、作家、舞蹈演员、画家还是演员。表演的各个环节必然立足于自发性，这是任何具备神经系统的生物都拥有的特质。这使得在各个环节中，我们对事物的感受都略有差异。因此，只有将 SP 的天赋，表演技巧与所受训练与自发性联系成一体，才能达到我所描述的效果。

但是，在我们讨论这种创造性的同时，又如何把握标准化的尺度呢？标准化给 SP 提出了一个要求，就是要对参加临床考试的每个考生都设置同样的难度。然而，即便有这种要保证标准化的指导思想，在饰演病人的过程中仍然存在许多变化。举个例子，如果有案例要求医学生去应对乳癌病人在获知病情后的情感变化，那么 SP 就必须要在听到这个坏消息后表现出强烈求生的态度。SP 要去体会在真实的场景中应该流露的自然情感，这样就会使得表演更显真实，另外也要保证对每个医学生都设置相同的调整难度。在整个培训和临床技能考试的过程中，辅导员的任务就是要向 SP 给予反馈，从而指导表演过程中的一些偶发情况，以及在一些特殊情形下如何保持角色的真实性。这些都是表演过程中所要注意的事项，其中有些是要保持稳定的，另外有些是可以进行灵活调整的。如果我们注意这些条件，就可以辅导 SP 做出标准化的表演，这也保证了每名学生将面对相同的考核难度。

在临床模拟接触中提供相同的考核难度，经常被理解为 SP 需要表现出固定不变的外在行为，从而使得对每个医学生的表演都完全一致。其实，这是一种误解，错误地把 SP 表演认为是一项机械性活动，也忽视了我们工作的宗旨。另外，还有一个更基本的事实，就是即便我们排除了表演的自发性因素，也不管案例是由一名 SP 还是多名 SP 来参演，均不可能出现严格的标准化演出，原因如下：

- 首先，在临床接触中，学生的行动和反应本身就是无法标准化的，而 SP 的任务就是要对医学生的自发性的行为表现做出回应。
- 其次，无论我们遴选出的 SP 所具有的体格特征多么符合案例的标准，他们的人格特点也肯定不尽相同。因此，由于个人特征不同，会影响他们对所扮演角色的理解。比如，对情感上的理解，是否存在什么统一的标准呢？答案是，只能诉诸他们自己，他们的个体观察，他们的人生经验。

进一步讲，有些人还存在这样一种信念，就是如果要求 SP 按照预先设定的行为进行表演，不但可以保证一致性还可以保证可信度。其实，产生这种信念是基于一种错误的前提：只要具备了意志，人在特定环境中就会产生真实可信的表演。

为了纠正这种误解，保证 SP 表演既真实又可信，我们需要注意如下一些要领：

- 所有的 SP 必须以相同的方式去理解病人的角色和把握就医动机。
- 无论采取什么方法，SP 要能够在内心中体会病人的感受，这样外部的行为就自然表现出来了。
- SP 要敢于就临床接触的情境，恰当表达出实际的感受。

读到这里，你可能会产生疑问，"如果和我合作的人达不到这个标准，怎么办？"或者情况更糟，"我不知道如何跟能达到这个标准的人合作，怎么办？"那么，在这章和接下来的一章中（关于导演技能），我会详细讨论这些涉及的问题。但是，为了让我们的表演能最终从幕后走向聚光灯下，请先让我们关注另一个非常关键的问题——就是职业演员与非职业演员的话题。

关于职业与非职业演员的比较

总的来看，培训 SP 做出好的表演是一项比较宽松的工作。为什么这样说呢？因为，我们大多数都很擅长讲故事。当我们想与他人分享某些经历时，我们会讲故事；大多数病人每次就医时，也想向医生讲述他们的故事。因而，很多案例只是要求 SP 能记住基本的事实，然后就像他们自己平时那样娓娓道来就行。这项要求看似很简单，但有时我们还是会发现有些人在扮演病人的时候，反而不能表现真实的自己。

无论是否为专业演员，产生这种现象有两方面原因：要么就是SP过于拘谨不能发挥想象力与表现力，要么就是表演过于用力而僵化老套。（值得注意是，这种不理想的表演结果，既有可能是自身造成的，也有可能是受辅导员外部影响而产生的。）但无论属于哪种情形，表演的可信度被大大削弱了。为了避免这种情况发生，就需要我们在选择SP的时候，注重他们是否有能力（自然的或学习来的）将病人的故事表现得像自己亲身经历过一样。另外，同样也需要SP辅导员通过表演和导演的能力，来帮助SP塑造出预期的人物形象。

SP还应具备的一个重要素质，就是能把注意力从自己身上转移到沟通的对象上，因为过度关注自我往往是产生表演焦虑的根源。如果SP能够把病人的故事像自己的经历一样讲出来，并且也能把注意力更多地放在学生和沟通对象上，那么就很适合我们的工作要求了。

我再次强调，我们在这里探讨的是如何能"真实地活在想象中"。在一个理想的表演工作中，辅导员的任务就是要调动起SP的内心动力，来使得他们的表演符合角色和环境要求。还有，我们并不鼓励根据提前设计安排的表演点来进行演出，例如SP被学生问及是否酗酒和吸毒或性生活状况等让人可能感到不安的问题时，要通过抖腿来表现紧张情绪。事实上，大多数SP如果采用这种套路表演，反倒有可能产生虚假、过火或者做作的表演——总之，"戏太过了"。显然，这种表演结果已经背离了我们工作的标准。但是，无论是否为职业演员都有可能产生过火的表演。表演的宗旨就是体现真实性，因而，无论太夸张的，太矫揉造作的，还是太表面化的表演都是不符合要求的。表演最重要的是要自然化，无论在临床接触中发生什么，都可以把相应的内心感受恰当地流露出来，就像顺畅的水流一样。一个没有接受过任何正式表演培训的SP是可以达到这种表演水平的，和具有表演背景的人没有什么区别。

一般来说，非职业演员最好去扮演那些不涉及情感或心理难度的案例角色，这样他们也就很容易表现自如。因此，我们在选择SP的时候，应该贴近案例来选择相应性格特点的人来扮演角色。例如，我们可以根据案例具体需要，来聘用健谈的人或者内心安静的人。不过，我们还是要避免那种过度关注自我的人格。实际上，我们应该发掘各种人格特征，既需要就医时有不安情绪的人，还要找到那些在别人面前说自己的事情就脸红的人。与此同时，我们也要对探索各种自然的人格特征，时刻保持敏感和开放，特别要关注那些非职业演员，他们身上往往有些素质，反而能表现出与自身人格特征迥异的人物。

那么，发现这些素质的最佳途径就是通过试演，使用专门的案例，通过面对面地去遴选新成员。利用这种试演过程，我们就能够发现每个新成员身上的独特素质，从而有利于在今后的工作中进行导演，有助于了解如何与他们进行合作。（更多关于试演的内容，参见第五章，选角，找到合适的 SP。）

你或许已经觉察到了，只要有可能，我个人就倾向于与那些具有表演天赋或有受过表演训练的人进行合作。如果我所要培训的案例要求强烈的情感反应或者深度的心理状态，我就会先去找一名演技娴熟的演员，因为要饰演这种案例不仅对 SP 的表演水平有更高的要求，而且要保证一次接着一次地向每名学生都能提供相同的表演。这种案例往往要求有一定的表演技能，因为需要 SP 一次次地表现出情感反应，而且每次表演都要让人感觉病人都像首次就医一样。虽然，有的时候有些颇具表演天赋的非职业演员也能达到这样的表演质量，但是对他们而言能够每次都保持这种表演质量显得比较困难。因此，与职业演员相比较，让非职业演员承担这种案例，显然需要我们更多的调控与辅导。另外，一个非职业演员也许能够很好地完成某一次的单独表演，但是在临床考试过程中，如果有 SP 无法自己调整好每次的角色感觉，辅导员就不太可能再有足够的时间去专门帮助某一个人了。

其实我们可以想到，要想掌握这种表演能力是需要经过一定练习的。娴熟的演员自然对表演技巧得心应手，这使得我们省下了很多培训工作。

然而，如果辅导员不熟悉如何同那些有表演基础的 SP 打交道，往往就会觉得有些紧张不安。当这种情况发生时，就有必要提醒自己，我们的工作不是去教给 SP 如何进行专业表演，而是对 SP 的表现进行辅导。因此，我们应该了解 SP 可能采取的各种表演方式，这样才能向他们给出恰当的建议，从而帮助他们调整表演效果。而且在这个过程中，随着我们不断学习各种表演技巧，在适当的时候，我们偶尔也可能会教给 SP 其中一两种技巧。但是，如果 SP 的表演达不到我们的预期要求，要么不能保持连贯或者不能理解要领时，我们的麻烦就来了。无论我们在培训中投入多少时间和精力，也无论我们掌握多少关于表演和导演的知识，这个麻烦可能仍然解决不了。

有时即便一个案例没有太高的表演要求，但是一个好的演员也往往能自己去探索角色特征，从而帮助自己完成表演工作。如果你对案例有足够的了解从而对表演效果有一定的预期，并且你也具有真心表达的意愿，而且你们之间建立起来的信任关系可以足够坦诚指出表达方式上的困难，那么演员就可以帮助你去了解如何才能给予他们所需要的东西。另外，你与演员所建立起来的关系也恰好创造了你去锻炼辅导技能的机会。总之，如果你能和 SP 打成一片，尽管有时仅是一小群骨干演员，随着你对演员的工作性质有所了解，也知道了他们在培训中的需求，那么你的 SP 辅导工作将会开展得更为顺利，并且将会收获颇丰。

表演的艺术：关于如何提高表演效果的一个范例

如果我们真的希望提高 SP 的表演效果，我们就需要了解演员到底是如何表演出那些逼真的人物形象，也需要掌握我们应该如何帮助 SP 朝这个方向努力。事实上，我们只有对演员的工作了解得越多，才能更好地辅导 SP 来实现表演的预期效果。因此，为了有助于 SP 辅导工作，接下来我们共同探讨一下关于表演的相关知识，这也正是那石拱门的重要支柱之一。通过对演员角色表演过程的了解，我们就会更清楚地理解表演技能与 SP 角色创造之间的紧密联系。接下来，我们将介绍两种在当今演员中常使用的角色塑造方法——由外而内法（the outside-in approach）以及由内而外法（the inside-out approach）。

这两种方法其实涉及很多学派思想，但其中斯坦尼斯拉夫斯基（Stanrslavsky）的表演理论是最有代表性的，并成为当今诸多表演方法的源头活水。在斯坦尼斯拉夫斯基的时代，他通过观察优秀演员的表演，与他们探讨如何准备一个角色，如何进行表演尝试，如何启发别人等一系列问题，然后结合自己的经验形成了一套非常实用的表演体系。斯坦尼斯拉夫斯基的表演体系有时可以说专门等同于由内而外的方法，但实际上他是综合了这两种方法。他所创立的这个体系并不是源自什么抽象的理论，而是扎根于演员的实际经验，并且无疑对今天的表演工作仍然有巨大价值。下面，你会读到关于斯坦尼斯拉夫斯基体系的一个范例，并且我们将结合其他一些涉及以上两种表演方法和 SP 工作的具体案例。演员们往往会选取那种最适合自己性格特点的方法，但无论选择哪种方法，演员所使用的表演技巧应该都能在角色塑造的过程中，帮助演员产生有意识或无意识的种种内部形象概念，这样才能激发起对角色的深刻感受。

由外而内：通过行为观察挖掘角色

所谓由外而内法，是指在塑造角色的过程中，通过观察自己和他人来捕捉人物的外部表现，特别表现在行为方面上的细节和特征。这种方法被认为主要强调技术性，具体来说，就是关于如何利用身体、动作、姿势和声音的方法。由外而内法对于扮演与自身特征迥异的角色特别有帮助。当 SP 被指派给一个与自己的生活经历差距很大的病人角色时，例如角色是一个精神障碍的病人或者一个浪迹街头靠卖淫为生的少年，这种方法往往就表现出了价值。因此，为了给表演这些特殊角色奠定基础，SP 就需要做一些准备工作。当要饰演精神病人时，他们可以阅读或者观看有关精神障碍病人的资料，或者走访精神科病房，去观察病人和别人打交道的方式，或者留心精神疾病在病人行为方式上的表现。当要饰演街头流浪儿童时，SP 可以去城市的某些街区造访这些人群，和他们打打交道，了解什么因素在影响着他们的行为。通过这种方式，SP 就可能会抓住那些所要扮演角色所具有的人物特征了。

很多知名并且训练有素的英国演员往往是擅长这种方法的鲜活例子。当我们采访劳伦斯·奥利弗（Lawrence Olivier）如何塑造一个角色时，他说应该"去收集一系列细节和人物特征，并且找到能活灵活现这些特点的人"(Cottrell, 1975, p. 389)。而且，奥利弗进一步引申道，

"演员要首先能说服自己，然后通过自己，才能去感染观众。为了达到这种效果……你就得……在表演情境中搜寻那些最微小的细节特征；然后去观察它，发现它，不断地使用它……我都能把这些细节牢牢记住。有些细节，在使用之前，我最长记了 18 年……而在没使用那些细节特征之前，你可能会疑问记住这些东西到底有什么用，然而最终你会发现，这些细节对整个人物角色的塑造非常添彩。"(Cottrell, p. 388)

"……你可能会疑问记住这些东西到底有什么用，然而最终你会发现，这些细节对整个人物角色的塑造非常添彩……"，从这句话，我们可以看出奥利弗是很想知道那些细节具体是如何影响了人物的内在性格。同时，奥利弗也从另一个角度去思考，他所观察到的外部特征与人物内在性格之间的关系："嗯，我反问自己'我所认识的人中，有谁像那样？'可能是我自己，但其他很多人也有可能"(Cottrell, p. 390)。

"我所认识的人中，有谁像那样？"像哪样？就是像那些从外部行为就能看出他们的性格或者经历的人。这种捕捉人物特点的方法，源自对事物的认识，并朝向事物的客观真实性（也就是情境所涉及的行为因素），并最终从内部激发演员的想象力。所以说，事物的外部特征与内部特征就好像硬币的两面，两面共同才能构成一个整体。

从实践角度看，到底外部特征与内部性格具体如何协调统一呢？那么，我们下边提供的练习将会有助于将这两方面结合起来，去塑造一个全面的角色。因此，导演通过了解演员的工作流程和表演经验，当演员塑造角色产生困难时，会更有利于他们与他们进行沟通。同时，下面所讲授的这些经验性的理解方法，也会助于我们建立起对表演的预期效果，并有利于在辅导 SP 工作中定位好自身角色。

　　我鼓励你不要只限于阅读下边的内容，你一定要去亲身练习，体验一下实际效果。我保证，你所经历的将与头脑中的想象大不相同，并且你一定会享受这个锻炼过程的。

由外而内地触及情感

　　那么，从明天开始，多留心人们的行为吧。做这种练习的好地方是在公共场所，比如健身房或者咖啡馆，在那里你可以不用暴露身份。请亲自去观察，这样你就能专注于这项练习。并且要随身带着一个笔记本，以便及时记录观察到的细节。请详细地观察，除非有人出来阻止你——他可能觉得你在搞什么秘密行动呢。要注意，是什么因素激发起了你对某个人物的兴趣，然后用文字记录下来吸引你的细节特征。客观地去观察人物的行为，然后你可能会发现人物讨人喜欢或者令人反感的特点，穿着是否得体，或者发现人物独一无二的特征或令人感兴趣之处。注意，这时不要急于去从自己角度去解释所观察到的现象。让自己的解释在心里放一放，先集中精力于那些外在明确的行为表现。在这个阶段，你应该客观观察人物的表情、行为、步态、坐姿等言谈举止。如果你靠得足够近，能听见人物说话，就应该去倾听人物的声调、变调、发音节奏等。请尽量把人物所有的细节特征都一一记录下来，这样会帮助你事后再去模仿这些行为表现。除非遇到什么特殊情况，或者事情远远超出预想的范围，请不要轻易放弃这个观察练习。

　　一旦在人物行为上积累了足够多的细节特征，你就可以把注意力转向让自己去消化这些内容了。如果闭上眼睛进行思考，你会觉得消化起来会容易得多。现在，你就可以专注于那些搁置起来的解释分析了，通过那些行为表现去想象人物身上的故事。然后不断深入，继续保持那份好奇心，想想透过那些细节能否分析出人物的行为动机和人际交往中的需求与想法。总之，头脑里要问："到底是什么让他们这么做。"

　　现在，我们换个角度，关注一下与行为举止密切相关的环境因素，考虑环境是如何影响人的行为。举些例子，例如一个人胳膊打着绷带，或者一个人坐在两个正互相说话的妇女中间，或者一个人有其他约会（自从你观察他开始，已经看了两次手表），等等。如果无法了解具体的情形，请进行合理想象。

　　以上就是我们设计人物背景故事的方式步骤。当我们和 SP 第一次准备培训材料的案例时，应该采取这种步骤。上面提到的环境因素，对行为的表现有着重要的影响。无论采取哪种方法（由内而外或是由外而内），我们在这里阐述的对个人和环境的层次性的分析，是演员创造角色过程中最重要的一些环节。

　　好吧，到目前为止，你已经搜集了不少数据，你也对人物做出了一定诠释，还探索了相关的环境因素。那么，下面，我们就要把人物形象最有代表性的特点挑选出来。把这些要点一边单独列出个清单，一边仔细推敲它们。你要问自己，为什么是这些要点，而不是别的什么内容，最能够代表人物形象？接下来，有意思的部分来了，这个部分将体现你所有的工作成果。一旦你对手里的这份清单满意了，就可以根据所观察到的内容开展练习了。请先抛开那些数据的背景，你可以对着镜像自言自语那样，尝试模仿一两种行为。真的，去试一试，除了你自己，没人会看得见！当然也不用对自己要求太苛刻，因为你也不是想成为梅丽尔·斯特里普（Meryl Streep）或者罗伯特·德尼罗（Robert de Niro）。当你自己在家时或者驾车堵在半路无事可做时，你可以试试把这些行为自己串起来，既可以自己来上一段长篇独白，也可以想象出一个对话者来搭戏练习。然后，你再来感受一下，通过模仿这些行为在自己身上产生的效果。你可能会感到在身上有一种东西被激发出来了，这种体验不同于你观察别人的感受，也不同于你解释分析人物时的想法。这时不要停下来，继续去尝试，不要抑制自己身上的感受和体验。接着，再去看看脑海里有什么场景浮现，留意身体上有什么变化。你要注意，是不是产生了某种原来不曾有过的新的感受和体验？这种变化会体现在全身各个方面，从面部表情一直到鞋里的大脚趾。

这种性质的练习证明了一个道理，那就是人的内外两重世界并没有绝对的界限。那种人为地把世界分为两个不相关的部分，其实只是一种抽象的想法而已，与我们的生活经验相悖。我们内心世界的感受与我们在外部世界的经历密切相关，同时我们对外部世界的体验也会直接影响内心的感受。

从这点上讲，我们就很有必要区分一下以上介绍的由外而内法和我们有时在 SP 工作中看到的"菜谱式"方法（the cookbook approach）。这种所谓系统化的"用搓手表现紧张（wring-your-hands-to-show-anxiety）"的方法，与通过由外而内法去探究病人真实感受的策略（我希望你已经在这方面有一些体会），有很大的区别。我们会发现那些先入为主的、刻板的表现手法，虽然打着标准化的旗号，但是由于把行为表演程式化了，结果反而往往扼杀了表演的活力。比较来看，由外而内法其实就是"真实地活在想象中"这一理念的具体表现，也是 SP 探究病人情感的一种方法。

建立在由外而内法上的那种真正的标准化，是通过每名 SP 观察自身或者他人的行为（当然最好是观察真实病人），进而在内心上理解病人的情感才产生出来的。通过这种行为观察练习，可以说，给我们打开了探索人性世界的一把钥匙。因此，人物的内在情感正是通过外部行为细节来表现出来的，而 SP 基于这种观察也才真正地触及了人物的内心。

学习控制身体与嗓音

作为一名 SP，不仅要能在体格检查过程中模拟出来那些特殊体征，而且要能在人物表演和体征模拟过程中控制自己的身体来配合角色的情感表达。这就是斯坦尼斯拉夫斯基所说的"肌体的完美化（the perfecting of a physical apparatus）"，因此，无论角色有什么肌体上的要求，都可以通过身体控制来帮助演员塑造人物形象。另外，斯氏也不赞成去刻意抑制身体，从而压抑了表演中自发产生的想象力。

这些原则对嗓音也同样适用。所有的演艺人员（事实上，包括所有人）都晓得嗓音的力量，因为通过语音语调的变化既可以准确传递信息，也可以隐匿信息背后的情感。斯坦尼斯拉夫斯基的初衷就是要移除那种先入为主的表演模式，摆脱不自然的表演风格。当然，这一方面是与斯氏整个体系相吻合的。斯氏本人由于受过各式歌手和乐手的影响，使得他能将嗓音与身体恰当地进行控制，以此作为想象力的表现手段。

对身体和嗓音的控制能力对 SP 和演艺人员来讲非常关键。请想象一下，SP 一边要去模拟那些外部的体征，一边还要通过语音语调与肢体语言去表达内在的情绪和感受。

接下来，我们将探讨另外一个如何从"外部"着手的问题，也就是如何从其他角度来利用身体和嗓音，去激发人物角色的内在情感。

利用情绪与躯体的相互反应来找到感觉

特定的情绪都会在肌体上产生特定的反应，对这些特定肌体反应的模仿会有助于我们进入相应的情绪状态。这里存在一项基本原理：情感与肌体有着密切的联系，也就是说，肌体对特定的情感在生理上表现出特定反应。因此，每一种情感都会在肌体上有特殊表现。例如，当心情焦急时，我们的呼吸会变得浅快和不规律；腹部或者胸部可能会有鸣音；四肢会颤抖或有刺痛感；心跳会加快；口腔有干燥感；颈部和喉部肌肉也会感觉发紧。如果我们能够对情感在肌体上产生的影响更加敏感的话，就会察觉到更多的这种身体上的细微变化。但是，大多时候，我们并不在意这种身体上的变化，因为情绪波动会分散我们的注意力，或者由于教育的影响，我们会不自觉地去压抑这种身体反应。一般来说，我们会试着让自己理性地应对情绪，或者通过做其他一些事情来转移对不良情绪的注意力，比如换个话题，吃点儿东西，吸烟，喝上一杯或者看电视，等等。

我个人一直对不良情绪有所关注，因为在病人的身上经常可以发现这些情绪反应。因而，我们的 SP 就有必要也去模仿这些情绪变化。一般来说，病人就医时很少会感觉良好或者兴高采烈。当然，如果病人案例要求角色需要有正面积极的情绪状态，依据下边的练习方法也是可以引导出来的。

其实有很多种方法去诱导产生某种情绪。这里，我们再共同研究一下肌体、情感与心灵之间的复杂关系。可以说，有些情绪反应是可以刻意控制产生，而有些则不然。比如，我们可以调整自身呼吸的频率、深浅和节奏，也可以控制大部分肌肉的紧张与舒张；然而，我们却不能直接使身体产生刺痛或者让口腔有干燥感。但是，只要我们能调整好某些特定的情绪反应，其他的反应会相应出现。比如，如果我们调整了呼吸节奏，继而会影响心跳发生变化。其原因在于，各种肌体反应并不是孤立存在，而是相互影响的。此外，肌体的反应与内在的感受也彼此相连。其运行方式是：情感会激发身体发生变化；另一方面，身体上的变化也会导致情绪变化，并连带其他身体反应。

知道了这些，我们就可以通过那些可自主控制的身体反应来调动情绪了。当我们试着去改变呼吸节奏，收紧肩膀和脖子时，就能开始体验到那种不一样的感觉了。正是由于这个原因，有一点特别需要我们注意，这就是在体验某种情绪变化的过程中，个人一定要与这种情绪状态保持适当的距离。换言之，当一个人使用这种表演技术时，既要有能力亲身去感受身体和情绪上的变化，同时也要能像科学家观察实验那样去冷静审视整个过程。这是因为，这种有意识地控制情绪变化在我们日常生活中并不常见，因此，如果我们想让那些非职业演员 SP 去使用这项表演技术，我们就一定得和他们建立起深层的信任关系——也就是说，我们要在他们身上，相比那些有表演背景的 SP 而言，付出更多的努力，因为演员出身的 SP 有可能在原先的培训中已经经受过类似的技术训练。同时，对我们辅导员保持信赖，也会有助于我们帮助 SP 通过有意识的感觉和身体控制练习，来调动起相应的情绪反应。因此，如果你还并不熟悉这项技术，但是却想在你的 SP 身上使用，那么我强烈地建议你先试着做一下如下练习，从而熟悉这项技术的适用范围。

下面，让我们一起来看看病人在就医时常常表现出来的两种情绪：焦虑（anxiety）与愤怒（anger）。（为了有助于练习效果和保持精神集中，你可以提前把下边的练习提示进行录音，当准备好要开始练习时，你就可以播放了。）

焦虑情绪引导练习

首先，找到一个舒适的地方坐下来，保证你能运动自由。然后，闭上你的眼睛。如果准备好了，你就可以开始改变呼吸节奏了，这时呼气和吸气要变得浅且快。大约一分钟，停止一下吸气，让呼吸变得不规则。重复这个过程大约十多次，眼睛要一直闭着。如果你感觉到了一定节奏，就开始停止呼气，目的还是打破规则性。通过这样练习，就打破呼气和吸气的平衡性和规则性，让我们看看有什么变化。（如果在练习过程中有任何的不适感，只要睁开眼睛，恢复正常呼吸就行了。如果调整好了，就可以继续回到练习。）

保持住这种呼吸效果，这时开始收拢双肩并向耳部提升，同时让背部和颈部肌肉紧张起来，并且对着肩膀向下使劲。闭紧双眼，每个部分都尽量使劲。这时，你可能会察觉身体的其他部分也开始紧张起来，可能是上腹部或者手臂。你可能会发现自己轻微地蜷起来了，或者发出了一些声响。在做这些练习的同时，你也要注意体会内心的感受。此刻，你感受到的可能不只是焦虑；你或许已经走到了恐怖情绪的边缘。这样一来，可能会触发你某段回忆，你的头脑里或许产生某些想法或形象。好的。这就是你所要达到的状态，只要你能在这个过程中保持冷静。记住，你不要卷入这种情绪中，那样会让你丧失评估鉴别的能力。

当你准备好了，一步步放松你的身体，调整呼吸回到正常节律。此时，还要集中精神，去留心你体验到的那些感受。现在，你可能已经感受到了胸部或四肢的刺痛，或者产生了腹鸣音。接下来，保持正常的呼吸大约一分钟。然后，逐步放松刚才紧张起来的身体部位。当感觉可以了，就可以睁开眼睛了。

其实在进行这种铺垫性的练习中，你已经通过身体变化和反映在浅层心理上的想法和形象，对焦虑情绪的表达机制有了一定理解。当下面探讨由内而外法的时候，我们同样也在探索如何去利用这些想法和形象去触发身体反应和情绪变化。但在这里，我只想说，只要能够有效使用这些互动方法，就可以产生我们所要的情绪反应。那么，在探讨另外一种内在技能前，请让我们再一起看看一个实践性更强的，有效利用身体的例子。下面的练习，是关于如何引导你进入愤怒的情绪状态并产生相关反应。

愤怒情绪引导练习

当我们谈及愤怒情绪在肌体上的表现时，最有可能提及的就是身体的紧张感。人们也容易产生某种想法或冲动去击垮或报复那些引发愤怒的人或事。一种能引发这种愤怒情绪的方法就是，你保持站立，双目睁开。然后，一次次有节奏地，用有力气的那只手攥紧拳头捣向另外一只空着的手掌。捣起来要用力气，但是注意不要伤到自己。保持住这种状态，可以怒视着墙，要不可以想象某个在实际生活中让你愤怒的人，把你的脸也扭曲起来。同时，收紧下巴，紧闭双眼，一边捣着拳头一边吐着粗气。接着，突然睁开眼，想象让你气恼的人，把头脑中涌上来的话给说出来，比如"你不能再那么，决不能再那么干了！"

你不停地讲着这些话，怒视着墙，或者想着那个让你生气的人，不断加重语气（但是要注意不要声嘶力竭，这是表现愤怒，不是狂怒），直到内心情绪有了明显的改变。但要注意，不要让自己的声音和脸部表情太过剧烈而失去控制。如果你觉得情绪到位了，就可以去想象就医时的情景，去回答医生的问题了。

如果你单独和一名 SP 进行案例辅导，就可以鼓励他去试试双手不停地进行互相捣击。另外，让他用嘟嘟囔囔忿忿的语气来回应你的观点和问题。你要鼓励 SP 让这种情绪升腾起来，同时提醒他要把握好度，不要伤害到自己或他人。当进行了一段时间案例辅导后，你让 SP 停下做那些外部动作，但要保持住调动起来的情绪，然后继续进行案例辅导。注意的是，要把情绪强度保持在控制范围之内，但不要过分用力。如果 SP 的情绪表现有些过度，你就要进行辅导，你可以这样说，"我希望你能生气，但是可不想让你吓到我啊。"然后继续练习，直到你们都认为找到了适合案例所要求的情绪水平。

总之，这种练习的目的就是要促进想象力，并且学习如何利用身体引导情感变化。"是啊，这些练习确实很好"，你可能会这样想，"但是在 SP 评估医学生的时候也得这么去做吗？"需要说明的是，在表演前调动情绪的方法很多，上面提到的这个流程只是其中之一。这个方法就像一个交通工具，其功能在于快速地帮助一个人进入到病人的情感世界中，这样就会有助于 SP 在表演案例时能够摆脱刻板与做作。这种方法具有一种演练性质，不适合在表演过程中再使用。因此，这个方法只是在临床接触前，帮助 SP 进入到角色要求的情感状态的一种途径。如果你的合作对象是职业演员，你会发现他们已经在使用类似的方法为表演做准备。

这种技术是否适合于全体正式培训，要看具体情况。如果 SP 自己就能达到相应的情感水平，你就没有必要再做什么工作了。这种技术对于那些虽有表演能力，但是在预演过程中却找不到感觉的 SP 而言，是最有帮助的。如果你在正式培训阶段之外，对 SP 采取个人专门辅导，你就可以尝试这种方法，让 SP 在与你的演练中体验这种情绪变化，进而有可能帮助他们能自己学会调动情感。一旦 SP 进入到了相应的情感状态，她就得甩开这个辅助工具了，让自己的注意力不只停留在具体的情绪上，而是保持之，并使得在病人角色的扮演中予以具体展现。这个方法看上去要求挺高的，但如果与你合作的那些非职业演员 SP 能具备一些表演禀赋和勇气，充分信任你，愿意把自己交到你的手中，让你进行辅导，那么就很有希望达到所要求的情感效果。如果你打算使用这种方法，那么我建议在使用之前，你要先征得 SP 的同意，并且要私下开展，这一点对那些非职业演员尤为重要。

也许，你会问在做这项练习时为什么要去夸大这种情感表现。为什么不让

SP 只需达到案例要求的情感水平即可，并就保持在那个状态上呢？那么请你记住，我们使用这个训练方法，只是去帮助那些无法达到相应情感要求的 SP。我们努力的目标是要指导 SP 发现自己身上的那种自然的、本能的情感表达方式。通过这种夸大的方式，会有助于 SP 去深入体会肌体在外在与内在上发生的变化。只要意识到了这种变化，很多 SP 就能够恰当地把握表演的火候了。

　　说了这么多，还有最后一点需要说明。在 SP 中，有些人根本不需要你进行辅导，只要告诉他们表演的预期目标，就能轻而易举地让你满意。对于那些存在一定困难的人，有些人通过与你进行合作就能够产生更好的表演效果，有些人通过诸如上边所讲的那些练习方法也能够达到相应的状态，但是有些人无论你怎么努力都无济于事。因此，在 SP 的招募过程中，判断 SP 是否能在今后胜任这种性质的工作就显得很重要了。

由内而外：通过想象力触发情感

　　表演一般开始于微小的内心活动，微小到我们几乎无法察觉……在剧场早期排练中，这种内心活动可能仅仅就是一个头脑中的闪光……无论是天赋产生还是人为影响，等到这个闪光贯穿整个机体时，你就会完全彻底放松下来。

　　　　　　　　　　　　　　——彼得·布鲁克（Peter Brook，1968，p. 109）

　　在这一部分，我们将继续去探索演员如何养成的其他途径，如何触及到那种称得上最细腻的内心感受，也就是导演彼得·布鲁克所谓的那种"灵光一现"。但是，先暂且搁置一下那种通过外部表现帮助演员去触及情感的方式（由外而内），这次我们讨论一下那种自内心情感出发，然后通过调动情感直到产生真实与可信的表演（由内而外）。但在我们深入讨论之前，我想提醒你留意一下布鲁克对放松的重要性的强调，他认为放松的状态是情感得以丰富发展的前提基础。（我将在本章的最后更详细地讨论这一主题）通过布鲁克上面的论述中，可以发现他对演员的先天能力和通过艰苦训练掌握的本领都同样予以重视，这在我们的 SP 辅导工作中也同样适用。

　　让我们先从斯坦尼斯拉夫斯基的发现入手，去开启由内而外法的探索过程。斯氏的体系中包括了一些演员可以掌握的实践表演技巧，借以去发挥演员内在的创造力，而不是仅仅让其偶然表现出来。这些技巧有助于演员摆脱自我的束缚，也就是祛除内心中的那些顾虑与忐忑（"我形象怎么样啊？""我状态不对呀。""我做得简直一塌糊涂。""无论谁做得都会比我强。"），而是感同身受地，以自我的感悟与洞察去揭示所扮演人物角色的内心世界。斯坦尼斯拉夫斯基也知道，如果不经受表演技术方面的锻炼，一个演员（或者一个有天分的非职业演员）其实也能依靠"灵感"做出一次不错的表演，但是却不能保证在一次次的表演过程中都能维持相同的演出质量。就这方面而言，在医学领域工作的 SP 也同样面临相同的问题。

接下来，你会读到我叙述的关于如何准备和表演的一些原则和技巧，并且与 SP 辅导工作相联系，需要注意的是，你能否对一个表演概念进行深入理解往往取决于是否能把握其他相关的表演概念。因此，如果你对表演领域不是很熟悉，倘若碰到什么不理解的内容也不要失去信心。先通读所有内容，尽量去理解，返回来再进行揣摩，然后找一个涉及情感表现的具体案例进行实践演练。从个人角度来讲，这里所述的表演经验，并不是来自斯坦尼斯拉夫斯基，而是源自众多演员和导演，以及多年来与我合作的 SP 的经验积累。这些经验总结将会给你带来一种新鲜的视角，使你在工作中建立起自信，从而有助于辅导 SP 的表演更贴近预期目标。

针对这一点，本书并不打算面面俱到，而只是想让你理解演员是如何去准备演出，如何应用由内而外的方法，以及他们如何具体进行稳定逼真的表演工作等核心问题。今后，当你去尝试各种 SP 辅导技术时，掌握演员如何工作的价值性就体现出来了。但是，现在我们还要继续探讨演员工作的一些具体内容，当你辅导 SP 面临挑战时，你会发觉他们的用处的。

案例的准备工作

作为对 SP 工作的参考，我在这里仅仅谈及了演员准备工作的一部分，但实际上，这部分准备工作涵盖了从首次接触病人案例到考试开始前的最后一次演练的所有工作。可以说，SP 辅导的准备工作是以对培训材料的分析而展开的。

在这个最初的准备阶段，由于要对案例材料进行分析，辅导员和 SP 必须要建立起一种伙伴关系，然后共同认真探究分析案例作者的创作初衷。借用斯坦尼斯拉夫斯基的话来说就是："不要用自己的创见去取代原作者的初衷 (italics mine; Stanislavsky, 1999, p. 182)。"

斯坦尼斯拉夫斯基感到自己背负了某种责任，就是要去揭示戏剧作品的真正含义。正像他自己所说的，他要忠实于"剧作家确凿的和深层次的精神和思想"(p. 182)。对于斯氏而言，这一点可以称得上是所有戏剧表演的基础工作。这个道理，对我们和 SP 的辅导工作也同样有效。这种对案例的共同理解并不只是去简单地浏览那些培训材料。相反，对这些材料的分析，应该是我们和

SP 之间在为培训和表演进行准备的有机组成部分。辅导员和 SP 对培训材料的分析工作其实很类似导演和演员对剧本的分析。作为辅导员，我们会在培训正式开始前自己先准备案例。随后，SP 会在培训的最初阶段与我们一起共同进行分析工作，但接下来他们要在培训的间歇自己独立进行。另外，从辅导员的立场出发，我们会很敏锐地发现案例中病人的角色特点以及临床模拟情境所设置的难题。这样一来，即便有时 SP 对案例或病人角色的理解与我们存在一定距离，我们也往往能较轻松地去指导 SP 的表演。

辅导员对培训材料的分析工作

我们对案例的分析工作可以划分为两部分：首先，在培训开始前，我们要先进行自我分析工作，以便在接下来的第一阶段培训中与 SP 有效地共同准备案例。我们进行这个前期工作其实就是对"剧本"（即培训材料）进行研究，其旨的在于：（a）理解案例设计的目的；（b）剖析案例作者的创作动机；（c）分析案例对医学生的难度水平。通过这种周密的思考，对表演场景设计和演出水平要求等想法就逐步浮现出来了。其次，还要在培训的开始阶段完成两项工作，（a）向 SP 清晰地阐述我们对表演效果的预期目标；（b）倾听 SP 在阅读培训资料后的意见反馈。

辅导员与 SP 之间要围绕着对案例的不同理解进行讨论，特别要针对案例的目的，作者的动机和对学生的难度水平等这些关键性的问题。一旦 SP 完全理解了那些案例背后的"精神和思想"，那么接下来，SP 就要展开在他们身上的内部工作了。对他们而言，就是要从个人角度消化掉整个案例。这个过程，具体来说，就是 SP 会将自己对病人角色的理解，对培训材料的分析结果，以及辅导员和其他 SP 的观点意见进行整理综合。

辅导工作要求对病人角色的理解需要形成一致意见，其实这与职业演员的日常工作有较大差异。虽然演员在塑造人物角色的过程中要与导演的意图相符合，就像 SP 与辅导员的关系那样，但一名职业演员对角色的理解往往个人风格明显与他人风格迥异。因此，值得强调的是，当与那些受过专门训练的演员合作时，特别是有时你察觉到他们的一些抵触情绪时，你一定要帮助他们扭转那种强调个性的表演风格，并进而学会如何与其他 SP 和辅导员共同进行协作。

与此相似，如果我们没有做好辅导员的本职工作，也就是说，对那些关键性问题（对案例和角色的深入理解，以及对学生的难度设置）过于在乎自己的意见，那么在培训中一旦 SP 提出了其他观点，辅导员往往会忽视这种不同的声音。在这种前提下，如果我们想要让 SP 做出创造性的诠释，特别当 SP 的具体表现与我们所设想的有较大差异时，难度会很大或几乎不可能。因此，尊重 SP 对工作贡献的最佳方式就是要对我们自己的理解力有足够的把握，这样无论 SP 的想法和表现与我们有多大距离，辅导员都能有足够的自信处理这种争议，并且以开放的心态去发现 SP 与辅导工作的契合点。

因此，辅导员工作的一项重要能力，就是要能发现 SP 对案例的演绎与我们的大致目标和难度设置相一致的地方，即便有些情况完全超出了我们预先的想象。当辅导员本身想法就很含混时，我们也别无他法，往往只能任由 SP 继续表演，即便其表现方式与我们的想法相去甚远甚至凭直觉就能发觉其错误之处。如果我们自己头脑不清醒，特别是不能清晰地表达出自己对表演的期望，那么也就更不能轻松地对 SP 进行指正了。这部分的内容就是针对这一点，不但将会帮助你去洞察分析 SP 是否领会了斯氏所言的"剧作家确凿的与深层次的精神和思想"，更提供了一些具体的辅导技巧以指导 SP 达到这一目标。

对案例的理解一致是标准化演出的基础和源泉，除了这一点，辅导员个人的和共同的对培训材料的分析过程也给我们与 SP 之间进行深层沟通创造了第一次机会，使得我们能在一个顺畅的和创造性的环境中开展工作，从而保证了培训的路线正确和合作氛围轻松愉快。请记住一点，无论那些培训材料看上去是多么详尽，其总会留有未回答的问题和崭新的空间，等待我们去探索和挖掘。

辅导员与 SP 如何对培训材料进行共同分析

虽然与 SP 进行共同案例分析的方式有多种，但我建议可以从以下三个问题来入手：

- 我们对病人背景有多少了解？
- SP 是如何对病人角色进行设计的（在语言或非语言方面）？
- 案例中的病人会有什么就医期望？

当我们认为自己已经准确无误地说出对案例的看法时，也就常常理所当然地觉得每名听者都已经准确地理解了我们所表达的内容。然而，事实却往往相反，造成这种结果，并不完全是我们自身沟通能力所限，而是由于每个人对语言的领悟都取决于自身独特的生活阅历。因此，如果不去探究 SP 对我们所表述内容的理解程度，当 SP 开始表演时，会给我们造成很大惊诧。可以说，当我们面对 SP 时，学生面对病人时，对他人的理解力保持敏感是一项核心的沟通技能，而事实上这一点对任何人都适用，没有什么区别。

我们对病人背景有多少了解？ 提出一些针对性的问题，往往会有助于我们去理解病人的相关背景、个人兴趣、家庭情况、职业状况等等信息。这种所谓的"背后的故事（backstory）"，往往是我们保证 SP 表演真实性的不二法门，同时也是保证案例标准性的一个重要支撑。因而，可以鼓励 SP 试着去回答如下三方面的问题，将有助于挖掘和塑造病人的背景信息：

- 病人典型的一天是什么样子？他的症状对日常生活是否有什么改变？
- 病人与谁住在一起？他与这些人的关系如何？还有谁与病人有密切关系？他们都是如何看待病人的症状的？
- 病人在就医前都做了什么？他又对就医后有什么打算？医生的话对病人的打算有什么影响？等等。

这些事实与细节应该包括在培训材料中；但如果其中的背景信息有遗漏或者不足，我们就需要去填补那些空白了。我们可以做这些工作，或者可以在培训之初通过仔细询问 SP 来完成。但正如你所知道的，有一点要注意的是这些演绎出来的细节必须要能符合案例作者的初衷。

SP 是如何对病人角色进行设计的？ 无论培训材料对病人背景叙述得多么详细，对这一点进行开放式的讨论还是很有必要的。询问每名 SP 对将要扮演角色的理解，其实可以得到很多有趣并且各异的观点。下面的一些例子，是在询问 SP 对将扮演的糖尿病人的看法时，他们的一些评论：

- "这个病人不希望康复，因为他不吃药。"
- "我不认为他知道自己实际病得多重。"
- "他不太热衷于戒掉这些他习惯的食物。他就喜欢聚会，跟朋友大喝一顿。"
- "我觉得他已经准备做出改变，但就不知道如何去做。他只是需要一些针对性的指导。"

如果辅导员还没有指出大家对病人的看法，那么他们最好不要说出来，这样一来，每名 SP 就有机会去猜猜其他人是否跟自己想法一致。事实上，如果我们觉得 SP 的表演"不太对路"，其实一个最有效的方法就是在进行其他辅导前，再次去探究 SP 对病人角色的观点和态度。

　　案例中的病人对就医的期望是什么? 我们需要留心的另一个关键问题就是，SP 如何体会引发病人就医和在就医过程中的心理因素。这部分工作，属于 SP 自己依据那些培训材料进行分析的一部分。但是，与其他的独立性工作不同，SP 对将要饰演的病人的角色理解必须要跟他人取得共识。病人所思所想，他们的忧虑与畏惧，对医师的信任与期望等等，都是一些至关重要的内容，即便考核中并不要求医学生对这些内容要面面俱到地询问出来。因此，病人的心理上的预期与憧憬是影响他们就医时感受和态度的一个重要因素。那么，当我们和 SP 以自己的立场来揣度病人的实际想法时，就需要通过对病人背景故事的分析来提供相关的证据支持。

　　好奇心是关键。 好奇心能驱使我们提出问题，也能避免我们武断地看问题。因此，拥有好奇心会让我们和 SP 之间激发起思想的火花。这会促使我们帮助 SP，共同深入到病人的内心世界中去。

- 病人如何看待自己目前的状态? 病人觉得自身的症状意味着什么?
- 病人希望医生如何处理自己的病情?
- 病人觉得或者希望医生告诉自己什么信息?
- 病人害怕听到或者发现什么? 为什么? 等等。

　　病人的就医期望是否得到满足，学生是如何应对这些期望的，都会影响到 SP 对学生和就医过程的评价。所以，我们要努力去挖掘每个案例背后蕴藏的丰富信息，从那些表面想象中揭示出病人未知的一面。实话实说，也没有什么东西是显而易见的。病人、大众、你还是我，都是复杂和矛盾的。因此，就需要照亮大家的内心世界。那么，自然而然地，我们与 SP 所进行的分析工作也就会影响到每个人在案例演出中的合作方式。

SP 需要进行的自我分析工作

　　一旦需要双方进行的工作完成了，SP 就要为表演案例，开展个人的准备工作了。演员威廉姆·H·梅西（William H.Macy）通过三个问题简单扼要地捕捉了这部分工作的要点，我稍加修改如下：

- 在就医中，病人实际上会做什么? （对于这一点，我们在共同分析工作中已经提及。）
- 隐藏在病人行为背后的实质问题是什么? 找到这一问题的答案，就需要把 SP 引入到一些具体的表演环节中。（下一节中将有详细说明。）

- 这对于我意味着什么？（在这一点上，演员将充分利用想象力，使得表演更具个性特征。）

在自我分析的过程中，SP 会觉察到一些有价值的个人体验，这会有助于他们进入到将要扮演的病人角色所处的实际环境和情感状态中。但是，为什么演员们要做这项工作呢？这是因为，情感的表演无法源自一个冷冰冰的开端。指出这一点，并不是去揭示自我分析的效力——至少不是为了说明表演出的情感状态是否具备可信度。而是为了说明，为什么那些老套的做法发挥不了作用。一个人如果想从内心燃起情感，就要能调动起自我。实现这种效果需要表演者有意识的努力。虽然努力方法很多，但是目的只有一个：SP 通过对培训材料的自我分析可以指导自己形成内心想象，这将有助于自己在内心深处寻找到能激发起情感的源泉，从而实现对角色的诠释。

换一种说法，SP 的这部分工作可以被描述为去发现"某些因素"，这可以帮助他进入到病人的世界中去，从而开启就医的状态或者开始进行表演工作。这些所谓的因素可以冠以不同的称谓：目的（the objective），意向（the intention）和动力（the motivation）。这些因素，与每名 SP 都需要进行的自我分析工作有机地结合起来。

现在来看，这些内容都似乎有些抽象，尽管其是演员与 SP 的分内之事。纵然有些抽象，但只要我们充分理解了，就会给我们的辅导工作一个坚实的基础，从而有助于我们了解 SP 是如何形成表演的。接下来，随着我们讨论的深入，这些概念会变得更加清晰起来。并且，如果你有机会去实践本章最后所列举的一些技术时，也会对这些概念有更精确的理解。

要有目标地，有意向地，有动机地表演

演员的职责就在于将剧本内容传播给观众，这就仿佛剧作家对剧本角色人物的要求。

——大卫·马梅（David Mamet, 1997, p. 89）

演员在表演活动中应用了很多技巧，随着我们了解的深入就会发现，有目的地工作（working with objectives）就是一种普遍使用的表演技术，通过使用这项技术 SP 就有可能探索出隐藏在病人身后的实质性内容，从而触及角色的内在感受。在表演活动中，目标（objective）、动机（motivation）和意向（intention）

这三个关键词常常用来形容同一种技术。我交叉使用这三个词汇，目的在于尽量描述出，演员是如何在给定的场景中使用这种表演技术。如果想了解这些表演技术的更多细节，我推荐由剧作家兼导演的大卫·马梅的学生们整理的《演员实践手册（ A Practical Handbook for the Actor ）》（ Bruder et al., 1986 ），以及朱迪斯·维斯顿（ Judith Weston ）撰写的《指导演员：在电影电视中塑造难忘的表演（ Directing Actors: Creating Memorable Performances for Film and Television ）》（ 1996 ）。

在通过对培训材料的个人分析后，SP 应形成一个重要结论，那就是关于病人行为或产生感觉的个人动机。因而，SP 要寻找的就是隐藏在病人身后的信息。换言之，SP 就是要发现驱动病人行为的线索，以便遵循利用。利用这个动机，SP 可以轻易进入到与医学生的互动过程中，并可以成为整个互动过程的试金石。通过使用这一技术，SP 可以避免想当然地去理解病人角色。动机，目标或是意向就是 SP 在案例表演中所要体现的内容。因此，SP 不是去表演焦虑，而是去表演"让医生告诉我心脏没有毛病"。这里的难点在于，如何保证病人的感觉与 SP 的分析之间的一致性。SP 要能将病人内在的感觉转化为可以在临床互动中予以表现的实质性内容。例如，如果 SP 的表演目的是"让医生给开一个 MRI 的检查"（因为病人担心背疼的原因是肿瘤导致的），进而表演需要的情感也会自然流露出来。演员很难单纯地去表演出某一种情感，而表演出一个目的是可能的。这项表演技术在于给 SP 一个设定目标，而不是去表演一种抽象、模糊的感觉。

每一名 SP 都会得出他将使用的表演目标。SP 表演目标的形成，来自于他人以及个人对病人需求与情感的理解分析。

我还想再次说明一下，为什么演员要做这些工作？朱迪斯·维斯顿（ 1996 ）在讲授导演如何与演员工作时，指出："赋予人物角色某种沟通的需求，增强了人物关系的建立"（ p. 103 ）。联系到我们的工作，给予 SP 一些把握表演情感的工具，可以使得 SP 在碰到某些难以把握的情感表演时，不至于表现得过于随意。这里的底线是：SP 的表演目标要与病人的实际需求一致（要什么，不要什么）。

针对某一场景的角色目标既要非常明确，又要非常简要。例如：我希望他离开房间 …… 我希望他哭。目标越是简单，就越容易表演。（ Weston, 1996, p. 102 ）

需要指出的是，目标内容有身体性与情感性之分。身体性目标是最明显的。

正如维斯顿指出：

> 要么成功，要么失败。这其实非常简单，如果我的目标在于让某人离开房间，当他离开时，我就成功了；反之，我就失败了。而不用考虑我们的人物关系的转变。（Weston, pp. 102–103）

让我们想一想，SP 如何使用这种身体性目标的设定。例如，如果我作为一名 SP，希望医生给开药，而医生是否开药将影响医患之间的关系。这些行为将构成演员表演的情感基础。与此相关，SP 要在内心中了解这个目标，但在临床晤谈过程中却不直接表露。这个目标的设定有助于激发起 SP 的想象力。如果目标发挥作用，将有助于 SP 在临床晤谈开始时便进入角色，并且使 SP 在整个过程中保持角色主线，不发生偏离。因此，与医生的关系如何，取决于设定的目标是否实现。这一技术可以简要归结为：

我想要什么 + 我得到或没有得到 = 我感觉怎么样

另一个重要见解是，找到一个有效目标，其实就相当于找到一个在临床晤谈情境中使用的内部调节器。维斯顿（1996）又说道：

> 这并不意味着（演员或 SP）具有任何意图去实现这个目标；也不意味着他将努力实现目标。这个目标内在于心，使得他能够保持内心专注。

总之，无论目标的内容是什么，只要能帮助 SP 集中在某种需求、想法或愿望上，进而驱动 SP 从内心产生预期的情感效果。

事实上，目标的设定并不一定非要与 SP 的晤谈表演有直接的关联。目标可以与实际进行的晤谈情境明显不同，例如"我希望你（医生）能救救我。"为什么要使用这种在现实中不会出现的意向呢？假设，我扮演一名遭受虐待的病人，自我存在消极的形象认知，表现为抑郁并顺从。这些感觉都符合受害者的特点。因此，SP 使用"希望医生能救救我"这样的意向能顺利进入到受害者的角色中。那么，在这个案例中，这个目标的设定是不是对所有 SP 都有效？当然不是。每一名 SP 都必须寻找到具有个性化的动机，方才有效。

让我们对这一技术进行一下总结。一旦 SP 认可某一病人角色，SP 就需要从病人角度出发，来设定希望从医生那里获得何种帮助。是否想让医生开出一个 MRI 检查单？是否想让医生伸出手臂来抱住她？是否想让医生告诉她得了偏头痛（而非脑肿瘤）？这项工作的名称不尽相同：例如，设定目标，动机或意向等。但从临床晤谈起始就要发挥作用。或者，某些就医隐情，病人只有在某些特殊情境下才愿意说出来。这些隐情是一些从来没有明确讨论过的内容，因为其原本只存在于 SP 的内心世界中。这种由内而外方法的重点在于，SP 必须首先形成对案例的共识理解，然后再将内容进行内化；也就是说，形成某种个性化体验，以便形成内在感受，进而表现出角色的情感状态。作为辅导员，只要 SP 的表演符合我们的预期，我们就不必掌握 SP 调动内心感受的过程。但是，如果 SP 的表现没有达到预期目标，我们就有必要进入到 SP 的内心世界，这样才能有效地进行辅导。

　　关于目标设定还有一些要求，目标需要具有：（a）积极性，（b）可实现性，（c）主动性。关于主动性，斯坦尼斯拉夫斯基（1999）指出，目标不应该用"名词形式表达出来，而必须要以动词形式表达……"（p. 193）。事实上，在目标设定中使用一系列动词非常重要。让我们继续分析维斯顿举出的关于让某人离开房间的例子，我们可以根据动词的变化来看出情绪的改变："如果我想让你离开房间，我会请求你离开。如果不奏效，我会命令你离开。如果还不奏效，我会乞求你离开……"（Weston, 1996, p. 103）。大家能感受到从"请求"到"命令"再到"乞求"，这之间的情绪变化吗？动词是行动的同义词，意味着某事的可为。同样的道理，在 SP 的情境中，如果我希望医生给我开抗生素，我会先说理。如不奏效，我会奉承医生。如果还不行，我可能会与医生讨价还价。

　　如果说目标是角色所希望的，那么行动就是其努力实现其所希望的过程……行动是角色实现目标的策略、战术或方法……克服障碍并达到所希望的目标就是行动。(Shapiro, 1998, pp. 109–110)

　　因而，行动体现在演员对动词的选择上，这将直接对表演效果发挥作用。

　　最后，最具效果的目标表现为主动形式，而非被动形式。希望某事发生要比不希望某事发生更具力量。例如，SP 选择"不希望医生给我打针"作为意向。虽然这个目标设定在道理上没什么问题，但却可以发觉其实用性不足，因此，就不如"我希望医生给我开药"这样的目标，更有影响力。希望某事发生更为直接有力，也更为积极。不希望某事发生意味着缺位，也显得更为被动（Cohen, 1978, p. 24）。

　　在对目标设定进行总结之前，让我们一起分析一个 SP 案例，这个案例中病人担心他早先发生的胸痛可能是心脏病，因此 SP 需要设定一些目标来帮助自己进入到与医生的晤谈角色中。记住，对于 SP 而言，有两点需要考虑，（a）

我希望获得什么？（b）我如何获得我所希望的？下面，列举许多动机性表述的例子，在扮演这个案例中，SP可以使用这些方法来实现内部心态转变。这里的关键词是内部心态。这些动机被用来转变SP的内部感受，而它们并不直接作用于外部行动。当你阅读下面的例子时，尝试去体会效果，即角色内部心态的转变，特别要注意你对每一个动词的实际感受。

- 我想让你能保证我没事，即便我再次胸痛发作。

  （我会迫使你向我保证。如果不奏效，我会去说服你。）

  或者

- 我想让你做点儿什么，使我胸痛转好。

  （我会哄哄你为我做点儿什么。如果不奏效，我就开始唠叨。）

  或者

- 我想让你确保我心脏没问题。

  （我会恳求你，让我心安。如果不奏效，我就放手把自己托付给你。）

  或者

- 我希望你能体谅我。

  （如果你是SP，为了完成这个案例目标，你会选择哪些动词来实现内部心态转变呢？）

总而言之，目标/意向/动机/行动等，都是将SP带入病人真实处境的工具。目标设定是否有效，关键要看其是否能有助于SP表演出情感状态。如果目标有效，将帮助SP头脑中形成具体而积极的角色形象，这些由想象、幻想或记忆产生的形象将对角色情感塑造发挥效用，进而有助于表演效果的体现。

表演要具备想象力

掌控情感需要立足于想象力……

——斯坦尼斯拉夫斯基（Stanislavsky, 1999, p. 187)

想象力可能算得上表演中最为重要的能力，因为如果缺乏丰富的想象力，演员就很难在虚构的场景中如实地表现。我们往往认为，没有谁能直接指挥情感，因为情感是"某些事物"通过影响内心而产生的结果。这些所谓的事物一般不在我们的控制之中，可以是别人的行为，也可以是外在发生的事情。庆幸的是，还是存在一些办法能与情感建立联系，这些办法也是可以通过意识控制的。这种方法类似上一部分提到的途径，找到可行的目标，进而落实到行动上。因此，我们确实可以通过唤起想象场景，进而有目的地、直接地帮助我们建立起情感。

想象场景：迈向情绪建立的捷径。 通过大脑想象产生的场景，可以产生出如同实际事物导致的相同情感。演员们早就知道这种效果，但直到最近十年，才通过科学研究证明想象场景和记忆的效果，其实在大脑中与现实经历的效果一样。这就是说，我们的大脑根本不能发现想象与现实的差别！这样就说明了，为什么想象力如此有效。根据斯坦尼斯拉夫斯基的描述，想象可以激起我们那些"深刻的记忆（1999），因此不通过意识层面，而是直接从我们的内心最深处唤起那些以往所产生的，相应的情绪感受，"这个过程对于演员而言，自然而然而无需外力强加（p. 187）。所以，演员通过想象就可以唤起他们的记忆，从而与那些有意无意地嵌在原先经历中的情感产生相互感应。

使用"仿佛"技术。 深刻的记忆是斯坦尼斯拉夫斯基理论体系中，最为称道并广泛应用的思想之一。斯氏认识到，演员必须具有丰沛的想象力，才能满足塑造角色的实际需要。对于 SP 而言这是一个渐进的过程，首先需要知晓病人在临床实际情境中的行为表现，进而分析影响病人行为表现的潜在要素（目标或实际需求），最后 SP 要运用自己的想象力，这些潜在要素如何对自身产生影响。这种使用想象力的途径，可以简要概括为一种问答形式："如果是我会怎样呢？这就仿佛……"

读到这里，你可能会有疑问，SP 到底如何将设定的目标与"仿佛"技术联系起来。SP 可以从病人的实际处境出发，融入个人的记忆或加入一些想象成分。这里举个例子：一旦 SP 确定了目标，他可能就会依靠想象力将个人置身于病人的实际处境中，"仿佛我被告知患上了绝症。"因此，不是角色被告知患上绝症，而是想象自身被告知患上了绝症。

另外，也有其他方式让 SP 产生这种感受共鸣。假设一种情况，SP 很难将自身置于病人的实际处境中。在这种情形下，SP 可以通过想象，将根据一些场景或个人经历记忆产生的相似感受带入到病人的处境中。SP 首先要问自己，"如果我是病人，我会怎么做，我想要什么？"（回答："我想医生给我开具健康证明。"）然而，案例中却要求医生告知患者胸部 X 光检查又出现阳性。那么，医生如何告知这个坏消息呢，SP 就要想象一些让他震惊的事情，例如，"这就仿佛……我被告知我的母亲在车祸中遇难。"或者，他也可以回想人生中的一段悲惨的遭遇，这样就使得产生的情感与情境的要求相一致。因此，无论是通过分析病人的实际感受，还是利用自己的想象或经历，都可以达到这种情绪效果。演员无论是有意识地还是无意识地，利用想象场景都可以深入到自身的情感或心理空间中，从而表演出病人在实际处境中的情感反应。

让我们再看另外一个例子，如何将目标与想象力互相配合使用。比如，我正在扮演一个遭受家庭暴力的病人。病人态度非常消极，以至于她不采取任何捍卫自身权益的行动。她感受到囚禁感，并且不知道如何摆脱。作为 SP，我形成了一个目标，"我希望你（医生）能救救我。"

那么，"仿佛"技术又如何与我设定的目标相互配合呢？为了适合这个案例的需求，自我设定的目标是希望得到救助，并要表现出受害者的情感状态，我便想起一个让我动容的故事场景，在那个故事中一条小狗被一群怒气冲冲的少年用石头砸死。这个场景让我体会到案例所要求的疼痛感；很自然，我也体会到，一个脆弱的，并且毫无抵御能力的无辜个体，成为暴虐的发泄对象时的状态。随后，我头脑中就会想到那条小狗被石头追打并本能躲避的场景，随之，我也渐渐感到自己的身体中开始出现困惑、疼痛和焦虑等等感觉。我能看见那个小狗蜷缩成一团，也渐渐感觉到小狗的恐惧，听到它的尖叫，接着是它的呜咽声……

如果表演者信赖并认可这个技术流程，并且能充分把握好一个对其有实际意义的想象场景，那么与这个想象场景相呼应的情绪与躯体反应就会在他身上自然表露出来。

唤起想象场景的其他方式。除了以上的方式，也有一些其他方法用以利用想象场景，建立情感反应。有时候，回味一首交响乐或一支歌曲都可以有助于在头脑中呈现一幅完美的场景。例如，哼唱电影《辛德勒的名单（*Schindler's List*）》中的插曲，就很有助于想象出受害者的凄惨形象，从而使得 SP 能加以利用扮演遭受虐待的患者形象。此外，利用其他声音也有助于建立想象场景，从而产生意想不到的效果。例如，小狗啜泣的声音会激发出一个出乎意料的想象场景：一个中东的妇女，脖子以下都被埋在土里，她的头上罩着一层黑纱，一群人正朝她的头扔着石块，她奄奄一息，这仅仅因为她被怀疑做了这群人不喜欢的事情。

这就是动机与想象如何配合，从而激发出所需的病人情绪效果：目标向 SP 提供一个动机（"我希望你能救救我。"），指导她与医生互动过程的大致做法。同时，头脑中想象出的场景（例如那个遭受石头攻击的无辜妇女），则帮助 SP 产生情感反应（恐惧感、疼痛感以及绝望感），这恰好符合那个受虐待病人向医生求助时的情绪特点。

作为演员，SP 希望能在头脑中形成想象场景，无论源自单纯想象还是个人回忆，只要有利于触及到病人的实际感受就行。使用这项技术还需要一些勇气，不但要冒着出错的风险，而且一旦目标设定或想象场景都没有发生作用，也容易产生挫败感。另外，在使用这个激发情绪的表演技术时，SP 既要达到并保持住情绪，但也不能完全沉浸在所激发起的情绪中。这是否自相矛盾？确实如此，SP 在塑造案例要求的情绪状态时，要保持一定的超然性。这是因为 SP 在表现情感的同时，还要密切对医学生的行为和反应进行观察。这种复杂性和隐蔽性都贯穿在 SP 每次的实际表演中。

在我们即将开始讨论如何具体表演一个案例之前，还会存在一个具体的实践问题。你可能会有疑问，在 SP 接触医学生之前，在哪里完成这些准备工作呢。一般而言，SP 都是在进入诊室之前迅速完成这些情绪心理上的准备工作，或者 SP 也可以选择一个私密场所，使得她能为表演做一些必要的个人准备。

病人案例的表演

你很可能已经猜到，在演员的实际表演中，他其实活在多重空间中。一名演员可以同时生活在想象空间与实际空间之中。换言之，他需要分别涉足这两个世界。对于他使用想象力并通过那些创造性的准备工作而在身体中激发起来的情绪状态，他既要会释放也要会收敛。同时，他还需要将这些情绪转化为外部行动。他要能保证自己的表演就像一台仪器。SP 的工作状态不是恍恍惚惚而不受控制。实际上，SP 必须要接受意识控制训练，以便能掌控内部的情绪，并选择恰当的方式进行表达。SP 知道他进行表演的外部环境是虚构的。因此，他的表演要根据外部环境的设计，并且要身临其境。SP 要把这些外部环境"仿佛"当做真实的。这种调节能力反映了演员的水平。

在描述了演员的准备工作之后，接下来我们就要探讨实际表演的要素，也就是深入到辅导员与 SP 更直接合作的层面。大体来说，表演就是最后的关键环节，是将前期的准备工作付诸实践。只要 SP 通过设定目标和想象场景来建立起情绪状态，他在整个的临床情境中就要努力掌控好两个空间上的平衡，也就是在内部对个人感受的层面上，以及在外部与医学生的互动接触层面上。

连贯

演员要有能力连贯地进行表演，保证每时每刻都在剧情之中。为了做到这一点，SP 必须要能与医学生之间保持敏锐的互动关系，从而保证 SP 的行为与反应能时刻符合场景要求。因此，SP 的工作可以说，就是在临床模拟情境中连续地展现出真实的生活状态。

当我们讨论表演要求连贯性时，其实我们是在讨论时刻变化的人类情绪。这种变化在日常生活中会自动呈现，但在一些人为条件下，例如剧场、电影电视以及标准化病人表演中，却可能会受到干扰。表演要求演员在整个情境中，要能够自然顺畅地表现情绪变化，而不因一些额外想法（例如，"我不能现在做这个事情"或者"我想知道能否得到一个停车票"）干扰到表演。也许你会想到，自己每时每刻并不是一定具有什么情绪，但实际上，就算无聊或出神也都是一种情绪。这种中性状态其实隐藏着我们未意识到的情感状态。可以说，影响宰控我们的不仅是智力也是情绪，不仅是神经皮质也是利比多（libidos）。我们实际上是在注满情绪的水中畅游。水，可以说是我们生活的绝佳比喻。水与情绪也有着深刻的关联。演员的努力方向就是，"让漂浮着台词的情绪之河自由流淌"（Meisner & Longwell, 1987, p. 115）。

对于一个演员来说，其内在准备的要点就是催生出细微的情绪冲动，使得可以根据人物关系，对情绪进行调动、增强或消退。因此，情绪既可以"表达（ex-pressed）"，也可以"压抑（re-pressed）。"所以，演员可以做到嘴上说一件事情，同时体验到另一种情境要求的情绪。于是，SP 就可以将精力集中在医学生的行为举止上，并进而做出回应。总的来说，演员要密切关注情境的变化，并根据变化做出恰当的选择。下面给出一个案例，医学生需要向 SP 告知坏消息，并有效处理病人的反应：

伊莱恩·安德鲁斯根本就不会想到，医生将向她告知一个异常的检查结果。如果她没有得到一个针对检查结果清晰而完整的解释，她就必须要问，"你在说什么？你是说我可能得了癌症？"这就是她的"脚本"。只要表演到了这个环节，她必须要调动起震惊与难以置信的情绪。由于医学生的应对方法不同，所以她要根据不同情况，在表演上选择哭还是不哭。她所扮演的病人角色可能会茫然无措，头脑中满是不解与恐惧，耳朵里听不进一句医学生的话。或者，病人的情绪可能顷刻间从不解转变为愤怒。

关于这个情境的细节是无法预测的。SP 在何时做出怎样的反应，都说些什么完全取决于学生的具体应对。因此，我们的 SP 必须要能理解所扮演的病人角色，并做好充分准备，无论发生什么，都能从容应对。

情绪会伴随着你的所作所为而到来。只要你能每时每刻都能全身心投入表演，情绪就会源源不绝产生。我将这种现象总结为，表演脱胎于那些真正打动你的事情。（Meisner&Longwell, 1987, pp. 170–171）

这是不是听上去非常简单？只要演员能学会倾听、集中和放松，就能进入角色。但如果 SP 做不到这三点，保证表演的连贯性就不那么简单了。

在表演中，倾听、专注和放松三点要素互相支持，不可分割。为了能总体上把握这些要素，还需要我们进一步去分别了解它们。只有我们了解这些要素如何具体影响 SP 表演的连贯性后，才能有效分析 SP 为什么会产生失败的表演效果。

倾听

倾听就是认真对待他人语言的或非语言的表达，并自然做出回应。无论是否进行设计或安排，只要人际沟通中的每个人都在进行倾听，他们做出的行为以及行为之间的影响就会自然产生。要做到这点，就需要每一个人在每时每刻都要集中精神，不要走神，不要急于判断或自我批评。任何好的行为表现都要求倾听。同样，倾听也是一名好医生所应掌握的基本技能。因此，这项技能对我们 SP 辅导员来说更是不可或缺。辅导员、SP 以及医学生在互相的交往中都要集中精神，以便针对对方自觉不自觉的表现进行及时回应。

倾听有层次之分，可以从完全忽略一直到共情式倾听（就是站在对方立场上去倾听）等不同阶段。在理想状态下，医学生应该一直进行共情式倾听，但由于种种原因，并不能保证其实现。因此，我们要辅导 SP，将他们的注意力放在如何回应实际发生的临床模拟情境上，而不是放在医学生应该如何表现上。如果 SP 能将注意力真正放在医学生身上，他就能够针对医学生的行为表现自然而然地做出回应。如果 SP 能够真正进行倾听，而不仅仅是进行机械的应答，那么他的表演就必然会做到自然、淳朴和真实。

对我们来说，当与 SP 打交道时，也有必要对他们进行共情式倾听，专注地倾听他们的感受，而不是将我们的想法强加于他们，这样可以有效辅导他们如何处理那些特殊情境。对 SP 和辅导员来说，只要不受自我判断和担心失败所干扰，这种倾听一般会发生在沉默间隙，当我们完全放松下来，并且完全投入进来，就能迎来这种沉默。只要我们进入这种状态，就会毫不费力地进行倾听和回应。显然，这种精神状态不是人为创造产生的，而是在于对时机的判断，尽量放松下来将有助于这种时机的出现。

专注

……在舞台上进行创造，无论是做准备工作还是重复以前的表演，都需要演员身心的高度专注……（ emphasis Stanislavsky's, 1999, p. 186 ）

这是斯坦尼斯拉夫斯基的心得体会。对于他来说，演员要集中全部的注意力。也正如他指出，"表演是对演员记忆力、想象力、情感、理性与意志的一次挑战。演员需要将全身心都投入到所塑造的角色之中"（ p. 186 ）。

在临床诊室中，也就是 SP 的舞台上，专注力体现在两个维度上。第一，SP 必须能密切关注医学生，使得他能够自如地进行互动。第二，SP 必须能冷静地观察整个互动过程，以便事后能精确回忆起医学生的反应，进而完成核查表的后续填写。跟进斯坦尼斯拉夫斯基的论述，演员需要将注意力保持在一定范围内。对于 SP 来说，这个范围不仅要体现在（ a ）为了表演出情绪与反应，就要对医学生听其言、观其行，也要体现在（ b ）通过观察与记忆来对医学生进行后续评估工作上。下面的例子就是关于，如果不能协调好这两种能力，所引发的后果：

我曾经与一名 SP 合作过，她调动角色情感的能力很不可思议。在告知坏消息的案例中，她能将自己完全置身于病人角色身上，甚至对整个对临床模拟过程浑然不知。虽然她的表演非常真实，但是她的情绪状态却与医学生的反应脱节了。她只要一个触发点就能打开情绪的闸门，接下来便自顾自地表演而不管医学生的反应如何。结果就是，在预演阶段，她无法针对情景的变化而进行反应，也无法回忆起医学生的行为表现，原因在于她完全沉浸在自己营造的情绪里了。这使得她根本无法察觉周围发生的变化。

她的情绪表演真实得让人惊讶，使得我们都受感染被带入到她的情绪状态中，但是很显然，她却并不适合做 SP。她的专注力的覆盖面过窄，以至于在这个覆盖面之外一片漆黑。

因此，我们要求 SP 能回忆起医学生整个的行为表现，这比单纯的表演要更加复杂。这一特殊性构成了辅导工作的难点。需要注意的是，不管表演如何精彩，不管回忆如何精确，我们的 SP 要在这两方面都要做到完美。

放松

从微小的情感波动开始到整个角色形象的塑造，演员"必须要完全地放松"

（Brook, 1968, p. 109）在这个过程中，如果不能彻底放松下来，也就无法创造出表演的"火花"。当我们变得焦虑或思虑过多时，我们很自然会紧绷起来。这种紧张情绪会消耗大量的精力，使得我们无法保证精力集中。我们可以想想日常工作中的例子。假设，我们即将要向医学院课程委员会的专家们进行汇报。只要一想到这件事，我们就会开始紧张焦虑起来，我们会不停地在想听众们是否对汇报感兴趣，他们是否问一些刁钻的问题等，以至于最后我们会怀疑自己是否有能力完成这个汇报。这种紧张情绪与我们的能力无关，也与工作性质无关，因为它只是让我们汇报一个熟悉的题目。这种无意识的情绪活动的结果就是肌肉紧张，这使得我们的表现更加糟糕。其结果往往就是汇报显得非常呆板僵硬，也与听众缺乏互动。总之，汇报者的紧张情绪使得汇报很死板僵化。

如果我们意识到这一点，就提醒我们要注意进行调整。当我们感觉到焦虑时，我们需要将注意力内移，注意我们身体的变化，从而可以意识到这种精神变化阻碍了情绪的调动，并使得我们紧张起来。因此，第一步就是要注意这种情况。接下来，我们可以采取一些步骤缓解我们的不适感（例如，做几次缓慢的深呼吸），这能让我们平静下来，以代替那种消极感受。

作为辅导员，我们面临相似的挑战。我们需要尽量营造一个安全舒适的环境，使得 SP 能够彻底放松下来，进而才能与我们共同摸索病人的角色塑造。SP 需要安全感，使得他们能放开手脚，不用担心出错，这一点在培训早期尤为重要。如果他们对自己的表现过于谨慎，也就是担心我们的评价，这就会阻碍创造力的发挥。其实我们可以看出，SP 的担忧源自缺乏自信，也源自我们互动交流的方式。SP 需要相信的是，我们的工作不是让他们感到尴尬，而是向他们提供表演的反馈信息。我们也可以与 SP 共同探索克服焦虑的途径，使得他们更加舒适，减少紧张感。

综上所述，表演的准备工作包括，首先找到一个贯穿整个情境的目标，也就是病人想从医生那里获得的东西，这有助于增强 SP 的表演投入。另外，SP 要发挥想象力，建构起具体的并且对个人有影响的想象场景，能将自己与病人角色的情感要求联系起来。将目标与想象场景联系起来的方法，有助于 SP 进入角色，并且对 SP 每时每刻的表演都会起到支撑作用。SP 要对医学生的听其言，观其行，要始终保持敏感并保持放松，从而能达到适当自然的表演效果。以上就是 SP 的工作。作为辅导员，我们的职责就是让 SP 知道他们的准备工作是否有效果，并且帮助他们对表演进行调适。

本章小结

本章主要论述了表演，涉及如下内容：

- 分析了标准化病人案例的要求，描述了SP扮演病人所需的情绪与心理要求。
- 论述了表演的标准性与创造性之间的关系。
- 阐述了如何通过病人案例分析以及特定的表演技术，使情感自然流露，从而提高表演的真实性。
- 剖析了为使表演达到最强真实性，SP需要进行的准备工作与表演流程。

内容前瞻

在第四章（导演：辅导标准化病人深化表演效果）中，我们将更深入地体会SP辅导员作为导演的角色，并且将描述如何将本章中有关表演的内容，通过辅导工作来深化SP的表演质量。

第四章

导演：辅导标准化病人深化表演效果

在上一章中，我们通过介绍相关表演技术来说明演员如何塑造一个角色，同时我们也通过给出一些实例和暗示来指出导演需要了解的表演知识，以便更有效地与演员合作。上一章为诠释辅导员的工作范畴进行了铺垫，最终目的在于帮助 SP 的表演既符合辅导员对临床晤谈的预期，也符合 SP 对自身角色的理解。

将 SP 的工作要领落实到文字上，有点儿像将舞蹈用文字记录下来，从而使得编舞艺术可以被那些从来没有见过舞蹈表演的人进行研究和重复。但请你记住，每一个情境，每一名 SP 以及每一名辅导员的需求都有所不同，目标却是达到相同的表演效果。本章将描绘辅导员与 SP 之间进行的"舞蹈"，并介绍各种工具和技术。我希望通过反复试验和试错，你会逐步熟悉这里所介绍的各种技术，并且创造出适合自己的工作方式，最终，这些工具和技术都将融入到你的辅导工作中去。当掌握这些技术之后，你处理各种问题也就更会游刃有余。这就是我们作为 SP 辅导员所努力的方向。

辅导员 / 导演与 SP 的关系

辅导就是辅导员通过与他人建立授权关系，并最终使对方感觉学习变得简单的过程。(Mink, Owen, & Mink, 1993, p. 2)

辅导的实施要求在辅导员与 SP 之间建立起关系，使得辅导员成为 SP 的向导，最终 SP 能不断提高自身水平，并结合具体案例的要求，创造出逼真的表演。简单来说，我们的角色是辅导员和导演，我们没有必要把自己当做权威，但我们必须要想清楚到底要 SP 表演出什么样的病人。依据石拱门的比喻，辅导作为石梁横跨在表演和导演这两个石柱之间，以二者的相互尊重为前提，通过向 SP 提供建议和辅助，来支持表演的准备工作。我希望读者能按照这个思路来阅读这一部分，因此在本章中我将交叉使用辅导和导演这两个术语。SP 辅导员就是一个导演，反过来导演首先成为一名辅导员，无论使用何种术语，目的都在于帮助和支持 SP 的成长。

作为导演，SP 希望了解我们想要达到的效果。为了避免 SP 的表演不符合我们的预期，我们就要首先了解一些工作的必要条件以及其实现途径。我们首先要做到的就是信任，既要相信自己有能力来指导 SP，也要相信 SP 能达到我们的表演预期。因此，我们必须将 SP 视为工作伙伴。我们一定要鼓励他们投入智力与创造力。我们也必须尊重他们的努力，即便他们的贡献有时产生偏差并需要调整方向。

虽然如此，当我们与 SP 进行合作时，我们也必须要记住我们仍然是合作的最终裁决者（arbiter）。记得一个年轻导演曾说过，"我不想成为一个独裁者（dictator），但我要得到我想要的"（Shapiro, 1998, p. 217）。需要指出的是，独裁者与裁决者之间存在细微的差别。我们必须相信自己，以及工作预期。但这不意味我们必须无所不知。并且，当新的培训材料提供不同的工作视角时，我们也会改变一些初衷。同时，我们也不能越俎代庖。这就是说，我们不能直接告诉他们如何产生情感、情绪或反应。而是要与他们共同合作。我们必须要清楚地说明我们的预期目标，然后再帮助 SP 通过各种努力去实现预期目标。我们还必须要对 SP 在探索扮演病人的过程中所面临的风险与困难保持开放的态度。对我们辅导员来说，这是洞悉病人内心世界的最佳途径之一，否则我们很可能会完全错过这些有价值的信息。

像其他领域的导演一样，我们也需要负责化妆的问题，例如青肿、创伤、疤痕等，但我们却很少考虑关于上映或舞台设计等事项，除了病号服外也很少需要准备戏装。除了要密切关注 SP 表演的真实性以及核查表的完成等工作外，我们主要应考虑的问题是，当 SP 的表演离题甚至完全脱轨时，如何去帮助他们。当我们自己觉得找到辅导 SP 比较舒服的方式时，其辅导的实际效果无疑会更佳，同时，我们的工作也会更充满乐趣，更有挑战性，我们也将更享受我们自身的工作过程。

作为导演的工作，从我们接手培训案例那一刻起就开始了（如果我们参与到前期的案例开发，起点将更早）。这份工作包括我们自己对案例材料的准备与分析，包括从与 SP 共同探讨达成对病人的理解，到辅导 SP 进入临床考试的最后关头。

导演 SP 的一般性原则

如果我们想尽量精简作为导演的工作要件，下面列举的内容值得参考：

知道自己的预期

可以让这个原则成为自己工作的紧箍咒，因为这是所有工作的基础。你还记得自己有多少次觉得对自己想要的预期了然于胸，可实际上却大失所望？一个可行的方法就是写出来，也就是说，在你向 SP 口头告知之前，将你的想法记录在纸上或电脑上。

对 SP 的反馈要保持坦率、诚实、明确与客观

Shapiro（1998）曾提出一些导演在成长过程中可以自我反思的问题，如下：

我害怕面对自己的演员吗？我对他们诚实吗？我表达是否明确呢，还是有些模糊或笼统呢？我是否担心得罪他们，并且从不真正告诉他们我的想法，例如"看看，那个场景里你可跑题了，这样才对。"我是否觉得他们比我更懂得表演，是否觉得他们自己就能表演得好？（p.120）

不管辅导员如何觉得羞怯，SP 都希望我们能把问题讲解得清楚明白。为了达到表演效果，我们必须要帮助他们产生相应的情绪或躯体反应（可以依靠分析病人的情况，个人经历或想象等途径）。我们讲解得越清楚，就越有利于 SP 进行表演。

如果你感觉有些事情不太对劲，但一时又找不到原因，最好的方式就是承认问题的存在："我也把握不好现在的状况。我不知道如何下手，但确实存在一定问题。你能明白我的意思吗？"一般这时，SP 就会明白表演没有达到预期，并且也会对自己的表现不太满意。但这种表达方式，可能会让 SP 产生不安、误解或受挫。在这时，我们只需要一些自言自语，直到能找到能恰当表达的词语就行。只要我们的反馈真诚而自信，SP 也会对我们工作的必要性保持信任。一旦碰到这种情况，也无需道歉。

信赖既定流程

将表演技术带入到导演中来：

- 保持连贯性
- 专注与倾听
- 坦然面对错误
- 心态放松
- 调整好呼吸

相信你的直觉

我们常常刻意忽视自己内心泛起的涟漪，因为我们对这些细微的心理波动其实知之甚少，但现在我们建议要重视起这些内心感受。之所以不愿直面这些内心波动的原因在于，我们往往对失败心怀畏惧，也担心难以把握 SP 的反应。其实这些内心波动很有价值，是解决一些关键问题的钥匙。即便你掌握了各种导演技巧，但却以一种僵硬死板的风格使用它们，其结果就是 SP 的参与和表演也会表现得死水一潭。只有将你的直觉融入进来，才能使辅导工作成为一门艺术。因此，当内心波动刚刚萌生之时，只要我们鼓起勇气对它充分调动，就可以开始理解它的价值和意义。

以上所介绍的内容其实并不新鲜，也非高精尖技术，但这些原则性内容是所有导演与演员合作中不可或缺的部分。从字面上看，这些内容很好理解。然而，一旦我们将这些原则应用到实践中，挑战就会扑面而来。对我们来说，好消息就是只要我们贯彻这些原则，实践经验会帮助克服种种挑战。因此，我们会边实践边学习。只要我们能创造一个安全的工作环境，通过与 SP 的合作，就能学到很多。"嗯，那听上去很棒，"你可能会说，"但又如何具体实现呢？"

其他的辅导原则

Peter Brook（1968）曾指出，导演"在一些难以名状的事情开始涌现时，应退出工作"。这个所谓的"事情"就是表演暗藏的实质。在我们与 SP 合作开展的迷你表演中，也就是临床模拟情境中，同样蕴藏着这个实质。

非必要不干预

有时，导演会觉得自己应该对演员的表演进行指点修补，否则就不"像个导演的样子"。请扔掉这个想法吧。这样做只会干扰 SP，使他们对表演失去信心。

如果 SP 擅长表演，那么你就得少介入一些。只需对他们的表演进行简单的提示和调整即可。如果 SP 缺乏或没有表演基础，你可能就要多做一些工作，但也比你想象的要少得多。因此，除了那些让你印象深刻的表现外，不要全都事无巨细地给出建议。这会消耗大量口舌，甚至去描述那些最简单的动作和步骤，就好像用嘴来跳舞一样！

非必要不干预的基本辅导原则，就类似大多数医疗专业人士在面对病人时所遵循的"不伤害（First, do no harm）"原则。因此，除非出现特别必要的情形，否则不要干预 SP 的表演。这其实是一种"无为"实为"有为"的做法。换言之，当 SP 正朝目标努力时，不要介入进来。在给出一些建议之前，要给 SP 充分的时间让他们自己去体验病人角色。因此，训练阶段就是让 SP 能自己去体会病人在那种情境下的真实"想法"，以及哪种"目标"能对表演产生效果。

当我们与 SP 探索如何表演的时候，无论 SP 采取何种方式我们都要支持，而不能将其他方法强加给他们。这并不是说，我们就不能向他们提供建议。而是说，我们需要从一开始就要尊重他们的贡献。我们必须要给他们时间去演练他们自己的想法，但是，他们一旦失败或失去信心，我们也要及时干预进来。当我们觉察到 SP 的努力正偏离我们的预期时，就要简明扼要地表达辅导员的观点。

有时，我们需要判断是否要在常规培训之外，对某一个 SP 单独辅导，以此来帮助其表演符合预期目标，这样做可能成效明显。有时，我们还将不得不做出一些艰难的决定，来判断 SP 的去留。

我们还会经常忽视一些问题，这是由于我们其实并不确定自己的预期目标。如果我们自己不能确定是否存在问题，我们也就更不能鉴别出问题，进而提出应对策略。因此，我们的工作就是尝试从医学生角度提出一些问题，进而给予 SP 一些反馈性意见。

SP 的言行决定了医学生对病人角色的解读。如何定义这些言行？可以说，行为决定了角色特点。作为辅导员，我们要试图从学生角度分析，SP 的表演是否准确，是否有影响力，这是我们的首要工作。这项工作，也是我们对 SP 提出建议，进行表演调整的基础。

如果 SP 的表演符合你的预期，你唯一所要做的就是让 SP 知道你对他很满意，并继续鼓励他进行下去。因此，让 SP 了解辅导员是否对表演满意显得非常重要。如果你能明确说明 SP 哪些表现让你满意，哪些不能，效果会更好。

始终进行鼓励

不管进展如何，不管我们对 SP 的表现有多么沮丧，作为辅导员的职责就是要始终支持 SP，相信他们能做到最好。毕竟说来，如果当初我们都不相信他们的能力，我们也不会聘用他们。当培训到达一些艰难时刻时，特别要记住，我们和 SP 的目标是一致的，SP 的成功也就是我们的成功。即便我们更擅长发现 SP 的差错，我们也要更多肯定 SP 的成绩，这样更有利于表演的产生。这么做更有助于维护 SP 的自尊心，从而使我们和 SP 不受挫折的消极影响。

我们也要不断地去积极营造一个鼓励的环境，使得可以安全地进行各种尝试。"你看，我既然聘用了你，我就相信你的能力。我们只是还欠缺磨合"。这么一说，意味着我们没有刻意隐瞒真实的情况。

坦率并充满建设性

如果你对表演不满意，就不要告诉 SP 其表演尚佳。也就是说，不要刻意去回避那些需要调整或改进的地方。一般来说，SP 能了解自己是否进入状态，是否保持角色，也知道辅导员对他们是否讲真话。即便避免实话实说可能要比告诉 SP 表演不佳的实情要容易一些，但这种做法却削弱了 SP 与辅导员之间的信任关系，这种负面影响不但涉及与我们直接合作的 SP，也会涉及其他观察到实情的 SP。

同样，给予 SP 的反馈意见也不能过于严厉，这会挫败他们的胆量。在辅导员第一次让 SP 做出表演调整之前，一定要让他们知道，他们哪些方面让你感到满意。要知道，任何人在他人面前表演，无论对表演内容有多熟练，也会变得非常脆弱。虽然这种脆弱性一直存在，我们也要尽量将其压低。因此，关于 SP 的表现，无论是做出的积极贡献，还是遵照你的指令工作，甚至是失败，都应获得正面肯定。

营造鼓励性氛围的最简单途径，就是在培训的间隙向 SP 提供反馈意见。也就是说，在培训的开始、中间和结尾，让 SP 知道他们哪些方面做得不错。除此之外，你也可以指出哪些地方还值得改进。（关于如何给予反馈的内容，具体参见第 9 章）此外，Judith Weston（ 1996 ）也阐述了关于使用"允许性语言"。例如，使用"你可以这样做，或那样做"，而不是"你不能做这个，也不能做那个"（ p. 284 ）。有的时候，还有必要让 SP 做一些他们一般拒绝的事情。从另一个角度说，当 SP 的表演不符合你的预期时，你可以先这么问他："你刚才那么做，是为了什么呢？"这样你就可以了解 SP 的想法，如果他对你的预期目标理解有偏差，你可以澄清自己的想法，如果 SP 能理解你的初衷，你就可以继续这么说，"好的，那正是我想要的效果，但是咱们在方法上理解有一些出入。给我的感觉……"接着，如果有必要，你们可以就表演预期进行更充分的探讨。最后，当 SP 的表演步入了正轨后，你就可以借用拉拉队队长的口吻说："就是那样。你做到了。棒极了！"

有疑问，就提问

通过提问，更有利于促进 SP 的参与。如果我们经常告诉他们怎么做，不仅会让 SP 觉得处境被动，而且也会错失一些我们想不到的闪光点。显然，我们不能代替 SP 去表演，但我们可以通过帮助 SP 对自身的挖掘，来推进表演效果。

导演必须要能分辨出演员的工作动向，演员想回避的事情，以及是什么对演员树立目标产生阻碍。导演们不会直接进入到具体的演出中。一名优秀的导演会通过对演员指点迷津，让演员自己进行表演（Brook, 1968, p. 109）。

下面列出的是一些可以用来向 SP 提问的问题：

- 你现在觉得状态如何？
- 从什么时候开始，我们开始对 SP 的表演产生不满。这是提出的第一个问题，并且是我们向 SP 提出的最有力度的问题之一，以便能激发起我们与 SP 的深入探讨。
- 这个病人角色希望从医生那里获得什么呢？
- 你是否有与这个病人角色相似的经历？

如果你感觉双方对角色理解有偏差时，你可以使用如下问题进行提问：

- 你对目前扮演病人感觉如何？
- 当病人见到医生是，会有什么感觉？

只要你感觉双方观点一致时，你可以再深入提问：

- 角色身上的哪个因素对你表演影响最大？

通过 SP 对这些问题的回答，我们一般就能判断出来导致无效表演的原因何在。我们通过这些具体的问题，通过鼓励与建议，可以引导 SP 更深入地调动自己。不要忘了，我们和 SP 都还可以更深入地挖掘背景信息，从而有助于他们丰富想象力，产生更为真实的表演效果。

你也可以充分发挥自己的风格特点来向 SP 进行提问。当然，作为辅导员，我们也必须要根据 SP 的性格特点和需求，以及和他们之间的关系来调整自己的风格。当 SP 精神不集中，或有些偏离主题时，这时需要提醒。在这种情形下，我会用一种非常直率的方式表达："莉莲，太假了。我可不信你这种表演效果。"我之所以这么说，是因为我能确信莉莲会准确明白我的意思，并了解为什么我会感觉表演"假"。

然而，如果和我合作的 SP 比较害羞，或者没有表演基础，或是演技还不熟练，我就会采取另一种方式："戏还差点儿，兰迪。你正进入角色，但感觉还欠缺一些（适当停顿）。你还需要一些具体的帮助吗？"我们通过这种表达方式，目的在于探索一些对 SP 有效的途径，来帮助他们保持正确的方向。

例如一个案例，其中病人担心自己得了心脏病。针对这个案例，我们希望可以找到一些对于 SP 来说简单而具体的表演方式。因此，我们要做的第一件事，就是问我们自己："这个案例的核心在哪里？"这个病人非常害怕，不能控制住自己的忧虑。他的真实情绪就是恐慌。他不知道接下来会发生什么，非常担心自己会死！针对这个角色，我们会问 SP，"你是否经历过一些让你觉得恐慌的事情，你对什么事情非常担忧？"然后，看看 SP 是否能利用上"假设"的方法。

演员需要学会牢牢抓住角色，所以可以允许他们适当跳出一些常规，或者采取一些强烈的刺激方法。如果他们不明白你的意思，你可以给他们一些例子，用来激发想象："你坐在飞机上。你感觉到剧烈的摇晃，并听到一声巨响。但你并不清楚发生了什么，你看到窗户外的火光，你觉得可能是发动机出现故障。你感觉到飞机正在倾斜。周围陷入了一片混乱。你想尖叫，但却叫不出声。这时，你头脑中闪现出 ……"通过这种较为强烈的刺激，SP 可以更充分地做出反应，这样有利于你们之间的配合。不要担心 SP 的反应过度过多。一般来说，SP 都可以恰当处理好这些情绪反应。

当表演跑题或者显得做作时，可以考虑如下问题：

- SP 是否有些"用力过猛"？
- SP 是否有些放不开？

如果 SP 出现这两种情形，你可能会感到一些不适。通过他们的表演，你也会感受到来自他们的紧张感。当出现新的、难的表演要求，或者需要保持精力集中时，我们往往会紧张起来，屏住呼吸，以便"聚精会神"。然而，紧张情绪会抑制住 SP 的主动性。因此，我们有必要帮助他们进行调整，使得他们能保持心态应对新情况。让 SP 去放松往往没什么效果，但是提醒他们调整呼吸往往是一个控制紧张情绪的简单有效途径。

简单来说，就是和 SP 一起歇一歇，喘口气。让 SP 从鼻子缓缓地吸入空气，直到全部充满肺，连续数七下，再慢慢地从嘴里将所有空气呼出。让 SP 反复多次重复这个动作，来调整呼吸。（顺便说一下，这个克服紧张的方法对任何人都奏效，无论是 SP、医学生还是辅导员，在任何情况下都可以使用。）这种有意识调整呼吸的做法，无论在生理还是心理层面都发挥作用，使得 SP 能重新集中精神，排除掉心里面那些具有破坏力的唠唠叨叨，"这不管用。我做不好这件事。只有我不能进入角色……"只要你指导 SP 采取这种方式，今后碰到这种情况，你只需提醒 SP，"呼吸一下……"调整好之后，SP 要重新回到角色中，这时你可以这样鼓励 SP，"好的，现在嘛，放轻松。如果有问题，请向我直言不讳。"

如果 SP 既没有放不开，又没有用力过猛，但是表演仍旧显得很假，该怎么办？如果是这样，我们就要深入研究一下。下面是一段真实的对话，辅导员计划调查导致 SP 表演过火的原因。

　　辅导员：感觉怎么样，艾米丽？
　　　SP：你指哪方面呢？
　　辅导员：你希望从医生那里获得什么？（停顿等待回应）
　　　　　　今天就医的动机是什么呢？
　　　SP：我想成为玛利亚（病人的名字）。
　　辅导员：什么意思？我不明白。
　　　SP：我在努力变成玛利亚。我试着去表达玛利亚的情绪……

这个对话反映出，在职业演员和非职业演员身上存在的一个共同问题。当 SP 想"努力成为那个病人时"，他肯定面临失败，因为他无法成为那个病人。这是不可能的。没有人能成为其他人。也没有哪个演员能成为病人。病人角色是虚构的，是 SP 想象中的人物。因此，SP 努力变成病人的任何努力都注定会失败。我们应该努力的是，为塑造病人角色创造条件。这两种观点，有一些细微的不同。总之，SP 不是病人，但 SP 应代表着病人。

一些辅助 SP 的具体方法

下面一些建议将有助于深入探索辅导 SP 扮演病人。

立足情境

无论什么时候，只要我们发现 SP 出现类似前面例子的情形，也就是 SP 正试图成为病人时，我们的职责就要帮助 SP 将重心转移到角色背景上，也就是角色扮演的给定情境中（这在培训材料中应该有清晰的描述）。我们的工作在于引导 SP 做出简单和具体的表演，例如，表演病人向医生求助。通过表现病人的典型性行为，可以有效影响 SP。这将激发起 SP 的想象力，使 SP 内心产生变化，进而催生出情绪反应。

双管齐下

这时，我们可能会发现表演有脱轨的风险，因此，我们有必要采取一些干预措施。SP 必须要能保持住内心产生的情绪，同时也要能关注医学生的表现，也就是他们所说的话，口吻以及行为，并且还要做出适当的反应。也就是说，为了保持表演的连贯性，SP 必须在这两方面都要做到家。换一种说法，SP 必须要有两副头脑。如果你能帮助 SP 达到这种效果，那么随着与医学生互动的展开，情绪会进一步表现出来。

请注意，如果这套方法对 SP 有效，他们会在整个培训过程中不断问自己如何扮演好病人。并且，这些问题将有助于想象力的发挥。因此，你不要认为你有必要对 SP 提出的任何问题都要给出一个答案。事实上，有时候你能做得最有效的方式就是将问题再抛回给 SP，特别当你觉得 SP 已经有了答案而只需再深入发掘一下："为什么病人早上胸痛，却要等这么久才叫救护车？"或者更直接，"你怎么想？"甚至当你已经有了答案时，也要这么去提问。如果你能让 SP 自己找到答案，也就意味着他能依靠自己的方式来塑造角色。

帮助 SP 表演出逼真的躯体疼痛

疼痛是要求 SP 需要表演出的最常见的躯体反应。在帮助 SP 表演出培训材料所描述的疼痛之前，我们最好分析一下疼痛的构成因素。疼痛是身体内部的一种反应并伴随着情绪的变化，但我们却经常通过某些外部特征知道疼痛的存在，例如，无法正常移动，身体多处紧张，保护痛处，以及面部表情、语音语调、讲话方式的变化，等等。

其实，有很多方法可以帮助 SP 解决在模拟躯体疼痛问题上存在的困难。这里给出三个例子。第一是关于表演教师斯特拉•阿德勒（Stella Adler）提出的一项技术。她曾与斯坦尼斯拉夫斯基做过研究，她对整个表演领域有重要贡献和影响。在这里，我利用 Adler 提出的"仿佛（as if）"技术，来帮助演员表现偏头痛。根据 Adler 的方法，有两种方式可以模拟疼痛，一个是从内心角度来调动，另外一种是通过专门的身体行为来调动。

这里再次说明一下，这些技术手段的主要目的是，当你在与 SP 合作过程中，通过自身创造力的发挥，以便激发个人的对角色的塑造。

练习使用"仿佛"技术

上文已经说明，SP 表现情感的一种途径就是在头脑中调出某段个人记忆。这种方法对于模拟真实的躯体疼痛也很有效。因此，SP 可以利用自己某些与病人相似的疼痛经历。我们将在稍后再作讨论。根据 Adler 的理论，发挥想象力虽然非常有效，但毕竟不是 SP 的真实经历。因此，Adler 的方法对于 SP 模仿某些无法表现或没有经历过的疼痛种类，非常有帮助。

通过 Adler 的理论，你也可以尝试自己来使用这项技术。下面，请选取对你某一个建议，然而闭上眼睛，使用想象力在头脑中去想象情境与行为。不要尝试机械地模拟某种反应。无论产生何种反应，都不要管它。你把头痛想象为"仿佛"：

1. 有人正按你的眼球。
2. 你在自己眼睛上钻了个洞。
3. 我正在往眼睛里插一根针。
4. 我喝了大量的酒，然后吐出来。(Adler, 1988, p. 45)

选择上面某一个场景之后，你身体的哪部分会产生感觉呢？你是否很惊讶你身体而不是脸部有感觉？你的身体中是否会产生紧张或恶心的感觉？一旦 SP 想象出某一有效的场景（通过自己或通过辅导员的鼓励），他就要放松下来并集中精神。SP 不能指望身体会自动产生某种反应。相反，SP 要把想象场景变成身体反应的触发器。正如 Adler（1988）所说，"通过'仿佛'方法唤起的想象力，可以让你身体的任何一个部分都能感受疼痛的感觉"（p. 45）。

现在，我们一起再看看其他两种使 SP 的躯体模拟更为逼真的方法。我们先讨论"由内而外"法。

通过"由内而外"法进行练习

例如，病人角色的疼痛是由溃疡穿孔引起的。整个腹部受到牵连，疼痛剧烈，如果体位改变或接触腹部则加剧疼痛。如果 SP 经历过类似的疼痛，我们建议可以利用以往的经历来想象疼痛的感觉。但是，如果 SP 从来没有腹部剧痛的经历呢？这时，你可以问问 SP 是否有过其他剧痛的经历，看看是否可以将以往经历与溃疡疼痛联系起来。例如，可以问问 SP 是否有过痛经或者食物中毒的经历。或是，身体其他部位是否有过剧痛的经历，例如骨折、脱臼、耳痛或牙痛等。

接下来，要鼓励 SP 努力回忆那些疼痛的经历，要唤起有关疼痛的细节性记忆。疼痛是否集中固定区域上？能否体会到隐隐作痛与周期性发作锐痛之间的细微差别？让 SP 将精力集中在固定区域上，当能感觉到锐痛感时，让身体自然地进行反应，例如当 SP 往检查床上坐时或当医学生触摸腹部时。

如果这么做仍达不到理想的效果，你就需要让 SP 使用想象力，就像 Adler 建议的那样，把锐痛感想象为有人用刀子割自己胃部的感觉。因此，只要有用，都可以进行尝试。

利用躯体动作进行练习

让我们继续以溃疡穿孔为例，如果对胃部的各种想象练习都没有效果，怎么办？也许 SP 太放不开了以至于注意力不够集中，或是缺乏训练，从来没有试过这种方法。无论是什么原因，总会有一些替代性方案。现在，我将给出一些建议，通过利用有意识的躯体动作来缓解焦虑，发挥想象力并保持注意力集中，从而使得想象转化为身体表现。当使用这项技术时，我们的目的就是要指导 SP，利用身体来激发起案例要求的想象和情绪。这要求我们要在练习过程中伴随认真的辅导工作（无论我们是否在事先或中间具体向 SP 解释这些工作方法）。

现在，让 SP 将腹部肌肉紧张起来，就仿佛被人猛击胃部一样，同时，保持肌肉紧张仿佛要去减轻攻击导致的疼痛。接着，让 SP 继续保持腹部肌肉紧张，但将身体其他部位放松下来。然后，观察效果如何。这里说的放松是指身心的全部放松，你也可以通过语言提示让 SP 进行放松（例如，SP 为了保持腹部紧张，肩部也会绷紧）。观察 SP 的呼吸状况。这时，SP 不能继续进行正常呼吸。你让 SP 吸入一点儿空气来保持腹部肌肉紧张，同时尽力从鼻子呼出气体，但不要张嘴。可以让 SP 通过计算肌肉的波动，将注意力从疼痛上移开，降低强度。这种做法有两个目的：第一，让 SP 能更自主地调节疼痛感；第二，通过计算肌肉波动，可以有助于 SP 更能把握疼痛感的表现细节。

一旦 SP 做到了这些，就让他收敛一下，要能循序渐进。这样，你就可以鼓励 SP 表现出相反内容，例如，紧张与放松，收与放，调动与抑制情绪。最终，SP 会从练习中找到某些想象与记忆。这项技术成功的关键在于，SP 必须要相信你，并且对你的辅导不感到害怕。不然的话，SP 会有防御心理，从而达不到逼真的表演效果。

保持这种高强度的辅导，直到你觉得 SP 进入状态，达到了你的预期效果。通过这种方式，你可以让 SP 对自己有更深入的了解，也能更有效地利用身体动作、想象与记忆来帮助表演。如果 SP 能将精力全部融入想象的情境中，那么他的身体、情绪、声音都会非常自然地表现出来。

在辅导之后，SP 还需要自己练习多次，使得在下一个培训阶段，SP 能把握好这种想象的情境，同时表现出真实的身体反应，例如，小心翼翼地躺下了，腹部反射，对触诊的肌紧张等。

最后一点，所有的 SP 都需要在整个表演过程中适当保持住疼痛效果。如果 SP 不能保持住疼痛效果，即便对表演病理反射很有自信，表演的真实性也要大打折扣。总的来说，SP 是否经历过真实的病痛并不那么重要，更关键的是问题是，第一，SP 是否能准确理解设计场景的表演要求；第二，SP 是否有能力掌控自己的身体，也就是说在表演过程中，是否能做出恰当的情绪和躯体表现。

帮助 SP 调整表演效果

有一件事情，我很清楚：有两类导演，一种关注结果，一种关注根源。我们要能区分出这两类导演。我们需要的是关注根源的导演。

——斯坦尼斯拉夫斯基（Cole & Chinoy, 1986, p. 109）

当表演没有达到我们的预期效果时，最本能的反应就是告诉 SP 怎么做才对。例如，如果 SP 表演愤怒不到位，我们可能会把 SP 的最后一句台词进行重复，又抛回给 SP，目的是示范我们希望得到的语音语调。或者，我们也可以直接说，"你情绪还不够忧伤，"或者"我需要你更加焦虑。"这些都反映出我们对结果的追求。然而，这种做法却不是实现我们预期的有效路径。

从性质上来讲，通过这种方式，我们是让 SP 来模仿自己，或者略过辅导环节直接跳到最后结果上。当 SP 需要帮助时，其实是希望我们能协助他们找到一条调整自身的路径，使得 SP 能达到让我们满意的表演效果。我们经常会陷入"按照我说的做"，"你能变化一下吗"或"我来拉你上来"等表达模式，这是由于对表演不满所产生的挫败感导致。

如果我们不能与 SP 有效沟通，SP 对我们预期目标的理解就会要么过度，要么不足，这导致我们产生挫败感。这时，我们很容易指望那种关注结果的表达方式，将其视为灵丹妙药。实话实说，这种方法有时管用，但原因并不是 SP 读了我们提供的一些资料。如果这种方法成功，那原因更可能是 SP 自己领悟到我们所看重的结果反映出的动机，在此基础上，SP 利用那些材料就能做出适当表演。

这个问题这样看：通过关注结果的方式去解决一个问题，就像医生给希望祛除疼痛的患者开出麻醉剂，而不去搞清楚引发疼痛的原因一样。如果医生只对症治疗，只是为了获得希望的结果（祛除疼痛），而不探究疼痛的原因，那么随着药物的停止，疼痛就又会回来。因此，如果我们只是关注 SP 表演的结果，他的表演方式很可能偏离我们的预期。"看上去不错，但我希望你还能再生气一些。"当说这句话时，我们到底想表达什么呢？这个问题值得反思。因此，问题的关键是我们自己要更加深入地了解真正的表演预期。SP 并不是不想表现好愤怒情绪，相反，他们非常想。

借助想象进行沟通

为了帮助 SP 的表演达到我们的预期效果，我们就要用他们的语言来表达。因此，我们要借助 SP 产生的想象来与他们进行沟通。其实，我们对演员如何面对我们的指导所知甚少。SP 为了达到我们的预期效果，就不得不有意或无意地去激发想象。

如果 SP 碰到困难，我们就得帮助他们进行想象，从而催生出需要的内心变化。产生这种内心变化与理智无关，与对病人进行理论探讨，以及对病人行为进行解释都不相关。只有运用想象力，才会产生内心变化。因此，当 SP 内心产生变化时，其身体也会产生相应的变化，正如我们所知，即便情绪是在大脑中激发起来的，也要通过身体进行表达。身体、心灵、想象与情绪都是相辅相成的。这就是为什么通过调整身体，会激发出我们所需要的情绪、记忆与感觉。所以，牵一发而动全身，调动这些因素都可以有助于找到需要的感觉。当表演出现困难时，演员希望从导演那里获得的就是帮助他们建立起有效的想象。同样的道理，这也是 SP 希望从辅导员那里获得的帮助。

接下来，我们一起分析一些有助于激发演员想象力的途径。这些途径也许是一段个人记忆、一句话、一个象征符号、一首歌、一场白日梦，再或是一些病人的特征特点。下面，我们举例说明这些激发想象的因素：

1.SP 将扮演一名沉默寡言的少年，他被母亲强行带来进行年度体检：

辅导员：我有一些疑问，给我感觉你对医学生所讲的每句话都有意见。

    SP：没错啊，病人根本就不想待在这。

辅导员：好吧……但是你也不能对医学生太凶。学生的言行并没有惹恼你啊……

    SP：（沉默）

辅导员：想一想，在妈妈带你来看医生之前，你刚和妈妈吵了一架，你会有什么样的表现？

这个问题，可以让SP对这个场景产生自己的想象。如果还需帮助，你可以继续鼓励道："你还能记得，最近一次你妈妈让你做你自己不想做的事吗？"

2. SP扮演一名家庭暴力的受害者。然而，SP却找不到病人应具有的那种脆弱感与恐惧感。这时，你不必要求SP病人刻意去表演脆弱，而是可以通过背景信息去启发她：

想一想，你的男朋友刚刚打了你两个小孩的宠物猫，现在又继续威胁要伤害孩子们："下一次，你还是你的臭孩子只要再惹我，我就当着你的面，把他们的屎都揍出来。"

3. SP扮演一名对医生抱有怀疑情绪的病人，病人发生胸痛，觉得有必要进行检查。但是，病人却不怎么信任医生。你可以这样建议：

这个病人的上一个医生似乎想赶紧做完体格检查，竟然把病人穿着的纸病号服都撕开了……

4. SP所扮演的病人非常担心他的新医生不愿给他开麻醉剂，但SP找不到这种感觉。你可以鼓励SP去奉承医生：

这就好像，你觉得医生的话字字珠玑。

5. 你也可以让SP试试下面的方法

● 心里默默哼上一段音乐（这段音乐有助于他找到感觉）。

- 从培训材料中找到能抓住病人特点的一句话或一个事实，背诵下来。
- 反复吟诵一句诗，直到"感觉来了"。
- 重复某一句带着所需感情色彩的话。（例如"妈的！"或者"就是那样……"，或是"天啊！"，"爱谁谁……""再或是"我必须得走。"）一遍遍重复这些话，直到出现某些记忆、想象或感觉。

结合想象进行辅导，边探索边实践

只要 SP 形成某种想象，无论是自己还是在你的协助下产生的，你的辅导工作都有必要将所形成的想象结合起来。这种做法对那些没有表演背景的 SP 非常重要，但对职业演员只是偶尔有效。

请记住，想象是由细节构成的，而情绪就蕴藏在这些细节之中。因此，很难从一个笼统的想象场景或是一段模糊的记忆中诱导出情绪，因为情绪存在于特殊之中。知道了这些，你就可以鼓励 SP 去丰富想象的场景。如有必要，你甚至可以深入到 SP 的内心世界。要告诉 SP，没有必要口头上答复如下这些问题，或者着急落实你的建议。要保证给予 SP 充足的时间来进行调整：

你在哪呢？周围都有什么？说具体一些。
有什么吸引你的注意？是否还有其他人在你身边？
他们和你什么关系？他们和你的穿着如何？
有什么特殊气味和声音？还有……

当 SP 感觉来了时，询问他头脑中的想象的细节。正是这些特殊的细节催生了相应的感觉。当与医学生进行互动时，如果需要相应的感觉，这些细节可以作为试金石。以这种方式来辅导 SP，你甚至都可以不知道什么对 SP 起作用，这样最大限度地保护了 SP 的个人隐私。

我一直对一件事很惊讶，就是 SP 会非常频繁地要将所扮演的病人角色与个人经历中的相似因素联系起来，我们和 SP 在最开始时都没有预料到这一点。因此，在与 SP 的合作中，我们要最大限度地尊重 SP 去重拾个人的经历。有的时候，利用有力的个人记忆对于 SP 而言是一个理想的选择，但也要注意，有的时候这些记忆对 SP 而言显得不够成熟。除非对唤起的个人经历有一些措施，否则激发出来的情绪将脱离 SP 的掌控。如果这样，SP 的表演将会立足于个人尚未解决的问题，而不是那些已经能有效掌控的情绪。这种情况下，我们要密切观察 SP，以防 SP 无意识地进入到那些自己还没有充分准备的领域。

如果你感觉这构成了一个问题，那么第一件事情就是告诉 SP："你所利用的经历非常有力……"然后等待 SP 的回应，询问 SP 是如何看待你所观察到的问题。如果你感觉 SP 能控制好自己的情绪，那么你就可以继续开展工作。但是，如果你感觉 SP 受个人经历影响过大，那么就要提醒他不要涉足过深。例如，"好了，这部分想象足够了，让我们想想其他方面。"虽然说了这么多，但实话实说，这种情形并不是经常发生，但是一旦发生（特别针对那些刚刚学会使用想象的 SP），我们要知道如何恰当处理。

这里给出一个案例，是关于 SP 将想象应用到自己身体上的情形，让我们共同分析如何进行恰当辅导。首先，让 SP 决定想象体现在身体的哪个部位。然后，建议 SP 保持想象静坐下来，接着，让她知道想象固定在身体上的某个部位或转移到其他部位。鼓励 SP，从自己身体上凝聚想象的那个部位自然而然地产生相应的感受。下面这个案例就是关于如何应用这项辅导技术，发生在一个扮演 Maria Gomez 案例的 SP 和我进行私下辅导的环节：

在第一个训练阶段，当 SP 听到可能怀孕的消息后，表演有些做作和过度，这无疑需要进一步辅导。在与 SP 配合过一阵后，我意识到有必要单独和 SP 谈谈。其实，我也不是很清楚自己应该做什么，但是我认为如果我不能让 SP 的表演进入到一个更好的状态，SP 就将难以完成任务。因此，在培训后，我希望再和 SP 一起花些时间，看看能否真正深入到病人角色的内心世界中。（正如你所了解的，玛利亚的背景是，她尚未独立，与笃信宗教的父母关系密切，但父母又不喜欢玛利亚的男朋友，并且坚持认为她在婚前不应该有性行为。）以上就是我们单独辅导的背景条件。我首先做了开场白，"你觉得，这个病人为什么来就医？"

　　SP：可能是因为腹痛吧，我猜……
　辅导员：如果这个病人腹痛的原因是因为怀孕，你会有什么想法？
　　SP：（沉默）
　辅导员：我想知道，假如怀孕的是你，你会如何反应？

这时，我打算帮助 SP 进行一些联想，以便她能找到扮演案例中的病人所要求的情绪状态。但出乎我意料，SP 主动告诉我，几年前她曾经有与玛利亚相似的经历。接着，她马上就找到了感觉，找到了能将病人角色要求与个人经历有机联系的关键。

我逐渐意识到，这个 SP 之所以表演过火，是由于她缺乏表演经验，同时也是因为她不想让自己的情感深入到这个困难的情境中。在确定了 SP 具有相似的情感经历之后，我们都愿意让 SP 自己去判断这段个人经历是否有助于产生更逼真的表演效果，以及是否有必再利用其他途径调动情感。

接着，我问 SP 否愿意再和我进行练习，我保证她可以随时自行停止。我告诉她，我会让她把眼睛闭上，让她将记忆唤回到自己的身体上，让感觉凝聚并保持到肚子上。我告诉她，我并不特别期望她做什么或说什么。我只希望她能保持这种感觉，"无论发生什么，还是什么都没有变化"，都没问题。

我们一起静静地坐了一会儿。我注视着她，仔细地观察她身体的变化，以便能窥测到她内心的变化。但是，SP 身体和举止上并没有出现任何改变，于是，我问她能否和我分享一下头脑中的想法。接着，她开始告诉我，她想起了她的哥哥，以及他得知自己怀孕时表现得多么的失望。她想要开始讲述自己的故事，这时，我鼓励她"保持住这种感觉"。一阵沉默之后，我问道，"现在感觉集中在哪？""还在我的胃部。""哦，具体感觉如何？"她刚要开始描述，却停了下来，然后突然啜泣了起来。"你还好吧？"我问道。"我没事。我只是刚刚想起来那个家伙根本就不在乎我，我当时怀孕，他根本不来陪我，我当时可真傻……"

她并没有停止哭泣。"你确实没事？"我又问道。"真没事。"她回答道。"好吧，那你能保持住这种感觉，然后和我试试进行练习晤谈吗？"她点点头，于是我们开始了练习，也就是那个意外获知自己怀孕的病人。SP 的表演恰到好处。她和我都很满意。在这个阶段，她已经不需要进一步的辅导了。

到达这个阶段后，辅导的重点就变成要让 SP 确定这种感觉，目的在于今后还能够表现出相同的情绪。此时，SP 需要知道你的期望与目标，需要理解自身努力的方向。当这名 SP 结束完这段"晤谈"练习之后，我们又交流了对练习的感受，探讨了如何利用自己的真实经历，来产生身体变化，进而达到角色要求的情感状态。在她离开之前，我们又谈了谈，如何能在考试阶段连续多次进行表演而不限于一次，以及保证这种表演连续性的前提条件，和面临的挑战。

跟着感觉走

即使你对辅导员工作不是很熟悉，但是如果你反应迅速，并能克服对不熟悉的领域所产生的恐惧感，你就会发现自己心中其实并不是一无所知。当我们碰到一些新情况时，这种恐惧感一般就会比较强烈。这里所说的跟着感觉走，具体说就是要相信自己的直觉与感受，也要对 SP 的贡献保持开放的态度。

设置相同的难度

下面给出的例子与辅导 SP 塑造情绪状态没有直接关系，但与辅导工作的一个重要方面密切相关，即 SP 如何向参加考试的所有医学生都设置统一、适当的挑战。就像辅导工作的其他方面一样，这一点也要求使用我们的直觉。

有一名 SP，让我们称呼她为玛格丽特，她是我们当地表演圈子里非常有名的一位女士，甚至有人还提醒过我，由于她名声太大，未必能请得动。在培训中，她扮演一名老年患者，这个角色特点鲜明，但频繁出现一些不当举止。这名病人是一名 72 岁的老年妇女，自己独住，把就医当成了家常便饭，只要有一点儿问题她都能无限放大。然而，这次来就诊，她感到自己"头昏眼花"而"有一点儿担心"。玛格丽特将这名病人的喋喋不休刻画得惟妙惟肖，并且还加进了很多即兴表演的成分，使得角色逼真、动人并饶有趣味。

但问题在于，她太擅长表演喋喋不休了，似乎就有跟随意识发散的本能。她能在上一个话题将要结束的时候，马上就能开始一个新话题，中间毫无间隙，这就使得很难插进话来，也很难与她进行口头交流。从医学生角度来看，她的表演设置了过高的难度。因此，在培训过程中，我尝试了各种方法，让她给我一些时间进行插话，"我感觉挺泄气的，因为我除了点头外，都跟你找不到交流的机会。从医学生的角度，我得向你发问，也不能打断你，而且要对你所说的进行回应。"我们试了一遍又一遍，但情况没有改观。当我和所有 SP 进行最后一轮演练时，玛格丽特的表现仍没有好转，我想都没有想，就停了下来，语气坚定地说，"别再说了，玛格丽特。"但她却马上回敬一句，"你在压制我的创造性。"我没有多想，回应道，"不，我没有，我只是在找办法。事实上，你还可以做得更好。"出乎意料，她笑了起来。她知道，这项工作不是展示她表演天赋的时候。她知道，这项工作是要针对新手，依据学习的进度给他们设置相应的挑战。她知道，她的责任是要让医学生为能恰当处理好与一个健谈的病人的关系，并能在较短时间内处理好一个复杂的医疗问题，而创造机会。到该考试的时候了，我所做的就是用指头放在上下嘴唇前，来提醒玛格丽特。最后发展到，她只要看见我，就会做出这个姿势。我们也就明白了彼此间的工作进展。

小结

本章我们讨论了"石拱门"的另外一个重要支柱。在探讨招募、试演、遴选、培训等内容之前，让我们共同回顾一下有关表演和导演的内容要点，对有效辅导 SP 会有帮助。

- 如果想成为一名标准化病人，第一手经验的价值是独一无二的。
- 可以参加一门表演和（或）导演主题的课程。
- 要用心倾听 SP。试着用你的眼睛来听，用所有感官来看，而不只是通过语言。
- 要帮助 SP 克服恐惧感和内疚感。你自己也要学会放松。
- 要贯彻不伤害原则，只有 SP 需要你的时候才进行干预。
- 帮助 SP 挖掘出"表现力强的、可表演的动作"。要多使用动词，动词具有内在驱动力。
- 密切关注表演的方向。但是，你也不要让 SP 按照一个既定模式进行表演。
- 要围绕 SP 的想象进行辅导。我们所要做的就是帮助他们建立起想象空间，进而挖掘出情感。
- 辅导要保持诚实、简单和具体。切忌啰唆。也要鼓励 SP 这样做。
- 要放手让 SP 进行尝试，而不是代替他们去做。记住 Brook 关于"收与放"的提醒。
- 帮助 SP 每时每刻都投入进来。
- 鼓励 SP 要关注每一名医学生的表现，要对他们的反应做出回应。
- 你和 SP 都要相信自己的直觉。
- 要帮助 SP 学会利用身体来挖掘内心感受。要掌握引发产生焦虑与愤怒情绪的技巧。要创造适合自己的情绪调动途径。要询问 SP，哪些行为会引发情绪反应。
- 当你满意时，要让 SP 知道。
- 学会放松，学会调整呼吸。

本章小结

我们在本章中：

- 描述了辅导员与 SP 建立合作关系的种种优点。
- 提供了如何针对 SP 进行导演的指南。

- 讨论了最少干预、鼓励、坦诚等辅导原则。
- 针对 SP 如何表演疼痛以及相应的情感状态，提供了具体的方法。

内容前瞻

到目前为止，你应该已经对如何使用表演和导演技能，来帮助 SP 做出更深入而精致的表演，有了更全面的了解，下面，我想进一步与你分享一些关于招募与培训的经验。在本书的第二部分，会详细讨论这些内容。在接下来的第五章中，我们首先要讨论如何找到适合的 SP。在后边的章节中，我们还将详细描述培训的环节与程序，通过这些内容，你可以组织 SP 在任何高阶段技能考核中表现问题。

第二部分

培训程序：
挑选与培训标准化病人

第五章

选角：找到适合的标准化病人

除了培训材料的质量和系统性，以及你的辅导水平外，找到适合的人去扮演某一个特定的病人角色同样是获得成功的关键。这三点构成了保证标准化病人表演高品质与真实性的基础。在本章中，我们将要重点讨论招募、试演、遴选等内容，通过这些程序，你会找到那些最适合在临床考试[4]中进行案例表演的 SP，并且也是最适合与你进行配合的 SP。

招募

寻找与培训 SP 要在品质标准和敏感性方面做到严格统一，这是因为 SP 将参与到教师和医学生的工作学习中，他们因此成为医学院宏观教育体系中的一个环节。作为 SP 辅导员，我们要和 SP 一起努力将这个学习过程塑造得更加具有经验性、人性化和支持性，而且要推动医学实践，无论从医生还是病人角度，向着理想标准不断迈进。

招募原则

使用如下原则，将有助于你确定哪些人最适合来试演你所希望的病人角色。

4　在招募工作开始前，你应该已经确定模拟考试和 CPX 的日期。在模拟考试和 CPX 之间最少要间隔 2 天，以保证有足够的时间调整行政安排和工作细节，以及应对在模拟考试中暴露出来的新问题。

所招募的 SP 应该最贴近案例中的人物背景

显而易见，从一开始就选对符合案例角色要求的人，十分重要。但当你发现很难招募到符合案例要求的足够人选时（这种情况并不是很少遇到），你就应该考虑扩大或调整人物角色的背景要求。

在你决定去修改病人角色的背景要求前，你应该联系一下案例作者或者 CPX 咨询委员会[5]，以便确定人物背景的调整是否会对案例表演带来负面影响，或者影响到学生回应案例挑战的方式，进而干扰到数据信息的搜集工作。

接纳各种可能性，保持灵活性，要善于调整自己

大多数案例的角色背景要求都存在一定弹性。在一定条件下，要做出决定来扩大案例角色的背景要求；而不是增加招募工作的难度。因此，当一个人被招来试演某一特定角色时，很可能也会让其接触另外一个或多个适合的案例。在招募过程中，种族、年龄和性别是在角色背景问题上，需要考虑的三个主要方面。这三个主要方面对 SP 在表演以及核查表记录工作上是否存在潜在影响，还需要深入研究，但同时，我们也有必要分别探讨一下这三个主要方面的一些具体要求。

种族

病人角色的种族背景能否改变，要取决于案例的具体要求，如下面例子所示：

最近，有一个来试演的女性本来并不在我们的考虑范围内，但通过和她接触，我们发现她的一些特点却非常符合另外一个案例的人物要求。这名妇女有一个特点，总体上感觉比较柔弱，但她却力图通过表现语言上的自信来进行掩饰，这一特点非常符合一个案例的角色要求，即在常规随诊的时候被告知了意料之外的坏消息。这个案例原来给定的角色是一名白人妇女，但现在这名黑人女性非常适合扮演这个刚刚被告知得了绝症的病人，因此我们决定修改案例关于种族的要求，来将这名妇女吸收进我们 SP 的队伍中。这名 SP 真算得上是我们的意外收获，她在试演环节就已能做出真实而震撼的表演。

另外，我们也咨询了 CPX 咨询委员会的医生主管，以及负责考试工作的

5　CPX 咨询委员会的职责就是保证临床技能考试能维持较高的标准，从而对考生临床能力的考核具有可信度。委员会的成员可以包括，临床教师、CPX 心理测量师、统计学家以及 SP 辅导员。如果有必要，委员会将对培训中表现欠佳的 SP 的录像和核查表进行评估分析。另外，委员会将根据考试数据决定考生是否通过考试，是否表现优异，是否需要特别的临床技能矫正。

心理测量师，他们都同意让这名黑人女性来扮演病人，因为种族因素似乎并不对这个案例的目标有具体影响。与此同时，我们也进行了一个简单调查，即医学生面对白人或黑人妇女是否有存在一些差异。结果显示，我们的直觉是正确的：在这个特殊案例中，种族的变化并没有对医学生需要应对的挑战（告知坏消息并处理病人的反应）产生影响，因此，也就不会对医学生的表现产生负面干扰。

年龄

在大多数案例中，人物年龄范围都具有一定弹性，年龄因素一般并不对案例目的有实质影响。但是，为了满足身体特征的标准化要求，最好保证所有SP年龄差距在一两岁左右，同时总体年龄在范围内保持适中。其实，不管SP的实际年龄如何，只要他们看上去基本符合案例要求就行。例如，有一个背痛的案例，角色是38岁男性，但年龄范围可以放宽在30~50岁，虽然如此，也最好选择年龄相近的演员，同时让他们年龄大致集中在35~40岁，或者45~50岁。

另外，选择相近年龄的SP，除了有利于培训和考试管理外，也有如下原因：

- 案例中与年龄有关的信息可以进行统一调整，便于培训所需（例如，婚龄、孩子年龄、父母年龄等）。
- 考试准备工作也会简单，不论由哪位SP出演，都只需准备一份考试指南即可（因为指南上一般包括年龄信息）。

性别

修改案例的性别要求需要谨慎考虑，同样如果计划在考试的同一案例上混合使用不同性别的SP，也要非常慎重。虽然研究显示，SP和学生的性别因素在分数测评上没什么影响（Colliver & Williams, 1993, p. 458），但对于特定技能，例如病史采集和医患沟通，以及对某些案例内容而言，是否存在影响还需要研究（Petrusa, 2002, pp. 6–7）。

要比最佳计划人数至少多招募和培训一人

为了应对一些长时间工作的情况，多培训一名SP作为后备是非常明智的。另外，经常会有一些无法预料的情况出现，导致SP不能继续参与工作。特别是在高阶考试工作中，有必要进行额外的人员准备，下面给出的就是一个真实的例子。有 CPX 案例虽然只要求有两名 SP 即可，但是实际招募了三名 SP，在 CPX 考试的前夜，有一名 SP 就因为突发急性胆囊疾病而被送进了手术室，而她因为手术无法参与 CPX 工作。

如果没有候补 SP，一旦发生突发情况，将导致整个工作产生严重后果。这一点在高阶考试工作中特别要引起重视，例如医学生在二年级末必须要参加的病史采集和体格检查技能考试，否则将不能进入三年级的临床见习，或者毕业前必须要通过的 CPX 考核等。

确保所有你正在招募的 SP 了解你关于候补人员的政策

- 让所有被招募的 SP 都有平等的机会。不要一上来就明确谁是主要 SP，谁是候补 SP，也不要说哪种情况发生候补人员就能变成主要 SP。如果提前明确谁是候补 SP，那么会影响其在培训中的投入程度，也会背离工作的总体目标。另外，候补 SP 可能得不到足够的表演机会，那么其表演和核查表评价技能都会随之降低。

- 让所有 SP 都在一起进行培训，给每个人相同的表演机会，在考试中也要平等地分配工作任务。在这种前提下，每名 SP 对表演的案例，考试工作以及 SP 项目本身都会形成比较一致的认识。具体如何操作呢？可以让每名 SP 都参与到相同的表演计划中，这使得大家都不会成为候补 SP。因此，要让所有 SP 都为考试预留出全部时间，虽然每名 SP 只需参与其中的几天。这样一来，一旦有情况发生，至少会有一名 SP 进行候补。

- 制订候补政策。例如，要求所有 SP 在考试前的一天晚上都要保持通讯畅通，尽管可能转天并没有被安排工作。这一点应该在 SP 签订的协议书中予以明确（请参看附录 B1）。因为有候补人员，SP 辅导员就能放心开展工作，SP 也会比较自如。因此，如果当天甚至最后关头，突发某些特殊情况，例如交通受阻、个人或家人生病等，也能保证有其他 SP 来填补。

在招募中要注意发现如下资质

- 表演能力。SP 最为突出的能力应该就是能逼真地扮演病人。另外，也要判断申请人是否能领会导演意图，是否对辅导员的反馈反应积极，以及是否能按照案例作者的初衷调整自己的表演。

- 良好的反思与观察技能。即便在一个需要高度表现情感的演出中，SP 也必须要能像第三方一样冷静地观察医学生的表现。通过对学生言行的观察，SP 要能从病人的角色出发，给出适当回应。这一点非常关键。有一些和我合作过的 SP，非常擅长表演，但是他们却由于过于投入角色，即便有提示问题，也无法精确地回忆起与学生的晤谈细节。

  标准化病人表演的目的就是为了教授或考核医学生的临床技能，而不是仅仅为了表演。如果 SP 不能观察好学生的表现并进行适当回应，那么这种临床模拟的意义就丧失了。虽然我们可以充分使用很多表演技术来强化真实性，但这里毕竟不是剧场。SP 使用演员的种种技能归根结底是要服务于教育和评估工作，是为了帮助医学生进行学习。SP 和辅导员都要牢记这一点。

- 能在晤谈结束后，准确回忆细节的能力。在晤谈中进行观察是一回事，能够完整回忆细节是另一回事。这是两种不同的能力。我们可以看到有 SP 在晤谈过程中表现得完美得体（观察能力），但是结束后却无法回忆起晤谈的细节。准确的回忆能力之所以很关键，是基于如下两个原因：
  - SP　只有能准确地回忆才能精准地完成核查表填写。
  - Sp　只有能准确地回忆才能根据病人的视角，结合医学生的表现，向他们提供有效反馈意见。

- 要能对病人具备好奇心。那些最好的 SP 会对他们即将要扮演的病人角色充满好奇。他们想了解病人的真实情况，也想知道为什么病人会做出培训材料中所描述的行为反应。这种类型的 SP 会有助于辅导员及时发现培训材料以及核查表中的矛盾或误解。

- 愿意与其他 SP 一起致力于表演的标准性。对于非职业演员而言，这一点不构成问题。但对职业演员而言，他们的表现与我们对标准化病人的理解有所不同。为了获得一个角色，职业演员要对角色进行独特的、创造性的诠释。在其他的表演场合，如果演员能密切符合导演的选角需求，那么其表演的独特性就有利于他脱颖而出，获得角色。

  然而，在我们的工作中，职业演员一旦受聘就要求将个人的表演维持在整体水平上，也就是说，所有扮演相同角色的 SP 都能达到的标准。大多数职业演员对这种整体性要求非常认可，但也有一些人做不到这点。因此，职业演员一旦受聘成为 SP 就要情愿与其他 SP 一起，在辅导员的指导下，达成对病人角色诠释的共识，进而保证对所有参加考试的医学生设置相同的考试难度。由于这一点对职业演员以及所有 SP 而言都非常重要，他们应该在试演阶段和培训开始前要清楚了解标准化的具体要求。

- 可靠性。SP 在受聘后，要保证能准时参加所有的培训环节和演出工作，或者让 SP 辅导员尽快了解缺席的原因。我们有时会对 SP 的可靠性形成一些早期评判。例如，SP 试演是否迟到？是否 SP 会打电话向你请假？因此，在整个招募和培训过程中，只要发现某人缺乏可靠性，就应及时将其予以排除。这也是另外一个培训替补 SP 的原因。只要你有替补人员，在你排除那些不可靠的人员后，你仍然可以从容工作。

招募资源

　　招募和试演是工作的重要基础。有些 SP 辅导员为了节省时间，倾向让 SP 申请人在没有适合案例的情况下提前安排试演。然而，如果你让 SP 申请人试演的时间太早，当具体表演案例确定下来后，可能会发现那申请人并不适合特定表演需求，或者只能安排重新试演，特别是当许多 SP 表演同一案例的情况。

　　即便有人在你发布招募信息后，马上就表达了强烈的兴趣并且符合要求，你也要让对方知道，在适合案例出现前，你不会安排试演。你手里会有一份对于标准化病人工作感兴趣的人群信息，当开始新的一轮招募工作时，你可以利用这些信息。

雇佣有经验的 SP

　　雇佣在我们项目中曾经工作过的 SP 非常常见。一个人只要能逼真地扮演指定的案例，能在核查表上精确记录下学生的言行，能给予有效反馈意见，能善于合作，并且（或者）能致力于项目总体的教育目标时，我们当然倾向于再次聘用。雇佣有经验 SP 的一个主要优点就是，无论其是否表演过指定的案例，对其培训可相应减轻。如果这名有经验的 SP 曾经扮演过相同的案例，那么他只需一两次强化培训即可。如果这名有经验的 SP 将扮演一个新案例，与那些新 SP 相比，其培训也要少很多。雇佣有经验 SP 的另外一个优点是，他们能清楚地知道 SP 工作要求表演的连续性与核查表填写要求的精确性。

　　然而，如果一名有经验的 SP 所表演的新案例与先前表演的案例有一定相似性时，会让学生发生混淆。这里给出一个例子，描述了这种临床模拟案例如何生动地影响了学生：有一次，当我们的一名 SP 正穿过校园去参加另外一个项目时，一个学生突然站在了她面前，问她近来感觉如何，症状是否好转。我们的 SP 一直向后退，才突然意识到这名学生指的是在很久之前，她在一次教学示范中所扮演的病人角色。

因此，有经验的 SP 的身份会进入到另一个案例中，有时这种身份并不构成一个问题。我们会直接告诉学生们，他们将要接触的 SP 以前见过，但将扮演一个新的病人角色。但是，我们要注意一种情况，就是当 SP 所出演的评价性案例，与以前面对同一批学生所扮演的角色具有相似性。例如，一名 SP 在教学中所扮演的病人有心脏病症状，但在考试中扮演的病人有胸痛症状，这种情况就值得推敲。

让你的标准化病人进行推荐

通过你的标准化病人进行推荐，是最好的招募途径。因为，有经验的 SP 已经了解这项工作的意义以及对成为 SP 的要求。简言之，他们就是你最好的招募代理人。他们可以提前筛选人选，因为他们对申请人有一定了解。他们也知晓申请人是否好相处合作，是否能达到培训和表演的要求，是否能做到准时，而这些要点一般只通过一次试演很难判断。

另外，还要让那些你希望向你推荐人选的 SP 知道，一个案例会有很多演员来扮演，同时也会有很多案例需要演员来扮演。这样做的目的，就是让 SP 不会觉得推荐其他人会跟自己进行竞争，从而可能失去这份工作。

要确保进行推荐的 SP 了解你希望招募对象应具备的资质。这一点看似多余，但有一定道理，因为有经验的 SP 在受聘时，并没有充分了解所有的选人标准。在试演阶段，SP 往往只关注表演的质量和真实性，而没有充分意识到其他 SP 应具备的资质。

要鼓励 SP 在你之前去接触那些被推荐的人员。询问 SP 是否能做如下工作：

- 和对方分享从事 SP 的经历
- 调查被推荐人是否对招募项目感兴趣
- 判断被推荐人是否有时间参与

由有经验的 SP 进行早期接触，可以将那些不感兴趣或时间存在冲突的申请人予以排除，这样可以节省很多时间。这样做的另外一个优点就是，有经验的 SP 通过分享自己从事 SP 的经历，可以让申请人在和你接洽之前能形成积极的印象。

另外需要注意的一点是，有些 SP 出于隐私的考虑，在确定对方对 SP 感兴趣之前不会提供申请人的名字。如果是这种情况，你可以让 SP 把自己的联系电话留给对方。这样，会让新人在做出决定前了解更多的相关信息。

如果项目开展比较急，而推荐人联络又不很及时，这时你可以征求推荐人的同意，自己主动打电话给被推荐人。

通过代理机构招募

在某些情形下，需要采用其他方式招募 SP。其中最常见的情况是，你刚刚建立起一个 SP 项目还没有形成 SP 人员库。此外，即便那些已经建立起来的 SP 项目，也未必能通过推荐方式补充进足够的新鲜血液，因此下面介绍的方式会有一定参考意义。

一些代理机构或组织（例如，当地的戏剧表演团体，或者退休人员协会等）有时会要求你向他们提供一些具体要求，以便能刊登在他们内部的通讯上。如果出现这种情况，就要留心你提供的信息。我们建议，要避免出现案例的细节描述，因为过多的细节反而会让人望而却步。另外，所有的 SP 培训资料都应严格保密，你肯定不会希望那些没有加入你项目的人掌握案例内容。下面列出的是有关招募海报的最基本内容：

- SP 项目的简短介绍
- 对病人角色背景和身体特征的具体描述
- 对案例的一两句简单描述
- 联系截止日期
- 需要提交姓名与联系方式
- 其他个人信息：
  - 个人简历
  - 为什么对 SP 项目感兴趣
  - 是否与项目所属的机构有联系
  - 一张个人照片

通过报纸或通讯进行招募

采取这种方式的最大好处在于可以充分挖掘对 SP 感兴趣的人，避免其他方式的局限。通过报纸招募，有如下两种类型：

（a）由 SP 项目发布广告，
（b）由记者撰稿，介绍项目或采访 SP。

报纸或通讯受关注度越高，就越有机会招募到合适的人员。例如，你需要找一个老年男性来扮演一个有关老年医学的案例，你就可以联系当地的老年人中心，将相关信息通过他们的通讯进行发布，来确保应聘人员年龄符合要求。报纸的流通量越大，你得到的回应就会越适中。因为，你可能会接到大量电话，有的可能非常古怪，有的可能仅仅是好奇，而有的确实是真正符合要求。如果机构位于一个大城市，你可以要求通过邮件联系，而避免这种电话困扰。

无论如何具体利用报纸，都要保证应聘者提供如下信息：

- 一张照片
- 一份关于表演经历或相关经验（例如教师或便衣警察等）的简历
- 个人陈述
  - 对 SP 项目的理解
  - 为什么会对病人模拟感兴趣
  - 自我进一步介绍（留出开放性问题，以便发现应聘者的亮点）。

总之，通过收到的反馈信息，你最终会确定将联系谁。

通过与健康相关的团体进行招募

此外，通过与健康相关的团体或组织进行招募也非常有意义，因为这些组织成员一般关注一类特定健康问题，例如关节炎、糖尿病、高血压控制等。但是，招募这些组织成员，要有特别的考虑：

- 有精神障碍的人士。如果在教学活动中，可以让这些人士作为真实病人面对学生。但是，作为 SP，任何人只要做不到按照案例框架进行表演，并且给予学生建设性反馈意见，就不能成为 SP。另一方面，那些向精神障碍人士提供照护的人员，往往能作为 SP 优秀地完成教学与评价工作。这是因为，他们能表演出其他人无法体验到的细节。因此，你可以在针对特定疾病的照护者团体中来进行招募，例如老年痴呆症代言组织。
- 有身体残障的人士。有身体残障的人士往往具有某些他人难以模拟的身体特征，例如关节肿大、心脏杂音、肝大、肌肉萎缩、心动过缓等。但是，如果聘用有身体残障的人士来作为 SP，在招募时有一些问题需要想清楚。要搞清楚，这些人士的残障是否会影响到案例在某些情况下的表演。这些人士在表演中能否将个人经历剥离出来，进而把握住 SP 案例中的人物要求？此外，也要考虑到这些人士的身体情况，是否有耐力来保障表演工作。这些人士是否能撑得住高强度的表演要求？例如，在三四个小时内，一个真病人是否能和 8 名同学分别进行 8 次晤谈？

- **终末期病人。** 如果要聘用处于终末期的病人来扮演特定案例，要提前进行深入的交流。例如，有一些肾衰竭的病人希望分享他们的病痛体验，以此来贡献医疗群体。但是，聘用这些需要透析的病人在教学中谈论他们的患病经历，与聘用他们成为 SP 参与临床技能评价工作，有明显不同。在教学中，经本人同意，只是与终末期病人就那些令他们痛苦的话题进行讨论，但是在 SP 评价中，却要求针对相同话题进行解决。

此外，有些患有艾滋病（AIDS）、癌症、慢性阻塞性肺疾病（chronic obstructive lung disease，COPD）或其他疾病的终末期病人，他们自认为已对死亡处之泰然，但通过面对学生扮演 SP 的过程，他们内心的恐惧感可能又被重新唤起。这一点对参与 SP 的所有人都是一项挑战，对这些终末期病人尤其如此。

对于这个挑战，不仅仅出现在终末期病人身上。有时出乎预料，SP 也会发觉案例角色非常贴近个人的经历，例如：

有一名刚被聘用的 SP，来扮演一名患有十二指肠溃疡的年轻妇女。在这个案例中，这名年轻女性怀疑自己被误诊，认为实际得了胃癌，因为一年前她的母亲就是因为胃癌去世。这名 SP 似乎对这个案例很得心应手，在培训中就进行了逼真的表演，但在正式考试的第二天，当她不在表演的时候，突然变得疏远大家、沉默寡言。尽管她的表演和核查表完成得非常出色，但很显然这其中有一些蹊跷。后来，我们了解到，这名 SP 的父亲同样在一年前死于胃癌，去世的医院恰好是目前进行考试的医院。于是，我就问她，为什么不把这个情况告诉我们。她原来认为通过表演这个案例有助于帮助自己克服丧亲之痛，但实际上，在父亲去世的医院表演相似内容的案例，对她来说包袱太大了。

因为有这段经历，我们一般会问那些要表演终末期或者对病情有悲观估计的 SP 申请者，他们是否与案例内容相似的人生经历。如果得到肯定回答，我们会进一步询问 SP 要表演这个案例的动机，同时也要判断如何才能使 SP 与培训项目各自利益的最大化。我们认为，不要对全部有相似经历的 SP 予以简单拒绝。因为，有些 SP 正因为感受过终末期疾病，才会能将案例表演得非常出色。

当然具体情况还要具体分析。我们需要了解案例内容与 SP 真实生活之间的联系，这一点对塑造逼真的表演非常重要。就前面那名年轻女士而言，我猜测几年后当她再次表演相同案例时，可能会将父亲的经历作为塑造逼真表演效果的源泉，而不再受情感困扰。对她来说，只是时机不对。现在来说哀痛过去不久，并且又再次体验，也是人之常情。

从志愿者组织中招募

此外，你也可以从与医疗或案例特定内容相关的志愿者组织中进行招募。例如，案例的人物是一个中年妇女，她是当地动物园的一名讲解员，这次就医原因是由于慢性咳嗽。那么，你完全就可以从当地动物园进行招募！

从演艺学校进行招募

最应该考虑的招募对象就是职业演员。除了表演技能的优势外，演员们的另一特点就是时间灵活，因此可以保证试演和表演的参与。

从其他时间灵活的职业群体中进行招募

对那些时间灵活的群体而言，他们是招募 SP 的重要来源，例如：消防员、警察、居家父母、中小学教师、大学教师等。

教师，往往能成为高效 SP。好的教师是天生的演员，他们具备良好的沟通能力，也知道如何给出有效的反馈意见。在辅导过程中，培训 SP 如何给出有效反馈有一定难度，但教师由于已经能拥有这项能力，使得这部分工作变得很容易。

招募流程

在 SP 培训开始前 6 到 8 周开始招募

如果考试包括 8 个以上的案例，你就必须留出 6~8 周的时间来组建 SP 队伍。如果 CPX 规模较大，超出 SP 人员库的储备，就有必要进行人员补充。即便考试内容年复一年都非常近似，也要考虑到以前的 SP 会发生一些变化。

你要提前计划一下招募的时间，尽管目前一切顺利，也要留出几周时间以应对一些突发状况。一般来说，最好留出比你原计划更多一些时间。不然的话，迫于时间压力，在人员遴选上你可能不得已而求其次。如果结果不佳，你很容易去为自己寻找一些借口："可能试演中我头脑不清醒，""他不能顺利填写核查表，这以后会改进，""她对体格检查的不适应，应该不会影响她的表演，"或者"那个年轻人虽然看上去比较叛逆，可能相处起来没那么难。"总之，你的判断建立在很多推测基础之上。我们可能很多人都曾陷入过这种令人不悦的情形。一些年之后，在我无数次地和那些不是我最青睐的 SP 工作过之后，我抛弃了那种"假定对方合适"的方法，而转向信赖个人直觉。说起来容易，做起来难，特别是我对某个申请人还存在疑虑的时候。通过直觉来判断并非易事。我们会经常怀疑自己，特别在有时间压力的时候。我之所以会转向依靠直觉，就是因为这些年来在招募工作中犯下了很多错误。

为了节省时间，通过电话进行招募

当你决定要采取电话面试的方法，要做到如下几点：

- 介绍 SP 项目，并说明 SP 将要扮演案例的特定目标。

- 问清楚对方是否对这项工作确实感兴趣。在通话不久就询问这个问题，以便节约时间，并且处于礼貌的考虑。

- 鼓励申请人提供相片和简历，以及一份书面说明为什么要申请加入 SP 项目。

- 鼓励申请人充分表达，以便对其有更全面的了解。询问对方如何知道 SP 项目。了解为什么会对 SP 工作感兴趣，是什么原因促使其申请加入。

- 了解申请人对医疗行业的总体看法，是否有一些负面的经历。如果你直接提出这个问题，申请人可能会揣度你希望得到正面的答复，从而曲意逢迎。因此，如果你相信申请人将会在交谈中提及自己与医生或其他医务人员的交往经历，你就可以等待这个时机的出现，然后让对方具体讲讲个人的经历。但是，如果对方并没有自然过渡到这个话题时，你可以采用中性的提问方式，"能否谈谈您和医疗群体打交道的经历？"我建议最好不要聘用和医生吵过架，或者对医疗群体有明显负面情绪的人，因为他们可能会将个人成见和情绪带入到 SP 工作中。但是，在你做出排除某个申请人之前，我同样建议要仔细倾听对方所说的这个负面经历，以此来判断对方是否已经走出了那段情绪阴影，是否能将这段经历建设性地转化到 SP 表演和提供反馈意见中。

- 判断申请人是否能保证培训和表演的时间。你可以直接问对方时间安排是否灵活，从而要保证参与培训和投入考试工作的时间。

- 向对方说明体格检查的要求。尽管当前招募的案例只涉及病史采集，但考虑到将来可能会作为推荐人，也有必要询问对方对下列事项的看法：
  - 穿着病号服。
  - 要被进行体格检查操作。如果有些体格检查要求暴露某些身体隐私部位（例如在女性身上做心脏检查），要让申请人在试演前确定明白考试中身体暴露的必要性。要让申请人清楚了解并同意，医学生将会在其身上进行必要的体格检查操作，这些操作内容可能不会在培训材料或核查表中具体写明。

- 在试演前介绍部分案例内容。许多申请人会让你介绍案例的细节，以便他们能在试演前进行准备。这个要求是合理的，因此你可以在电话里给出如下内容：
  - 你希望申请人在试演阶段能表演出来的医疗问题，例如背痛、糖尿病、头痛等。
  - 病人的情绪状态以及就医时的心理。
  - 病人的个人信息背景（背景故事）。

在了解这些信息之后，申请人可以在试演前做一些准备。有些申请人甚至在试演时会穿着自己为病人角色特意选定的服装。这些准备工作是有价值的，可以反映出申请人对 SP 工作的认真程度，以及他们是否具备成为 SP 的资质。

- 告知所有的申请人，在试演之前，每个人都会被当场提供一份案例概要。与原先在电话中被告知的内容相比，这份概要关于病人的信息会更为详尽。

- 告知申请人关于摄录的安排。要让所有人都知道，培训、模拟考试以及所有 CPX 等全部的晤谈过程都会被摄录下来。要让大家知道，摄录的目的纯粹是为了数据分析之用，如果对方对这个要求难以接受，可以将其从申请名单中删除。

- 核查案例中关于人物的所有背景信息。确保申请人在年龄、体重和种族等方面符合要求。搞清楚申请人是否有任何医学问题，包括身体疾病、手术经历、伤疤等会对案例有干扰的因素。

- 调查清楚申请人与项目所在医学院的学生之间，是否原先认识或已建立起人际关系。然后，要判断这种人际关系是否会对项目工作有负面影响。

• 交代报酬事宜。要让申请人知道，参加培训和考试工作都会获得报酬，然后要询问申请人是否接受酬金的额度。如果申请人对报酬不满，可以考虑排除此人选。

　　你可能在电话中会告知对方每小时的酬金。但为了避免误解，告知对方每次培训和考试活动的支付时间是一个明智的做法。下面的例子就说明了，采取这种方式的重要性。

　　假设，你让 SP 在考试中每次表演 3.5 个小时，但是，在每次表演前你都要给他们 0.5 个小时进行准备，表演完成他们还要花 15 分钟向你汇报。因此，你将付给他们 4.25 个小时的报酬。然而，如果你不向他们解释支付时间的总额，有些 SP 就会认为他们在场的每一分钟都应获得报酬，有些人甚至认为往返路途的时间也在补偿范围内。

　　关于报酬问题，一个比较好的方式就是，在最后确定人选之后，以书面形式来进行确认（参见附录 B1）。这样沟通清楚明白，一旦出现误解你也有依据可凭。

• 安排申请人进行试演。如果申请人符合初步要求，你就可以安排一个时间让其前来进行试演。如果你不能立即决定申请人是否适合 SP 工作，你也要让对方知道，在与团队其他成员（例如，辅导助理、CPX 咨询委员会、教师顾问）商量之后，你会打电话通知最终结果。

　　<u>最后一点提醒</u>：招募可能会一直延续在试演过程中。因此，如果直到培训开始，你仍然在招募，也不令人意外，尽管这不符合你的计划。作为招募的一部分，你还可以询问参与试演的申请人，让他们推荐其他适合从事 SP 表演的人选。

试演

试演这个词被定义为"演员进行的试验性演出，目的在于证明自己具备角色适合性或表演技能"（American Heritage Dictionary, 1997, p. 90）。SP 辅导员通过试演，除了能鉴定申请人的表演能力外，还有其他的原因。我们还要判断申请人是否具备作为 SP 的其他资质，包括精确完成核查表，给予适当口头或书面反馈意见的能力。因此，试演的流程就有了重要的意义。曾经一名负责选角的导演这样评论试演，"没有人能提出一个更好的选角方式。如果你能想到，请告诉我们…… 当然，这种方法不是无懈可击，你怎么能让如此主观的方式能保证确定性？ …… 但是，这却又是我们仅仅能够做到的方式"（ Shurtleff, 1978, p. 22 ）。

小型表演，是鉴别申请人相关技能水平的最佳方式，主要体现在三个方面：（ a ）扮演能力，（ b ）保证精确性的能力，（ c ）给予反馈意见的能力。试演这个过程，既可能成为每个人宝贵的经历，但也有可能一片混乱、没有益处，反而挫败参与人。导致这种差异关键要看两个重要方面，一是组织，另一个就是态度。也就是说，要看试演的组织管理，以及工作人员对申请人的心态，这是试演是否成功的关键。

试演的基本方法

由于试演是发现并确定 SP 申请人的重要方式，我提供如下指南供参考。

何时安排试演

当申请人达到足够数量时，可以立即开始试演流程。如果案例比较简单，有四个申请人就可以组织一次试演。如果案例涉及身体模拟或者有复杂的表演要求，你可以考虑安排三个人进行一次试演，以便与每名申请人有更多的接触时间。

尽量将适合同一案例的申请人安排在一起

如果有多个申请人看上去比较适合同一案例表演，你可以考虑将他们安排在一起进行介绍和遴选，虽然这种情况不多，但这么做将提高工作效率。通过这种方式，你可以在同一试演流程中比较不同的表演效果，而不是依靠回放录像或者多天之前的记忆。

试演要在正式培训开始前至少一周完成

在培训开始前至少一周，你应该完成最后的 SP 遴选，通知那些被选上的申请人安排第一次培训。

营造一个舒适有效的试演环境

试演的目的是要为每一个案例确定最合适的人选，因此，一个组织良好并且氛围友好的环境，将有利于这些申请人发挥出自己的最佳状态。因此，对申请人提供支持和帮助将非常重要，你的团队成员必须要明白这一点。知名戏剧出品人兼导演哈罗德·普鲁斯（Harold Prince）在招聘自己的助理时，要求对方要"爱演员，能理解演员求职的艰辛……能为演员着想，希望每个演员都能得到那份工作"（Hunt, 1977, p. 172）。

硬件环境比较容易营造，但是很多人容易忘了试演的目的是为了找到最适合表演特定案例的那个人。在你进行安排准备的过程中，或者当你感觉压力很大时，你可以反问自己，"目前的安排是否有利于让每一名申请人表现出最佳状态？"

要能体会申请人在试演中的实际感受

在美国洛杉矶，负责马克·塔波论坛剧院（Mark Taper Forum）选角工作的戈登·亨特（Gordon Hunt, 1977），曾写过一本书叫《如何试演（How to Audition）》。他曾在书中生动描述过申请人在试演时的实际感受：

你坐在走廊或等候室坚硬的金属座椅上，手掌上都是汗，心跳提高了三倍。一种恐惧感似乎堵在你胸前，然后又落到胃上，接着又撞回到胸上。你的嘴里发干。你的手在抖，当你站起来时，你的膝盖也颤了起来。你的呼吸开始短促起来，身上开始出汗，脑子一片空白。你感觉自己的命快到头了，但是除了你自己，没有人在乎。这时候，死反而是一种解脱。

以上所描述的感受，并不是将要被审判的战犯，也不是一个等待生死诊断结果的病人，更不是一个将要被判极刑的囚犯。这就是你的真实感受。这个对你来说生死煎熬的过程，就叫试演。

Hunt敏锐地捕捉到了人在试演时的普遍心理感受。无论是谁，无论有无表演经验，无论是否参加过试演，无论是社区剧社、百老汇、电视台还是好莱坞，都是如此。同样，在等待一个SP角色时也没什么两样。试演除了每个人都会有的焦虑感外，也是一个"可能遭受羞辱的过程"（Hunt, p. 172）。不管环境氛围如何具有支持性，申请人总是难以逃脱被拒绝的结果。

在使用新案例前一定要进行试演

即便我们打算聘用原来合作过的SP，仍然很有必要让他们重新试演新的案例。我们很难确定有经验的SP是否也能演好其他案例，因为不同的案例对人格特征或情绪表现方面都要求不同。

保持开放的态度

刻板选择角色，对申请人和我们自己来说都不公平。有时，一些SP被排除只是因为我们觉得他们只适合扮演某些特定角色。事实上，可能由于我们先入为主的想法，而失去了一个好的SP申请人。如果这种情况经常发生，可能会让申请人的表演水平得不到提升，因为他们将失去很多拓展角色和表演技能的机会。

在试演阶段，SP表现出来的能力水平经常让我出乎意料。这是因为，我觉得和他们工作过，就先入为主地判断他们的能力范围。我之所以会出乎意料，不是因为这些SP的水平比原来突然有了进步，而是因为我们平时没有给他们机会，让他们去充分开发自己的表演天赋。

不要对申请人抱有刻板印象。有时，我们认为一个人非常符合某个特定角色，但事实却证明根本是个错误。因此，如果我们对参与试演的申请人持有先入为主的看法，我们就很难保持开放的态度，从而错失了解他们其他能力的机会。

试演每次不要安排超过4名申请人

在安排一次试演的人数时，要考虑尊重申请人的时间（记住，试演不提供报酬），也要考虑工作效率。如果一次安排很多申请人进行试演，他们就不得不花费很多不合理的等待时间。

摄录下每次试演过程

对每次试演进行摄录非常重要，因为：

- 这些录像将试演过程记录下来，你可以进行分析，并有助于遴选委员会做出选择。
- 这也表现出你对试演的严肃态度，申请人知道你会通过他们的表演进行分析判断，而不是仅凭记忆。

试演中绝对不要暗示申请人是否会选择

Harold Prince 曾经描述过在试演中我们会很容易"误导"申请者：

> 演员会觉得自己将得到这份工作，因为你对他非常友善，理由只是你对他的表演鼓了掌……这看上去既不诚实也很滑稽，同样，你对演员态度不好也不行。总之，你得小心翼翼。（Hunt, 1977, p. 173）

这里的要点是：既要平易近人又要客观诚实。其实最简单的方式就是你要称赞每名申请人，对每个人都亲切有礼。另外，如果你让申请人认为自己将获得一个角色也不恰当，事实上你都不知道谁会被最终选择。因此，一句简单的"谢谢你"，同时告知申请人结果的发布日期，就足够了。

即便对你对某个申请人特别满意，这时也不要轻易表态。遴选应该在所有申请人都完成试演之后再进行，理由如下：

- 事实往往超出想象，经常会出现后来者居上的情况。
- 我们的标准会随着试演进行调整：例如，我们会将特定体型成为选择标准，因为大多数申请人都具有相同体型。或者，我们会按照角色年龄范围的上限进行选择，而不是下限。

每个人都需要时间去思考

给予申请人一定时间让他们对案例进行思考，包括临床检查的要求、报酬以及参加培训和表演的时间要求等。有时，申请人在试演时很兴奋表示接受角色，但随后又以种种个人原因决定放弃。

申请人试演时表现出色，而不表态聘用其实很难，每次我都尽量克制自己的冲动。为了提醒自己，我总要在试演文件袋上写到"现在不是时候！"

试演的安排

一次试演一般持续 1.5~2 小时。不要占用申请人的时间超过 1 个小时。如果你计划让申请人试演几个案例，就要单独为他们留出额外时间。实际上，如果你估计试演时间比较长，安排 3 名申请人就足矣。

建议的流程安排

下面列举的这个流程安排，是根据一个内容简单的单人案例进行设计的：

10 分钟：　SP 辅导员进行简介，让申请人填写"标准化病人档案表"（参看附
　　　　　录 B2 ）。

10 分钟：　让申请人阅读专门为试演准备的案例和核查表概要（参看附录 A10
　　　　　和 A11 ），并询问问题。

40 分钟：　正式试演，每人 10 分钟。

20 分钟：　SP 辅导员与助手进行讨论。讨论记录要保留在申请人的档案资料
　　　　　中（可以在每名申请人结束后进行，也可以最后一起进行），每人 5
　　　　　分钟。

10 分钟：　预留时间，用于那些需要辅助的申请人。

1.5 小时：　试演的总时间（每次试演之间至少给自己 30 ~ 45 分钟，来进行总
　　　　　结和准备）。

布局设计

试演需要两个房间。一个房间要能容下所有申请人和工作人员进行介绍
活动，这个房间（最好是一个小会议室）也将用于申请人填写表格，拍摄照
片以及等待。另外一个房间是试演区，至少要能容下三个人（申请人、辅导
员和助手），一台录像机，以及一个检查桌或轮床（用于复杂的体格检查模拟
案例）。

人员安排

如果可能，我建议有两名工作人员来协助你完成试演：一名助手在试演中
进行协助，另外安排一名项目管理员来负责行政事务，包括接洽送往申请人。
下面列举的是他们的工作任务：

1. SP 辅导员。辅导员需要总体介绍，并且尽可能参与到每一名申请人的试演中。
2. 助手（观察员）。这名成员负责：

- 负责环境安全，以证人角色"保护"申请人。这个角色在体格检查模拟
　试演中特别重要。
- 负责编辑影像文件，并根据申请人制作出一份 DVD。这项工作将有助于
　在试演结束之后，辅导员可以随时调出每名申请人，比较他们的表演，
　确证你们的选择依据（不用依靠记忆或笔记）。

- 负责调适设备，为每名申请人摄像。
- 在辅导员与申请人进行面试时，负责填写核查表。（这样可以让辅导员专注于申请人的试演。）这份核查表将用于辅导员比较不同申请人之间的信息（参看附录A11）。
- 在每名申请人试演后或最后，和辅导员讨论申请人的表现，并在档案表格中进行记录（有些辅导员倾向自己做这份工作，参看附录B2）。

3. 管理员。除了接洽申请人，管理员还负责：

- 为每名申请者拍照。如果能在试演阶段就把相片打印出来最好，这样有助于你记住申请人的长相。数码照片还可以存进你的SP数据库中。
- 确保申请人填写完成档案表格，以及场记牌。如果没有一套数码摄录系统，最简单的方式就是让申请人将自己姓名用记号笔写在纸上，当做一个场记牌。在试演开始时，由助手开始摄像，同时让申请人报出姓名，并将场记牌冲着摄像头。由于场记牌在快速播放时，很容易识别，因此很容易找到某一个试演片段进行分析。
- 将每名参加试演的申请人的场记牌、照片和档案表格进行归类。
- 招待申请人，在等待期间回答他们的问题。在这个阶段，辅导员不在，管理员可以接触这些申请人，从而判断他们是否好相处，便于合作等。
- 送走申请人，并告知他们得知是否录用的时间。

　　助手和管理员都不是SP培训项目的固定人员。选择他们的主要标准就是看是否对协助试演感兴趣，能理解试演的目的，以及沟通能力，以便帮助申请人发挥出最佳状态。

遴选委员会

　　组建这个委员会的目的就是向SP辅导员提供可靠博学的顾问，他们可以就是否取舍某位申请人提供一些建议。这个委员会可以只有你和另外一名辅导员，但也可以包括另外一些顾问，例如案例作者或CPX咨询委员会的临床医生。

试演材料

　　在试演时，要准备好如下重要材料：

SP 档案表

这个表中应该囊括 SP 的基本信息，以便你能对每名 SP 进行保存管理。你可以把这些信息保存在一个选角册子中（参见下一部分），但最好还是把这些信息录入电脑数据库，这样做会有助于你更新信息，并追踪 SP 的表演。一旦这些信息进入到数据库中，你就可以通过姓名来管理所有的 SP，来分配具体案例，以及安排培训等事宜。

SP 档案表的最后一部分是对申请人的书面评论。在这一部分中，辅导员或助手将会对申请人试演的讨论结果进行记录。这些书面评论将辅助记忆，来确定最后的选择结果。

无论申请人是否携带自己的照片，管理员也应在等候试演期间为所有申请人拍摄一个头像。这些照片要比申请人自己提供的照片更好地反映出他们的身体特征。要将这些照片和档案表放在一起，以便最后遴选时使用。

选角的辅助手段

这里介绍一些辅助手段，有利于在选角过程中提供一些参考。

- 照片墙。试演时，你可以在一面墙上贴出表现突出的申请人的照片，同时将照片与相应案例之间进行连线。这种照片墙有提醒功能，有助于遴选工作。这种方式会明确显示出最后的人员安排，当你同步有多个课题时，会有很大帮助。
- 选角手册。在遴选申请人的过程中，你可以将档案表格、照片，以及个人简历都装订在一个选角手册中。这样，通过观看照片和试演时的笔记，你就可以随时在脑海中分析申请人以及可能安排的角色。你也可以将那些对 SP 项目表示过兴趣的人照片放在手册中，尽管还没有合适的案例给他们试演。你还可以将手册录入电脑数据库。这样，同时有电子版和纸板信息，将会提高工作效率。

案例概要

没有病人的角色信息，申请人就无法进行表演。那么，好像最简单的方法就是将案例培训资料提供给申请人。但是，我们认为将全部的培训资料在试演阶段给予申请人，并不是明智的做法，原因有两个：

- 在医学教育项目中，这些培训资料是很重要的资源，特别是由于内容涉及临床技能考试；因此，这些案例内容必须保密，不应该随意给予还没有正式加入项目的人员。

- 培训资料也不应该透露给那些还没有被遴选上，尚未接受培训的人员。如果在试演阶段给出，由于案例信息量太大，也会消耗时间，影响效率。

我推荐的方式是在试演时准备一份案例概要（参看附录 A10）。这份案例概要的内容主要是依据要表演的案例。这份概要可以是几段，也可以是两三页，在试演介绍时提供给申请人。案例概要应该包括如下内容：

- 病人就医的主要原因，病人如何回应医学生的开场白："您今天为什么来看病？"
- 关于现病史的一些信息。
- 病人就医中的情绪状态。
- 关于病人的其他背景信息（有利于申请人理解病人就医的原因）。

一份删减的核查表

除案例概要外，申请人还应得到一份经过删减的，只涉及病史和体格检查部分的核查表（参看附录 A11）。在试演阶段，你只需要判断申请人是否具有使用核查表的能力，因此核查表只需要涉及病史部分即可，这一部分是扮演病人角色必须掌握的基本内容。通过使用这个删减后的核查表（申请人需要在试演后完成病史部分的内容），以及试演案例，你要判断申请人：

- 是否能将核查表内容与医学生表现进行关联。
- 是否能精确观察并记住晤谈的细节。
- 是否能充分理解核查表每个项目的意义。

如果试演申请人是首次接触 SP 工作，你就要鼓励他们针对核查表中关于体格检查的项目提出任何问题。如果某些身体特征需要模拟，就要问申请人是否能实际模拟出这些特征。不然的话，试演就没有必要涉及体格检查以及相关核查表内容的完成。（下文还要探讨这个问题。）

向试演申请人进行内容简介

内容介绍环节的安排

当申请人到来后，就收集他们的相片和简历；让他们填写 SP 档案表格以及场记牌。另外，即使你在招募时已经询问了表格涉及的所有问题，但还是建议让你的助手或管理员浏览一下表格内容，看看是否有什么有利于试演的信息，应该提前让你知道。特别要注意是否有瘢痕或者其他身体病理特征。当申请人在电话中回答这些问题时，他可能不会想到他从小就患有的慢性病或者多年前手术遗留的瘢痕，但当他来试演并填写表格时，情况就出现了。例如：

在招募时，有一个老先生提到他身体唯一的特征就是背部下方有一些问题（后来我们了解到，他当时最关心背痛的问题）。然而，当他前来试演并填写身体特征的表格时，他提到有阑尾切除手术留下的瘢痕。我们招募这个申请人来试演的是一个腹部疼痛的案例，需要涉及体格检查内容，但是他这个瘢痕会干扰到案例的目标，因此我们将他予以排除。

由此可见，在试演具体案例前，对这种信息的掌握非常重要。针对这个案例，有几种解决方式：（a）继续让申请人扮演原先的案例，以便为今后的课题进行准备；（b）如果你有另外一个适合该申请人的案例，你可以让他换一个病号服，进行试演新案例；（c）你可以感谢这名申请人，告知他如果今后有适合的案例会打电话找他。

在介绍环节应涉及的信息

有些在介绍时涉及的内容，可能你已经与申请人在招募时进行过讨论。看上去，这有些多此一举。但实际上，重复这些关键信息非常重要，因为有时申请人在电话中没听清这些问题，有时就像上文案例一样，忘记告诉你这些重要信息。下面列出的就是需要简要解释的内容：

- 关于案例。要解释他们将要试演的案例，与医学院整个课程中涉及临床教学或评估的关系。

- 关于摄录。要让申请人知道摄录是试演的标准程序，录像会提交给专门负责遴选的委员会。

- 关于**体格检查**。要解释大多数案例要求医学生在 SP 身上进行体格检查操作，同时有些案例要求 SP 模拟体格特征（举例说明），因此 SP 将会穿上病号服表演这个案例接受体格检查，这个过程会被摄录下来。要向申请人再三确认是否对这个要求有任何问题。不止一次，有申请人告诉我们，他们虽然知道需要进行体格检查，但是却没有想到要穿病号服。

- 关于**时间要求**。要向申请人再三确认培训和表演的时间。一旦有申请人提出，先前确认好的日期不能前来时，你就要考虑时间冲突的严重性，并决定是继续试演还是让申请人等到个人时间符合要求时再来试演。

- 关于**案例概要与核查表**。要向申请人提供案例概要和经过删减的核查表，解释核查表上的内容与案例之间的关联。要强调，不能主动提出核查表上内容，只有对方问到才能提供相关信息。要说明，核查表在评价医学生能力方面的重要作用。

- 关于**精确性的要求**。要让申请人知道，需要他们基于临床晤谈的过程，准确完成核查表，这与表演能力同等重要。让他们了解，试演的一部分就是要在晤谈结束之后立即填写一份经过删减的核查表（参看附录 A11 ），要在离开之前交给 SP 辅导员。

- 关于 **SP 在医学教育中的地位**。可以在申请人等候期间，发给他们一些关于 SP 的介绍性文章，以便让他们产生对 SP 的一个大致印象。文章的出处最好是当地报纸，如果找不到，可以利用大量发表的论文，介绍 SP 对培养下一代医生的重要作用。你可以从《纽约时报（ *The New York Times* ）》《芝加哥论坛报（ *The Chicago Tribune* ）》《洛杉矶时报（ *The Los Angeles Times* ）》等报刊选择文章，也可以通过附近大城市中有 SP 项目的医学院中寻找资料。

- 关于**试演**。向申请人简要介绍试演的内容要求，见下文。

试演

在试演环节，你的注意力都集中在谁最符合案例要求的体格特征，谁最能逼真地扮演患者。但与此同时，也要注意申请人是否具备如下资质：

- 接受导演的能力。
- 理解患者的敏锐程度。
- 避免主动透露核查表信息的控制能力。
- 完成核查表的精确程度。
- 回应核查表上缺失内容的应变能力。
- 特定体格特征的模拟能力。
- 与你和助手的沟通能力。

试演环节时间分配

对申请人的晤谈试演不会超过 2~3 分钟。10 分钟余下的时间，用来进行辅导，填写核查表，讨论和交流，如果有必要，进行体格检查模拟。

试演的具体安排

SP 辅导员对案例理解得最透彻，也最清楚哪种申请人最符合要求，针对他们有如下建议：

- 让申请人单独进入试演房间。你和申请人打招呼，同时由助手处理档案表格、照片和简历。
- 通过简单交谈开始试演。交谈的内容不应与申请人要扮演的案例相关。这样做除了能有助于申请人放松，你还可以通过交谈达到其他目的，其中最重要的一点就是感觉一下申请人的整体风格，你是否愿与他进行合作。最开始的交谈可以通过你招募时，在电话中曾经问过的一些问题开始，例如：
  — 对 SP 工作是怎么理解的。
  — 和医生交往的经历。
  — 是否和这所医学院的某人认识。

问这些问题时要随意，可以使 SP 自如回答而不去揣度你提问的目的。如果申请人和任何学生有关系，将会把自己置于复杂的情境中。一般来说，SP 愿意和别人分享自己做标准化病人的经历，这在 SP 参与教学时，还不构成太大问题，但一旦进入到临床技能考试阶段，问题就来了。因此，安全起见，为了不把申请人置于这种尴尬的处境中，就不要聘用那些和医学生有关系的申请人。

　　如果申请人在回答上述问题时，让你感觉不舒服，也不要让他们知道你的反应。最好还是通过试演，再观察一下申请人的能力，比较全面地做出判断。

- 做好试演的准备。询问申请人是否对案例有任何不清楚的问题。提示试演的关键内容：
  - 简单晤谈（申请人扮演病人角色，你扮演医学生的角色）。申请人会经常担心自己是否把案例事实都正确地表演出来。因此，你要让他们知道，你关注的不是案例事实，而是他们表演的真实程度。在培训阶段，将专门培训如何表演案例事实。
  - 完成那份删减后的核查表。
  - 和申请人分析核查表。

- 让申请人告诉助手什么时候可以开始试演。要让申请人来掌控开始时间。记住，如果你不是使用数码摄像机，申请人就得在试演开始时冲着摄像机报出自己的名字和举着场记牌示意。有些申请人需要准备一下才开始，而另一些申请人则可以立即表演。

- 不要让与申请人的晤谈完美无缺。要使用开放式的问题，并不要将核查表内容都问到。因为，你希望申请人能够注意到那些没有主动问到的核查表选项。同时，你也希望看看 SP 是否能真正记住晤谈的过程，而不是在每个选项上都只选择"是"。

- 如果你对申请人的表现不很满意，你可以去和他们交流与辅导，再给他们一个机会。如果申请人表现没有达到你的期望，也不要让他直接离开。只要存在一些疑问，你可以在试演时和申请人探讨你对他们的观察结果。如果申请人的表演完全走样了，你可以中途叫停，说出你的想法。总之，不要过早地结束试演。因为，你的目的是想让申请人克服焦虑，展现出他们的最佳状态。

　　如果你看好的申请人没能达到你预期，你可以尝试分析他对病人角色如何理解。有时，试演表现不佳是由于申请人误解了你的预期。有时，申请人专注于核查表的内容，但你却想先询问一个核查表上没有的关键问题。或者有时，你只是希望申请人以另外一种方式来表现病人的情绪状态。

当然，无论出现什么问题，在试演时花一些时间对申请人进行辅导是很有价值的。通过这种方式，你可以更深入体会，能否与这名申请人进行配合，这也将有助于你做出最后遴选决定。

在进行辅导之后，再次重复这个案例晤谈，看看是否有所改进。

- 在试演晤谈结束后，立即让申请人完成核查表的填写。在填写完成之前，暂且不要交谈。（我建议所有试演的案例都要使用核查表，即使是为了教学之用。这样，你就可以了解申请人如何来展现案例中设置的学习要点。从而，在未来的临床技能考试中，也可以继续深化试演。）

- 关于模拟复杂体格特征的试演。一般来说，如果体格特征模拟很简单，例如腿部某个部分一碰就痛，是没有必要花时间进行试演的。但是，如果案例涉及复杂的模拟，例如复杂的神经系统病理特征或气胸，就要求申请人能够进行基本的表演。

  通过试演体格检查，也可以看看申请人对身体暴露或穿着病号服是否适应。通过这段试演经历，你会感觉出申请人是否适合这部分工作。在体格检查试演中，有一些要点会变得清晰起来（单凭口头描述有时难以想到），也会出现一些问题，例如：

  一次，一名有经验的 SP 来试演一个腹痛的案例，需要在整个过程中表现剧痛，但事后这名 SP 提出这给他造成了巨大的压力。另外一个女性 SP 通过试演才意识到，如果学生让她脱下胸罩做心脏检查，她就得照做。

  总之，在招募过程中了解申请人对某些体格检查内容感觉不适，比在培训阶段才发现要好。这里有一个原则：无论申请人是否对体格模拟存在问题，都要进行试演。

- 将申请人完成的核查表与助手完成的进行比较。你可以与申请人针对没有记录的选项进行讨论，这可以有助于判断他们的完成核查表的精确程度。因为申请人还没有经过培训，因此有必要让他们解释为什么没有完成某些选项。通过这种，你可以了解到申请人如何理解选项内容，是进行扩大理解还是仅从字面出发。另外，这也是了解申请人性格的一个机会，针对你的建议，申请人是从容接受，还是固执己见。
- 如果你对某个申请人的感觉比较复杂，你可以在他离开之前和他谈谈。

你可以在试演之后，直接在同一房间进行谈话。这将有助于让你自己明白，为什么会对这个人感到不适应，请参考下面的例子：

在一次试演中，一名申请人的表现非常出色，直到完成核查表时，我一直认为他肯定会是合适的人选。然而，他的回忆能力简直糟透了。因为这个人看上去聪明有悟性，所以我打算和他谈谈为什么前后表现会有如此大的差异。在简单交谈之后，他透露出个人压力最近非常大。根据这个信息以及交谈总体风格，让我觉得如果遴选程序允许，还是值得让他再进行一次试演的。如果没有发现这个状况，我们可能早就在他的档案文件中写上"只适合教学或示范性工作。"

- **感谢申请人前来。** 在试演结束后，要感谢申请人，要让他们知道什么时候会出选择的结果。这样做表明，无论结果如何。你都对他们的付出和时间表示感谢和尊重。
- **在试演完成后，立即与助手进行讨论。** 最好尽快讨论每个申请人表现的优缺点，以便强化对表演细节的记忆。你可以在下个申请人试演前的 5 分钟进行；或者，你希望让管理员也加入讨论，因为管理员一直在等候室观察申请人，那么你可以在全部试演结束后再组织讨论。
- **对试演做笔记。** 每名申请人的档案表格都有评论部分，把你希望记住的要点写在那里。这些即时的印象是遴选的重要依据。关于讨论记录的要点，在这里总结如下：
  - 申请人接受导演的能力。
  - 表演的真实程度。
  - 你是否喜欢和这个人合作，为什么。
  - 申请人核查表完成的准确度。
  - 哪些核查表选项没有完成。
  - 申请人对那些没有完成的选项的理解。

- **列出"表现最优的申请人"。** 只要首轮试演一结束，你就可以开始关注那些给你印象最好的申请人。你可能不想逐个观看所有的试演录像，因为这太耗费时间。所以，你可以只把那些出色的申请人挑出来，同时也把对他们的评论和照片找出来，这有助于减少遴选的工作量。

遴选

在为每个案例遴选出最适合的申请人之前，组建一个委员会将有助于你的工作。要保持委员会规模较小，这样能提高工作效率。委员会的成员可以简单到只包括参与试演的 SP 辅导员和助手，也可以包括可以提供咨询意见的相关顾问。要注意的是，这个委员会并不一定要经常开会。一般来说，当碰到某些难题，例如申请人有伤疤或病症是否会影响案例表演的标准性，这时给顾问打一个咨询电话是最常见的形式。委员会的成员也可以帮助判断，SP 辅导员对案例的修改意见是否必要，例如使用特定年龄范围之外的人员，或者使用培训材料中没有提出的其他文化背景的人员。委员会的顾问可以是 CPX 咨询顾问，也可以是其他感兴趣的临床教师，或者是负责考试数据分析的心理测量师。

委员会成员可以再一起观看试演录像并进行讨论，这样有助于你解决遴选的各种问题。另外，如果你已经拟定了最佳申请人的名单，会使这个过程更有效率。

遴选原则

这里给出的是关于最后遴选工作的主要原则：

- 选择最符合案例人物特征的申请人。
- 尽量选择体型或外貌接近的申请人。
- 比实际需要多选择一名申请人作为后备成员。
- 选择能够与导演配合良好的申请人。诚然，那些不需要额外辅导就能表演好案例，那些能逼真地模拟体格特征，那些能准确完成核查表的申请人是重点考虑对象。但是，一个申请人即便在这些方面都有所欠缺，但是却善于听从你的建议，能调整表演来达到你的预期，这才是最应该选择的人员。
- 选择能和你和睦相处的申请人。与其他标准相比，这个标准也同样重要。你将同被选出的申请人在一定时间内密切配合，他们之间也会互相协作。因此，你必然希望这些 SP 能保持关系和睦。任何人，无论他是一个多么优秀的表演者，只要总打断大家的讨论，或者说起话来滔滔不绝，或者与你工作风格难以协调，都会给大家的培训效果造成负面影响。

- 不要选择那些根本没有希望的人员。如果你选择那些本来就很矛盾的人员，那只能说你要自寻烦恼。如果你对某个申请人拿不准主意，那么宁缺毋滥。

通知申请人的方式

我始终认为，任何参加试演的人都应该得到回复。即使你的项目组人数众多，难以一一回复，我也鼓励你采取寄信的方式，或者至少通过电子邮件让申请人知道他们是否被选上。这样做是为了体现对所有参与者的尊重。通过这种周全诚实的做法，是要让申请人知道没被选上的原因，这样做会促进项目组的合作关系，并且推动了项目组工作的深入。如果你已经完成了遴选，就请参考下面关于如何告知申请人的建议。

通知被选上人员的方式

- 首先，给所有选上的人打电话。
- 要口头向对方确认，每个选上的人还都要继续参加培训和表演环节。不要想当然认为，申请人只要参加了试演就肯定会参加培训和表演。
- 和每名 SP 沟通时间，安排第一次培训。

通知落选人员的方式

- 通知那些落选的申请人。在当所有 SP 承诺参加这个项目，并且确定参加第一次培训后，再通知落选的人员不晚。不用非常急去通知落选的申请人，不然的话，你可能又要因为某个 SP 不能接受聘用，而你又得联系他们收回你最开始的落选通知。

如何向所有的申请人进行书面回复

- 如果回复对象为表演和核查表完成效果都令人满意的申请人。要让对方知道，他们目前只是进入到 SP 人员库中。因此，要强调他们还没有被最终选上，你还要对他们进行考察和排名。要让他们知道，有很多符合条件的申请人入围，接下来要对他们的录像进行评析，有一些人会被安排给预演时的案例。要提到，虽然他们的表演和核查表完成情况都令人满意，但最终的决定要涉及很多因素。要提到一年中会有很多工作机会，并且你已经将他们的照片和档案放在了工作手册中，如果有机会，将会进行合作。

- 对于那些表演令人满意但是核查表完成情况不佳的申请人。要告诉他们表演令人满意，但是核查表完成没有达到高度的准确性。因此，要告诉他们，如果有合适的案例，你就会让他们参与到教学工作中来（而不是评估）。
- 对于那些表演和核查表完成都无法令人满意的申请人。要对他们参与试演表示感谢，要让他们知道很多其他的申请人被选上表演他们试演的案例。要再次感谢他们的时间和参与。

遴选后的工作

在第一次正式培训开始前的那个星期，要完成如下工作：

- 确定第一天培训的日期，要保证所有表演同一案例的申请人都可以接受这个时间。
- 邮寄给 SP 如下资料，保证他们在第一次培训前数天能收到：
  - 培训资料，包括核查表以及核查表使用指南。（出于考试保密要求，不要发送这部分内容的电子版给 SP。）
  - 两份聘用函。
  - 一份关于录像资料的授权同意书（参看附录 B3）。
  你应该在邮寄资料的提示页注明，在第一次培训前需要完成：
  - 熟悉所有培训材料。
  - 准备针对案例的各种问题。
  - 签好字的聘用函以及录像资料的授权同意书。

鼓励 SP 在第一次培训前，给你打电话咨询任何有关聘用合同和授权同意书的问题。同时，你也希望能对 SP 有更多的了解。另外，有时 SP 在看到那些详细的培训预期时，会打退堂鼓。因此，如果在培训前能发现这个现象，你就可以消除 SP 可能存在的顾虑。如果 SP 决定退出，你也有时间来补充新人，不会耽误培训。

聘用合同

这份合同并不是一份法律文件。而是将你对 SP 的预期以及你与 SP 在口头上达成的一致意见，利用文字记录了下来。聘用合同的主要内容，应包括：

- 关于培训：
  - 培训的次数。
  - 关于每次培训的大致内容。
  - 在培训阶段，需要向 SP 支付的费用总数。
- 培训的地点，包括停车的安排。
- 表演：
  - 对 SP 表演的日期时间要求。
  - SP 参与培训以及参与考试事务所应得的报酬。
- SP 同意对培训全程进行录像，并且接受 CPX 咨询委员会对培训表现的评判。SP 应该被书面告知，如果他们的表现不能达到咨询委员会的标准，他们可能随时被解除聘用。
- 对病人案例的所有权（可选）。
- 要求 SP 签名确认。
  - SP 签字表示同意聘用合同中的所有内容。
  - SP 签字声明与任何考生都没有联系。

录像资料的授权同意书

在任何与临床技能评估相关的工作中，录像都是必要条件，因此 SP 需要签署一份文件来表明已经授权同意进行录像，并且声明该录像资料不能用作其他用途。

如果 SP 没有被充分地告知，将会引发很多问题。因而，根据具体需要，制作一份授权同意书可以满足多种目的（参看附录 B3）。同时，你要告知 SP，如果有任何人打算在授权书规定范围之外使用录像资料，都会首先去征得 SP 的同意。

在培训前的最后注意事项

在正式培训开始前的一到两天，给所有的 SP 打电话，再次提醒他们培训的时间和地点。同时，提醒他们提前考虑时间，以便在第一次培训时确定下第二次培训时间。

安排培训日程时，最好所有 SP 都在场，这比分别跟每名 SP 电话沟通，效率要高得多。另外，你在培训前拨打提醒电话时，可以与 SP 进行交流，也同时提示他们提前再看看先前邮寄的文件资料。

本章小结

招募对遴选出适合的 SP 非常关键，本章深入浅出地讨论了如下内容：

- 招募的原则，包括案例内容与 SP 选择的关联性，备选人员方案，以及申请人的资质等。
- 招募途径，包括通过代理机构、SP 的推荐以及出版物等。
- 招募程序，包括何时开始，以及如何通过电话进行初筛。
- 试演的原则与安排，包括何时安排试演，每次试演的人数，工作人员组成，硬件设备与环境要求等。
- 试演材料，包括 SP 档案表、辅助手段、案例概要以及删减的核查表。
- 试演的流程。
- 遴选方法与通知结果。
- 遴选后的工作，包括给选上的 SP 邮寄材料，以便为第一次培训做准备。

内容前瞻

本书的第二部分将围绕培训标准化病人的各个方面内容进行论述。第六章将对培训流程进行概述。接下来的章节会分别涉及四个培训阶段，以及实践考核内容，也会有章节探讨对变化情况的应对。

第六章

培训标准化病人：概述

在本书的第二部分，你会看到，为了满足高阶临床技能考试工作的要求，对 SP 进行培训的详细步骤。参与此项考试的 SP 要接受最严格的培训，因为这个考试会左右医学生的命运，包括：是否能通过第二年的考核从而进入第三年的临床训练，是否能从医学院毕业，或是否能取得行医执照。基于此，我们培训 SP 参与临床技能考试，要达到三个目标，也就是说要保证所有 SP 能够：

- 达到与实际临床晤谈中的真实病人高度逼真的表演效果。在培训结束时，SP 应该能对病人角色有彻底的理解，使得在晤谈中无论出现何种情形，SP 都能自然而然地，就像真实病人一样做出回应。
- 能够为每名考生设置相同的难度。
- 能够非常自如地表演出案例要求的事实信息和体格特征，并在表演后完成核查表和向考生提供反馈信息。

培训的一般原则

当你阅读并使用接下来这几章所介绍的培训流程时，请注意你要根据你的特定需求和情境限制进行调整（参见第十一章）。因此，下面列举的因素，你必须要提前考虑到：

- 使用 SP 的目的（评价还是教学）。

- 对 SP 的工作内容，只是表演；还是，表演加上口头反馈；或是，表演、核查表加上书面评论。
- SP 有无经验。
- SP 的能力水平。
- 参与培训的 SP 人数。
- 案例难度。
- 核查表或反馈信息的要求。

当你确定下培训 SP 的具体需求后，对培训总体上要坚持宁多勿少。

培训的具体原则

在确定下培训的基本方向后，在具体培训 SP 中可以参考我的如下建议：

牢记对每名 SP 不同的技能要求

辅导员和 SP 都要牢记，一个成功的 SP 表演需要包括下面六点内容要求：

1. 要能真实地表演病人。
2. 要能对医学生的言行表现进行恰当无误的回应。
3. 要能精确观察医学生的行为。
4. 要能完整无误地回忆起医学生的行为。
5. 要能准确完成核查表填写。
6. 要能针对医学生的表现，向他们提供（书面或口头）的反馈。

确保所有的 SP 都能理解标准化的内涵要求

虽然在试演时你可能已经向申请人讲解过标准化的内涵，但在第一次培训时，让每个人都能深入把握标准化的要求仍非常重要。

对标准化的一般理解，往往只局限在事实和行为上。但我们知道，标准化的内涵其实要复杂得多。当然，辅导员必须要保证在事实层面要体现标准化，但并不只是要求 SP 能够在晤谈中的合适时机给出事实。在行为层面上，标准化要求 SP 在模拟体格特征的同时能表现出特定行为，因此，很多人认为每名 SP 都必须要表演出规定的情绪或心理状态，这种理解是有问题的。并不是要求所有的 SP 在行为表演上都要精确一致。事实上，行为格式化就意味着，每个人为了表现出规定的情绪状态必须做出相同的行为，例如为了表演刚刚就医时的焦虑情绪，大家就都采取抖腿或语速快但不成句的做法，其实，这样做反而让人觉得很假（参见第三章，p40）。

这个问题在我们这个领域非常多见，我想可能是由于：(a)选角不当，(b)对演员工作的性质特点理解有误，(c)将标准化误解为外部行为上的相同。然而，我们所追求的标准化，是每一名SP都能真实表现出病人的内心活动的标准化，使得任何人与SP接触都能感受到这种情绪，因此，在行为上可以有各种表现形式。

这就意味着，我们要意识到每个人的独特性，也就是说，每名SP都有个性化的情绪表达方式。这些独特的情绪表达，只要表演真实，就会被他人所感受到。这也就是为什么，我们会感受到他人的情绪。因此，为了让他人感受到某种情绪，没有必要让每名SP在行为上都要表现相同。例如，如果让SP很自然地表现悲伤，一名SP情绪木然但身体颤动，另外一名SP眼神茫然并且语气沉重，我们都可以感受到他们的悲伤情绪，因此，只要情绪表现源自于内心的真实感受，就是成功的。

让那些有表演训练背景的SP的理解标准化的要求

受过表演训练的SP有时会对标准化存在误解。这些演员在诠释角色时不愿意重复别人的方式。事实上，他们经常回避观看其他演员的表演，目的在于避免自己受到他人对角色诠释的影响。但是，与SP工作相比，演员们一般不会一起工作并且承担同一个角色，因此，我们就要强调SP表演的特殊性，并且要处理好可能来自演员的阻力。

我们对标准化的追求，并不会与演员个性化地塑造和诠释角色相冲突。但是，演员们往往对标准化一词望文生义。因此，我们要让这些演员出身的SP明白如下事项：

- 我们希望，无论他们采取哪种表演方法来准备和表演，最终目的是赋予病人角色以生命。
- 我们工作的不同之处在于，需要集体在一起研究案例，达到对角色理解的共识。
- 案例作者的原意连同辅导员的意见，都需要融入表演之中。

一旦演员习惯了在这种集体环境中研究同一个SP角色，他们就会慢慢赞赏这种支持性的工作方式。事实上，他们会融入其中，并开始向别人提供一些表演建议。这种在辅导员指导下而开展的集体工作，正是我们所追求的目标。

让表演相同案例的 SP 在一起进行培训

让所有 SP 在一起共同为一个病人角色集思广益：角色的情感、需求，案例的事实，以及核查表的选项。针对案例的各种的问题、担心以及例子都会在这种集体讨论中涌现出来。

如果我们单独培训 SP，不但加重了自己的工作负担，而且每名 SP 对角色的理解和诠释都会存在差异。如果我们想要把每次和 SP 单独的进展都记下来，并且下一次和其他 SP 分别再讨论，不是说不可能，但也显得太笨拙了。因此，集体培训是很有必要的。

慎重安排职业演员与非职业演员表演同一案例

如果案例涉及强烈的情绪反应或者对表演技能有较高要求时，如果我们将职业演员与非职业演员安排在一起进行培训，将给我们带来一些没有必要的困难。我们知道，SP 表演水平不同，适合的辅导方法也不会相同。如果我们在培训中花费大量时间培训一名非职业演员达到与职业演员相同的表演效果，其实也是对职业演员的不尊重。除非非职业演员具有表演天赋（自发地调动起情绪），我建议不要安排非职业演员表演有强烈情绪内容的案例。安排相对简单的案例，SP 只需通过直接的方式表达出准确的信息即可（参加第一章，P9）。

培训 SP 要做到有收有放

辅导员对 SP 集体培训，同时又让他们寻找自己的表达方式，这样就会达到真实的表演效果。如果发现 SP 的表演达不到我们的标准时，就需要分享我们的经验，并且指正 SP 的表演不足。为了达到这个目标，我们需要：

- 对病人角色以及与医学生的互动方式都有清晰的理解。
- 有能力指导 SP 达到大家对病人角色理解的共识标准。
- 有能力辅导每名 SP 不但满足我们的理解，又能融合进所有 SP 对角色的诠释。

我们的职责，就是给所有 SP（职业还是非职业演员）创造一个安全的环境，以便他们根据集体的理解进行角色塑造。（关于辅导 SP 表演的细节，参看第三章、第四章。）

让没有接触过案例临床医生能认可 SP 表演的真实度

即便辅导员有临床医学的背景，也最好让一名没有接触过案例的临床医生来检验表演的真实性。当你觉得 SP 已经对表演准备充分了，就可以进行这项检验工作。（在培训一个 CPX 案例时，这是一个在模拟考试前的必经程序。）那些对案例没有任何了解的医生最适合这项工作，从而检验表演存在的失准和疏漏之处。

如果 SP 超过 3 个星期没有表演，要安排重温训练

重温训练很有必要，因为 SP 在很长一段时间没有表演案例时，很容易把表演、给予反馈和核查表填写等环节的细节要求遗忘掉。可以这样看这个问题：一名演员已经排练了一部戏，这时赶上一轮工作周期的结束，3 个星期后又开始新一轮工作周期，没有哪个制作人或导演不进行排练就直接继续上一轮的工作。

把一次培训时间限制在 3.5 个小时内

有时，你会觉得 SP 需要更多的练习，3.5 个小时的培训时间不够。这种情况经常出现在案例或核查表内容复杂的情况下。但是，你也要克制自己，不要延长培训时间。如果 SP 疲劳并且精力不济，很难达到理想的效果。因此，最好在其他时间再安排一次时间较短的培训。

要求 SP 在临床晤谈后填写核查表时都要使用核查表指南

核查表指南对 SP 提高核查表填写的准确性非常有帮助。我们知道，在培训和实际考试中，SP 需要在每次临床晤谈完成后都要填写核查表，以便记录医学生的言行表现。但是，如果不使用核查表指南，SP 可能就会按照个人的标准来解释核查表项目，这可能有悖于案例作者或临床教师制作核查表的初衷。因此，为了保证 SP 准确理解每一个核查表选项的意义，指南需要：

- 解释清楚每个核查表选项的目的。当选项包括多个点或解释时，这个要求就显得尤为重要。为了给学生的表现精确地打分，SP 需彻底搞清楚每个选项的意义。
- 需要包括很多示例，来说明如何给学生具体打分。

学生们在临床晤谈中的表现都会不同，可能表现在提问或作出结论的方式上，也可能体现在告知信息或体格检查操作的细节上。有时，一个医学生采集信息的方式非常特殊，以至于 SP 事后填写核查表时遇到困难。如果指南包括了很多打分的示例，就有助于 SP 给出更准确的判断（参见附录 A5）。

如果 SP 习惯了在培训中使用指南，在实际考试中当他们碰到给学生打分的问题时，就更可能将其视为参考工具。

另外，可以将核查表指南打印在彩色纸上，使得 SP 在使用时可以与核查表区分开来。这样做，SP 更容易找到指南，也将有助于你更好地管理。即便SP 正在学习如何通过电脑完成核查表，也需要另有一个参考指南逐个说明每个选项的意义。而且，SP 也可以在纸质指南上做些笔记，带回家进行学习，并且做一些个性化的注释。

和 SP 一起预习下一次培训内容

在每次培训的最后，都要和 SP 一起预习下一次培训内容。这样做是为了让 SP 了解你的预期目标，和指导他们做好准备工作。

培训手册

你需要为自己准备一个培训手册，并且也为每名 SP 都准备一个培训手册。手册最好使用活页，这样就可以把各种培训内容灵活取舍。

辅导员的培训手册

我建议，你自己使用的手册分为四阶段培训部分，以及模拟考试部分。每一部分都要包括培训流程提纲（Outline of the Training Procedures，OTP），以及其他你已经或打算发给 SP 的资料，例如聘用函，录像资料授权使用书，培训材料，以及给予反馈的要求（参见下表）。

把培训流程大纲放进你的培训手册中

在我个人的网站中（www.coachingSPS.com），你会找到一份为 SP 辅导员准备的培训流程大纲。这份详尽的培训大纲适用于整个培训，应该放进你的培训手册中。本书接下来的章节将会以 OTP 为基础，描述步骤详尽的培训流程。你可以从我网站中下载这份 OTP，放在你的手册中，便于在培训 SP 时作为一份工作指南。另外，这个 OTP 也可以作为本书在培训内容方面的一个小结。

辅导员培训手册

一阶段培训

一阶段培训 OTP

聘用函

影像摄录授权同意书

案例材料

　　　给学生的背景信息和任务要求

　　　培训材料

　　　核查表（电子系统的打印版）

　　　核查表指南

　　　实验室检查／诊断结果／体格检查结果

　　　以及其他有必要的信息（包括特殊设备）

二阶段培训

二阶段培训 OTP

每段播放视频的核查表填写参考

三阶段培训

三阶段培训 OTP

访谈演练的备忘单（如果需要）

给予反馈的总体要求和原则

书面反馈指南

反馈描述用语汇总

四阶段培训

四阶段培训 OTP

SP 参与模拟考试的指南

模拟考试

模拟考试 OTP

SP 参与 CPX 的指南

此外，辅导员需要在二阶段到模拟考试的整个流程中准备出足够的空白核查表，以便大家使用。

培训流程的安排

我建议，无论是在辅导员培训手册中的OTP，还是每一个培训阶段的资料，都应该包括如下几个部分：

1. 培训目标——每个培训阶段的基本目的。
2. 培训环境——培训的硬件要求与布置。
3. 培训概要——每个培训阶段的概况。
4. 任务提示——包括对辅导员的提示（例如，分发新的培训材料、向SP告知相关管理要求等），以及对SP的提示。
5. 培训内容——详细的培训活动描述。
6. SP下一次培训的准备——预习下一次的培训内容。
7. 辅导员下一次的准备——辅导员下一次培训前需要的准备工作。

SP 的培训材料

SP培训手册需要包括辅导员手册中的所有内容，但不包括OTP以及相关辅导辅助内容。如果在遴选结束后与第一次培训前时间充裕，最好将SP手册中的培训材料，连同录像授权同意书和聘用函都一并寄给SP。这样，SP就能为要扮演的案例做好相应的准备。为了做好准备工作，你也可以要求SP把所有关于培训材料的问题都记录下来，在第一次培训时带来讨论。

SP 培训手册

聘用函（一式两份）

影像摄录授权同意书

　　案例材料

　　　　给学生的背景信息和任务要求

　　　　培训材料

　　　　核查表（电子系统的打印版）

　　　　核查表指南

　　　　实验室检查 / 诊断结果 / 体格检查结果

　　　　以及其他有必要的信息（包括特殊设备）

给予反馈的总体要求和原则

书面反馈指南

反馈描述用语汇总

SP 参与模拟考试的指南

SP 参与 CPX 的指南

本章小结

针对如何培训那些被选上参与 CPX 工作的 SP，本章进行了概述，包括：

- 如何确定培训数量的一般性指南。
- 培训 SP 的具体原则。
- 针对 SP 和辅导员手册的内容提出了建议，并介绍了培训流程大纲（OTP）的使用。OTP 可以在 www.coachingsps.com 进行下载。

内容前瞻

下一页的表 6.1 总体描述了四阶段培训和模拟考试的内容，以便 SP 为参与 CPX 进行准备。有了这个概要，OTP 以及手中的培训手册，你的 SP 工作会变得得心应手。

提示：www.coachingsps.com 网站上有一份更加详细的培训和模拟考试概要。

表 6.1　用于 CPX 的 SP 培训概要

培训阶段	培训目标	时间
一阶段： 熟悉案例（第七章）	- 辅导员介绍核查表与核查表指南，并对案例材料进行总体介绍。 - SP 共同通读培训材料。 - 观看 SP 与考生晤谈录像（如果 SP 刚参加工作）。 - 辅导员扮演医学生与 SP 进行接龙式访谈练习。	3 小时
二阶段： 学习使用核查表 （第八章）	- 辅导员扮演医学生与 SP 进行简短的接龙式访谈练习。 - 练习使用核查表和核查表指南。	3 小时
三阶段： 综合训练：表演，核查表，给予反馈（第九章）	- 向 SP 介绍诊室工作规范。 - 与每名 SP 进行两轮晤谈演练，重点： 1. 表演的真实性与标准性。 2. 表演和核查表填写的精确性。 3. 有效书面反馈。	3.5 小时
四阶段： 第一次彩排，医生校验 SP 表演真实性（第十章）	- 第一次彩排，最后一阶段培训。 - 由不知道案例背景的医生扮演医学生校验 SP 表演的真实性。 - 辅导员和其他 SP 在监控室进行观察。	3 小时
培训情况处理： 应对培训中的各种变化（第十一章）	- 辅导员根据案例的复杂程度，SP 的需求或经验进行相应调整。 - 培训阶段增加、合并或减少的情形。	根据培训目标调整
模拟考试： 最后一次彩排（第十二章）	- 全体 SP 和工作人员参与的模拟考试。 - 由住院医生扮演考生检验考试准备情况。SP 感受 CPX 的要求，辅导员最后一次给予反馈。	根据案例数量调整
CPX： （最终考试）	- 医学生在诊室中和 SP 单独进行晤谈考试。 辅导员 / 教师从监控室进行观察。 - SP 填写核查表，撰写反馈，辅导员 / 教师向 SP 征询意见。	根据案例数量调整

第七章

一阶段培训：熟悉案例

在一阶段培训中，你和每名 SP 都要进一步相互了解，要对案例熟悉起来，为接下来的几个月的共同工作做好准备。SP 将有机会集体阅读培训材料，然后再分别具体了解所要扮演的角色，同时知晓对他们的工作要求和预期。

一阶段培训的目标

一阶段培训的目标在于让 SP 对所有的培训材料进行熟悉，让他们通过接龙式访谈初步体验案例表演，同时在你的指导下练习体格特征模拟。

培训环境

这一阶段的培训应该包括两个区域，其中有一个小会议室用于集体讨论培训材料，另外一个房间用于访谈和体格检查练习，便于你对 SP 进行体格特征的示范和辅导。

培训活动概要

你要督导 SP 对培训材料进行阅读，介绍核查表和核查表指南。如果 SP

第一次参与，给他们播放一段以前医学生和 SP 的晤谈视频。所有的 SP 都要参与一次接龙式访谈，由你（辅导员）来扮演医学生的角色。另外，你也应向 SP 介绍案例涉及的体格特征，并示范如何模拟这些体格特征，并给他们练习的机会。

任务提示

把签好的录像授权同意书和聘用合同收上来

在培训开始前，把第一次培训前你发给 SP 的这两份文件收上来。建议 SP 整个培训期间都要保留好聘用函。虽然这份文件并不具有严格法律意义，但由于写明任务要求并有 SP 的签字，这使得每个人都能清楚了解各自的义务和责任。

讨论参与培训和考试时的停车安排

如何安排 SP 停车，往往是最为头疼的问题之一。如果 SP 因为停车造成紧张或迟到，他们的投入程度会受到负面影响。

确认时间，后备政策以及联络方式要求

最后一次和 SP 确认时间安排，包括最后的考试时间。要确保每个人都要对 SP 工作优先安排，培训即将开始，要特别重视。

重申关于候补人员的政策和联络方式要求（参见第五章）。但要记住，你是培训所有人成为 SP，没有任何人属于替补人员。如果你采取这种策略，那么所有的 SP 都会接受相同的培训并达到同一水平，这样一旦碰到突发情形就可以从容应对。

安排剩余培训的日期

这时，表演同一案例的 SP 都会集中在一起，可以统一安排剩余的培训日期。尽量让每个培训阶段间隔一个星期，这样就可以给 SP 复习和预习培训内容的时间。如果碰到极特殊情况，也不要把两次培训间隔在 24 小时之内。每个培训阶段都是为整个培训服务的，如果你一天内安排两次培训，这样 SP 会很难消化培训内容，也不利于进入到下一阶段。

在培训时间安排上，不要只为了照顾一个 SP 而影响到大家。对这个问题，其实也没有好的解决方案。如果真的无法做出协调，可以考虑更换这名 SP，

并在申请人中重新考虑人选。（这一点不适用于集体培训外单独培训的情形，例如，某些 SP 可能需要你额外的辅导来提高表演水平。）

告知 SP 要对他们进行全程录像，用于 CPX 咨询委员会进行评估

虽然 SP 已经签署了授权同意书，但最好还是在口头上再说明一次，录像会从第一次培训的接龙式访谈开始，到他们的模拟考试，最后到 CPX。另外，这也是向 SP 解释 CPX 咨询委员会职能的好机会，让 SP 了解 CPX 咨询委员会的工作是确保考核医学生临床能力的方法维持在一个较高标准上。（如果你对某个 SP 的表现把握不准，CPX 咨询委员会只需通过审核培训录像就能提供意见。）

提示一些解聘的情形

要让 SP 知道，如果他们的表演以及核查表完成情况达不到 CPX 委员会的要求，无论是谁在哪个阶段都会被解聘。在培训开始就把这一点说清楚，非常重要。从事 SP 辅导员工作，难免会碰到解聘不合格 SP 的情形。其实，在培训中，某个 SP 越早表现出不符合要求是一个好事，但是你要等到 CPX 做出最后意见后再实施解聘。

当你告知 SP 这个事情时，要实事求是、直截了当。要让他们明白，你不是在威吓他们，事实上，由于看过试演，你最希望每个人都能达到标准。

分发并介绍培训手册

如果你希望 SP 在培训间歇进行练习，那么出于保密的目的，我建议不要向 SP 提供培训材料的电子版。培训手册最好使用活页夹，这样可以随时在培训中增减内容。另外建议把核查表指南印在彩色纸上，这样 SP 就很容易找到，便于使用和做标记。要告诉 SP，鼓励他们在任何时候包括考试时，都使用自己做过标注的核查表指南，即便届时会在电脑系统中提供指南的电子版。总之，对培训手册进行总体介绍，有利于 SP 对培训流程形成宏观认识。

在培训手册中要强调材料的保密要求

很多年前发生的一件事，让我体会到让 SP 注意保密的重要性。那是一个下午，有一个收银员给 SP 办公室打电话，询问我们是否有人在医学院咖啡厅落下一个笔记本。结果，那个"笔记本"正是我们的培训手册，原来是一个 SP 培训后在那里喝完咖啡发生的疏忽。

有一些 SP，特别是那些刚刚参与项目的人，还没有充分意识到培训材料

的保密性，一旦有学生看到这些材料，了解案例的内容，那么考试效果就会大打折扣。

一阶段培训内容（预估时间：3 小时）

一阶段培训的重点在于对培训材料以及手册中其他文件进行熟悉，开展这项工作最好在一个配有桌子的小型会议室中进行，这样你和 SP 们就可以很舒服地面对面交流。接下来进行的接龙式访谈，也可以在会议室进行。但是，你做体格检查和体格特征的模拟需要在一间较大的诊室内进行。

和 SP 一起探讨培训材料

让 SP 把核查表单独拿出来

SP 把核查表单拿出来，这样有利于在阅读培训材料的同时与每个核查表选项进行比对。这样会帮助 SP 了解到案例事实，以及允许他们自由表演内容与他们必须表演内容之间的联系。

让 SP 共同朗读培训材料

虽然 SP 在一阶段培训前就应该已经收到了培训材料，但仍有必要让他们在一起通读一遍。如果你只是简单向 SP 询问，即便他们提前预习过材料并记录下相关问题，你很可能还是不能真正发现他们面临的全部问题。

通过让 SP 共同朗读培训材料，每个人都会同时注意到案例要求的细节信息。通过彼此之间的阅读和倾听，分享心得并提出问题，会加深对病人角色的体会。因此，这样是确保每个人都能同步了解材料的有效方式。

当大家都读完了案例，你要让每名 SP 以他们自己的语言告诉你如下问题之一：

- 你对病人角色有什么理解？
- 临床晤谈的情境如何，病人就医的原因是什么？
- 病人希望从医生那里获得什么？
- 你对病人角色会产生什么印象、感觉或态度？
- 临床晤谈的氛围如何（放松、紧张或是对抗性，等等）。

在你听到 SP 对这些问题的回答之后，再让他们阅读核查表最下边"从病人角度看"这个部分的案例概要。在这个地方，SP 会把对医学生的书面反馈记录下来。（更多细节，参看第九章。）如果核查表上没有给出这样一份案例概要，你可以自己进行创作，或者和 SP 一起在一阶段培训中共同创作。如果已经形成了案例概要，你可以将其作为解释病人角色时的讨论资料，征求 SP 的意见看看是否对概要进行调整，是否需要增加一些内容。案例概要经过修正，将在整个培训中作为对案例解释的统一标准，通过这种方式，SP 也参与到了培训材料的创作之中。

　　这里给出一个例子，说明如何在相关材料（源自与 SP 的讨论）的基础上，形成一份从病人角度出发的案例概要。这个案例的主人公是名叫布列塔尼·艾斯勒（Brittany Eisler），17 岁。医学生的重要任务之一就是要采集到，这名病人虽然服用避孕药，但仍然处于无保护性交状态。

- 她对青少年咨询等建议并不排斥，只要医学生能帮助她找到咨询师，并且不让父母知道就行。
- 她担心自己会感染 HIV 和其他性传播疾病，因此并不需要医学生再给她普及一些基本知识。
- 她实际需要的帮助是，如何与男朋友处理好避孕套的使用问题。有一个扮演 Brittany 的 SP 曾经这样表演："我爱 Sean。尽管医生跟我说了很多，我就是禁不住与他做爱。我真正需要的就是如何和他处理好避孕套使用问题。"

　　培训材料是一份详细的蓝图，也是案例的框架，SP 可以据此在每次晤谈中进行发挥创作。通过辅导员的口头讲解，伴随着 SP 们之间的讨论，可以让大家洞悉病人案例的要旨，这种方式正是每次培训新 SP 的必经程序。这种对病人角色的深入解读方式，可以使培训过程充满乐趣，新鲜活泼。

　　对于辅导员来说，既要准备个人对病人角色的理解，同时又必须将 SP 的想法融入到案例之中。这样一来，就能使案例保持生机。每当培训相同的案例时，可能细节上会有一些差异，但案例会保持标准化，因为你对案例的核心解释不会发生变化。这种核心解释包括你对角色深入解读，对案例的使用目标，以及对医学生的难度设定，最终将使你以我所推荐的方式，与 SP 自由地开展工作。

记录培训材料中出现的矛盾或问题

　　在阅读培训材料的时候，做出一些修正将使内容更加清晰完整。因此，要尽快对最初的材料内容做出调整，这样在下一阶段培训时就可以提供更新的版本了。同时，不要让 SP 只依靠个人的解读，因为他们每个人对案例的理解都不相同。我们工作的重点在于形成对病人角色理解的共识，这样一来，不管谁扮演病人，都可以演出相同的效果，并给学生设置相同的困难。

向 SP 介绍核查表指南

在一阶段培训中，只要大致向 SP 介绍核查表指南就行。要向 SP 强调指南的重要性，其功能在于帮助他们对核查表每个选项的理解达到一致。在下一阶段培训期间，要让 SP 细心地温习指南，并且标注出任何不明白的地方。

观看一段医学生和 SP 晤谈的录像（针对新 SP）

要让 SP 明白你让他们观看录像的目的。观看录像是为了让 SP 了解培训和 CPX 的有效方法。对于那些第一次参加工作的 SP 来说，经常会对工作环境、医学生的反应以及临床晤谈的具体情况产生疑问。通过观看录像，一般就能解答 SP 的困惑，并消除可能存在的焦虑感。但是，我对出于其他目的而使用录像有一些担心。我认为，这些模范性录像并不是保证标准化的最佳方式，反而这些录像可能会导致生搬硬套或死气沉沉的表演效果，特别当 SP 被要求模仿这些录像时问题会更突出。如果说这就是所谓的标准化，那么将没有给 SP 发挥的任何空间和余地。因而，以录像为目标的培训往往导致的是僵化的效果，这并不是标准化的内在要求。简言之，我相信最佳的培训意味着更多的变化性与互动性，而非打着标准化的旗号对录像进行机械模仿。（参看第三章，P40。）

如果你打算给新入行的 SP 放视频资料，那么就要保证视频中的表演准确无误。如果视频中的表演存在任何差错，那么对观看视频的 SP 会产生负面影响，尤其会影响到那些刚参加培训的 SP。即便你并不是将视频作为辅导标准化的工具，那么你也不会希望这些新手从录像中学到一些坏习惯吧；不然的话，你还得花费宝贵的时间去纠正他们从视频中产生的印象和错误。

和所有 SP 进行接龙式访谈，让 SP 一个接一个地表演病人

接龙式访谈是一项培训技术，将有助于你和 SP 发现每个人对病人角色诠释的异同，以及与培训目标的距离。（接龙式访谈是一阶段培训中唯一需要进行录像的活动。）当开始进行接龙式访谈时，已经就案例进行了大量的讨论，并且大家都觉得已经把握了案例和角色。接下来，就是给 SP 一个"尝试"当病人的机会，看一看他们表演效果如何。

在开始接龙式访谈前，要向 SP 介绍一下活动流程，然后提醒他们练习的目的是为了让大家共同向标准化进行努力，以同一个思路来表演案例。要确保 SP 能理解这一点，一直到第一次彩排，你都不要期望他们每次演出案例时都

能做出满意的表现。因此，这是一个探索的过程。

接龙式访谈的环境安排也同样重要。SP 应该一个挨着一个地围绕会议桌形成一个半圆，使得他们能行动自由，并且可以在练习中进行肢体语言的表演。辅导员应该直接面对所有的 SP，当你目光移到一个 SP 身上时，就意味着那个 SP 应该开始进行表演。要建议 SP 要么看着你，要么目光微微向下，这样他们就可以既和你保持联系，又同时保持住角色。如果他们直接看着和你正在做联系的 SP（往往会不自觉地看），他们就很难专注于自身角色。

接龙式访谈的名称恰好反映了其特点。辅导员扮演医学生，随着临床晤谈进程，一个接着一个地向所有 SP 进行访谈练习。通过这种方法，虽然 SP 都没有完成完整的晤谈，但是，参与这项练习的 SP 却都能进入到同一病人角色中。当辅导员访谈一个 SP 时，其他 SP 也要积极投入，但无论被访谈的 SP 如何表现，都不要出声。这种表面沉默但积极投入的方式要保持住，当辅导员目光移向另外一名 SP 继续访谈时，那名 SP 就应该承接起上一名 SP 遗留下的言辞和情绪，就好像辅导员一直与同一名 SP 进行练习一样。

让我给出一个例子来具体说明这种表面沉默但积极投入的工作方式。假如，在晤谈中，SP 在辅导员的访谈下即将开始哭泣（培训材料的要求）。这时，其他 SP 应该同步进入到相似的情绪状态中，因此当辅导员转向另外一名 SP 接着进行访谈时，SP 应该能立即能进入到角色中，即使是这种即将哭泣的状态。

通过这种接龙式访谈，恰好能反映出所有 SP 对案例诠释的异同。这时，你就可以开始朝你所期望的那样来辅导 SP。在完成这一阶段培训后，SP 会对辅导员的工作目标有更准确的理解，同时也会清楚在下一次培训前一些必要的准备工作。在访谈练习中，SP 往往会发现其实很容易就会把核查表上的内容主动表现出来，特别对方进行开放式提问时。有一名职业演员曾经在这种接龙式访谈练习中，表达过他的惊讶，"我一生中都在进行即兴表演，但从没听说过要求不去说什么。"总之，这种接龙式访谈经常充满着一些新的收获。

读了上面的介绍，你可能会对这种接龙式访谈提出如下问题：

- 在接龙式访谈中，每一名 SP 要进行多长时间？
  并没有统一的标准，每个晤谈过程都会很自然地中止，只要能了解到 SP 如何诠释病人角色就达到了练习的目的。只要你应用这项培训技能，你就会自然而然地找到一个时机开始与下一名 SP 进行练习。
- 我应该根据什么顺序来和 SP 进行访谈练习吗？
  不要按照 SP 的座位顺序来进行练习，而要打乱次序。这样就能使所有

SP 精神集中，因为他们不知道什么时候会轮到自己。

- 这种访谈练习有什么难点？我又如何知道，是否所有 SP 都表现良好并且统一？

  其实，接龙式访谈练习并不是说，访谈内容就不能重复。特别是，晤谈中涉及复杂情绪的表演时，有一定难度，我因此鼓励每名 SP 都要重复表演案例要求的情绪状态。

- 如果 SP 的表现与我的预期存在差距怎么办？

  当 SP 对病人角色的诠释并不符合你的预期时，要对其进行辅导。你可以在任何时候，把接龙式访谈练习暂时中止。叫暂停，最好的理由是说为了对 SP 进行辅导，糟糕的理由是说为了学习案例。一旦叫了暂停，你可以和 SP 谈谈，往预期目标进行辅导了。

如果某个 SP 的表现很难令你满意，但你又一时找不到问题所在，这时你可以重复进行接龙式访谈，让别人来扮演病人，你来观察其他 SP 是否能接近你的目的。通过这种方式，往往能发现刚才的症结所在。然后，你就可以对那名 SP 进行专门辅导了。

回顾案例中的体格特征模拟要求

在一阶段培训中，SP 需要对核查表中涉及体格检查操作的内容进行充分了解，特别是关于体格特征的模拟要求。因此，培训材料要详细地描述体格检查的内容，核查表的相关选项以及如何对特定体格特征进行模拟，另外也要涉及医学生可能会做出的，但核查表没有涉及的任何举动。此外，如果医学生体格检查操作涉及特定的解剖位置（例如，医学生放置听诊器的位置，或者病人神经损伤的地方），那么培训材料中要有相关病人解剖位置的介绍。

如果你刚刚开始 SP 辅导员的工作，并且不具备临床医学的背景，现在你需要辅导一名新 SP 来表演一个涉及体格检查的案例，或者案例涉及某个你不了解的医学问题时，你要在培训前邀请一名临床医生与你共同分析这个案例（参看第二章。）

体格检查的示范与演练

在接龙式访谈练习之后，让大家集中在一间检查室内，用以示范体格检查内容。一定要让 SP 清楚掌握体格检查的目的，并且对示范与演练的计划安排进行介绍，而你将扮演医学生的角色来检查病人：

- 让一名 SP 做志愿者，并穿上病号服，在他身上向大家示范核查表上包括的全部体格检查操作。
- 让其他 SP 都围在检查床前，以便能清晰地观察。鼓励他们询问各种问题。
- 在操作示范的同时，要进行口头讲解，例如使用听诊器，肺部叩诊等。
- 让 SP 对应着核查表的各个选项进行观摩，以便熟悉每项体格检查操作在核查表中的位置。
- 向那名 SP 志愿者示范如何模拟体格特征，然后在大家的面前和你共同练习，直到能做出准确的表演。
- 接着，让每个 SP 轮流来和你练习模拟体格特征，重点练习那些有难度的表演。（那些较难模拟的特征，你在试演时已经让申请人表演过。因此，你应该对 SP 的表演要有信心。在此时和每个 SP 演练的目的就是强化他们模拟的准确性，以便在培训间歇能自己练习，最后能自然而然地表现出来。）

如果时间允许，还可以示范一些核查表上没有的，但医学生可能进行的体格检查操作，从而让 SP 能对各种情况有一定准备。

总之，关于体格检查部分，在这一阶段培训结束时，SP 应该掌握如下内容：

- 体格检查的预期效果。
- 如何自如地模拟案例要求的体格特征。
- 如何将体格检查操作与核查表选项一一对应。
- 适当的体格检查操作的构成。

SP 对二阶段培训的准备工作

SP 需要在培训间隙进行演练。在下一阶段培训中，将会进行一次简短的接龙式访谈练习，以便观察 SP 的表演进展。二阶段培训的大部分时间都将用于培训 SP 在每次临床晤谈之后如何使用核查表，培训的重点是保证核查表填写的准确性。下面，我给出一些建议，以便帮助 SP 为下一阶段培训做准备。

让 SP 在培训间隙和别人做大量访谈练习

SP 的练习对象最好也是扮演相同案例的 SP，但也可以是其他愿意提供帮助的人。要鼓励 SP 在下一阶段前，多进行练习。如果 SP 的联系对象对工作不太熟悉，那么 SP 应该根据培训材料列出一系列问题，让练习对象向他发问。

帮助 SP 为核查表培训部分做好准备

一旦 SP 对案例表演有一定把握，他们就应开始把主要精力放在核查表和核查表指南上了，记录下所有不解的问题。

让 SP 知道，在接下来的培训中，他们将会看到涉及很多学生的晤谈视频。他们将在一起进行核查表的填写和讨论。让 SP 观看视频的目的是让他们观察学生们的真实表现，培训他们如何通过评判学生们的实际表现来完成核查表填写。因此，观看视频不是为了 SP 具体表演案例进行示范。实际上，在选择视频时，不应只考虑到学生们的不同风格和水平，还应注意 SP 的表演也要有区别，这样有利于产生准确而真实的标准化演出。

辅导员对二阶段、四阶段培训和模拟考试的准备工作

除了准备二阶段培训，辅导员还要提前对四阶段培训和模拟考试进行计划。

为二阶段培训准备视频资料的提示

你需要针对下一阶段培训中即将播放的视频，制定一些核查表评判标准。因此，最好的方式是提前在观看每段视频时填写好一份核查表，并确保填写正确。

另外，你也可以在核查表上做一些笔记，用于注明医学生的那些语言和行为让你做出何种评判。当 SP 的观点和你出现差异时，你的这些笔记也会派上用场，用来对 SP 进行说明。

为四阶段培训招募临床医生

现在，可以思考招募临床医生的问题了，他们不能对案例有所了解，同时还能在彩排时鉴别表演的真实性。一般来说，找到时间允许又能胜任这项工作的医生有一定难度。并且，越是临近最后一次培训，就越难找到符合要求的医生。因此，在临近一阶段培训结束时，或者设计四阶段培训时就开始招募人选，比较合理。

这里给出一些招募医生的建议：

- 招募的医生类别。招募医生是为了在最后一次培训时协助你工作，在人选上要考虑到案例的类别以及临床考试的目标。由于 CPX 主要考察医学生对常见病的处理能力，因此初级诊疗医生（家庭科、妇科、内科或儿科）都比较适合。

  如果你打算让专科医生参与到这项工作时，一定要考虑周全。毕竟，专科医生和初级诊疗医生的视角有一定差异。但是，当你要准备专科考试需要 SP 参与时，最好就要邀请一名专科医生参与到案例开发和培训的全过程。例如，当要考核老年病住院医生的临床技能时，你就要咨询一名老年病学专家来参与考试设计工作。

- 招募医生的流程。当你为四阶段培训招募医生时，可以向他们告知案例的类型和病人的主要症状，但是不要透露其他信息。要让他们明白，他们的任务是要鉴别 SP 表演的真实性。也就是说，医生的工作就是要判断 SP 的表现是否与他们工作中面对的真实病人相一致。要告知他们，并不是要考核他们自身的临床表现，如果他们希望被考核，那么可以凭医学生或住院医生的身份来进行。（更多细节参看第十章。）

为模拟考试开始招募住院医生

就像为四阶段培训提前招募医生一样，最好现在就为模拟考试环节开始招募住院医生。在最后一次彩排时，住院医生是要代替医学生在 CPX 中的角色。从本质上说，模拟考试就是一次检验 CPX 管理团队准备情况的演习，对 SP 来说，这个环节和 CPX 一样，需要集中精力，面向一个又一个考生，来反复表演他们的案例[6]。

SP 辅导员在一阶段培训中的注意事项

在一阶段培训中，你将感受到 SP 之间关系是否融洽（是否有团队意识），是否能对你的建议和分析做出回应，是否能修正个人观点达到团队的共识，是否能将集体的共识体现在接龙式访谈练习中，是否能接受你的导演并模拟出相应的体格特征。如果你在这时发现了任何问题，最好当机立断地解决。下面的一些具体建议，可能对你有所帮助。

---

6 模拟考试（CPX 的演习）和 CPX 在招募前就应该安排好日程。一般来说，模拟考试和第一次 CPX 之间最短间隔两天。这种设计是为了对管理流程进行调整，对 SP 或团队人员碰到的问题进行解决，以及处理其他演习中暴露的问题。

处理行为或表演上的问题

如果你在试演时能对申请人进行认真考察，那么就会比较了解他们的表演能力。但是，也会有一些意外情况发生，比较容易在接龙式访谈练习中出现。

试演不可能做到对 SP 事无巨细地考察。在培训中，一般最常见的问题就是 SP 和你或其他培训成员打交道的方式。例如，某个 SP 可能会质疑或抗拒你对病人角色的解释，或者与其他 SP 进行争辩。

认识到我们对问题的回避态度

当你与一名 SP 相处遇到困难时，我们最普通的本能反应就是回避。回避可能会以下面的形式表现出来：

- 对问题视而不见（最常见）。
- 认为错在自己（第二位）。
- 希望 SP 下次能奇迹般地改变。
- 认为自己选错了人，并且没有安排后备人员，因此非常纠结。

其实，能够认识到我们采取的回避态度，就迈开了解决问题的第一步。就像处理其他问题一样，拖得越久效果越糟，因此最好的方式就是要尽快解决。

在培训结束后，当所有其他的 SP 都离开了，你可以和那名 SP 单独谈一谈。如果你对他的表演有一些看法，你可以先问问他对接龙式练习有什么感觉。

在下面，我也给出了如何与此类 SP 沟通的建议。在三阶段培训中（第九章），我们将会主要讨论如何给出反馈意见，那些方法同样也可以在这里使用，这就类似 SP 或教师面向学生告知对他们言行的观察结果。在辅导 SP 的过程中，我们需要以身示范，只有这样才能培训 SP 去向学生给予恰当的反馈意见。

- 探察 SP 的想法。
- 分享你所观察到的问题。
- 让 SP 清楚你的预期目标。
- 共同探讨改进的方式。

如果问题出在行为上，要鼓励 SP 进行反思，并且共同探讨修改行为的方式。如果是 SP 质疑你对案例的解释，进而不打算在接下来的培训中进行任何改变，你可以考虑将他解聘。SP 行为上的问题会消耗我们的精力，削弱团队合作，进而干扰到整个培训。

判断表演问题的性质

如果问题出在表演上，先要询问 SP 是否存在什么困难或想法。如果没有，你可以为接下来的培训给出一些建议。如果表演的问题在于 SP 无法真实地展现角色的情感，那么就要具体问题具体分析了。（参看第三章、第四章的具体内容。）

一方面，如果问题出在职业演员身上，那么可能意味着 SP 要花更多的时间来学习培训材料，更多的时间来消化培训的内容信息，以便达到你的预期目标。

另一方面，如果问题出在一个非职业演员身上，那就意味着你需要对他更多地投入。相比一个经过训练的职业演员来说，非职业演员的表演技能都是有限的。因此，非职业演员需要你更多的时间投入、更多的支持和辅导，你要无时无刻不对他们的表演给出清晰的反馈。

如果在接龙式访谈中，一个 SP 暴露出某些值得重视的问题，你可能就需要为 SP 安排额外的培训。要在培训结束前，让他明白你的想法。然后，在下次培训前，再为他安排一次单独访谈练习。虽然可能要多花 0.5 到 1 个小时，但会有助于你做出明确结论，是继续保留这名 SP 还是解聘。

帮助 SP 提高表演水平的方法

下面所介绍的方法对所有 SP 都会有帮助，并不局限于存在问题的 SP。

强化 SP 对病人角色理解的建议

鼓励 SP 将角色带入实际生活。如果 SP 不是职业演员出身，或从未扮演过一个角色，那么像病人角色那样生活恐怕就是对角色加深理解的最有效途径。在下次培训前这个时间内，要鼓励 SP 争取将角色融入到个人的实际生活中。

在充分了解案例的基础上，我建议 SP 把自己想象成为案例中的病人，在日常生活中做一些病人也会做的事情。例如，SP 要问自己：病人醒来会做什么？每天早晨都会做什么？早餐吃的是什么？是否有工作？开车上班的途中，他在想着什么呢？下了班，他会去哪，做些什么？要鼓励 SP 去亲身体验他觉得病人会做的事情，例如去健身房、散步或者和朋友喝上一杯，此外，还要鼓励他根据角色的方式和大家打交道。接着问自己，当他回家后，会做什么呢？他的家会是什么样子的呢？他晚上会干什么呢？只有这样，SP才能设身处地去体验角色的实际生活状态。

接下来，让我举个例子，看看一位74岁的男士是如何出色地体验所扮演的病人角色。

病人是一名游泳爱好者，正在为一次游泳比赛进行培训准备，但是，他右肩部开始出现剧烈疼痛。疼痛已经让他参加不了每天早上6点在海里进行的练习活动了。现在，病人前来就医，希望能缓解疼痛，然后尽快恢复训练，他希望自己能在即将开始的所在年龄段比赛中卫冕成功。

你可能已经想到，我们聘用来扮演这个角色的那些老年男士很难理解这名病人对游泳的酷爱。他们都很困惑，到底为什么这名病人会如此热爱游泳。但是在第二次培训刚开始，有一名SP谈了一些不同的观点。他热情而详尽地说了，对这名病人角色产生的新理解。"哥们，你是不是在胡思乱想啊！"有一名SP评论道，他却回答，"恰恰相反，我到了海边，这周花了很多时间和他们在一起。他们早晨5点半就会开始准备，游上一个小时左右。其实，有一群人在这么做，他们热爱这项活动。这让他们觉得生活有滋有味。你懂的，不是仅仅活着而已……"然后，他又说了很多。

SP说，虽然感受到了那些人的热情，但他只在海里待了很短一段时间。另外，他又讲了很多关于这些游泳爱好者的故事，这样所有SP就能理解，到底是什么动力驱使这名病人希望尽快治疗，还能让自己继续游下去。这名SP对病人生活方式的好奇心扭转了其他SP的看法，促进了他们对病人角色的真正理解。

你也可以鼓励SP在体验生活的时候进行观察记录。记录下来不但对自己有帮助，如果方便，也可以与其他SP分享。有一些SP的观察记录非常细致入微，甚至可以编入案例材料中。（当然，对培训材料的任何改动都不能影响到案例的主旨。）

帮助SP记住案例事实并恰当给出信息的建议

如果你担心有些SP不能记下来案例事实，就建议他们认真阅读案例材料，然后把每一项事实记在一张3×5的卡片上，让他们在卡片背面写下一个或多个可以询问出这些事实信息的问题。在核查表上的所有事实信息只有在医学生提出有针对性的封闭式问题时，才能予以提供，因此可以在相关信息上标出

"不主动"等字样。这样，他们自己通过反复练习就可以记住案例事实。

SP可以通过使用卡片，记下各种事实信息，还可用于提示各种与事实相关的触觉、视觉和听觉。无论SP处于何种年龄，只要对记录案例事实存在困难，都可以试试这种方法。

另外，记录卡片还有另外一种功能。一般来说，如果SP不适当地主动告知事实信息，往往是由于对核查表使用不熟悉造成的。但是，如果培训材料允许，当SP被医学生使用开放式问题进行提问时，可以主动说出一到两个具体的事实信息，这样设计是出于一些特别的考虑。让SP对医学生提出的开放式问题进行适当回应，是为了鼓励他们使用沟通技能，否则，容易让他们退回到只使用封闭式提问方式。

如果SP对如何主动告知事实存在困难，可以给他们在另外一张记录卡片上列出很多开放式问题，以便在下一阶段培训前进行熟悉。

现在，你应该已经选择好了将在二阶段使用的视频资料，同时，做好其他相关准备，迎接下一阶段培训工作。

第八章

二阶段培训：学习使用核查表

对于所有 SP 来说，无论有无经验，无论是否有表演基础，观察并记住医学生的言行，以此来准确填写核查表，都是一项颇具挑战性的任务。但是，只要通过下面的方法，我们就可以帮助 SP 熟练填写核查表，并提高准确性：

- *作为一种技能，填写核查表不同于案例表演。*其实，有很多途径可以帮助 SP 练习核查表填写，并促进使用核查表指南来处理常见问题（参看附录 A4 和 A5）。本章所介绍的方法，目的在于训练 SP 达到核查表填写的较高准确度，而不是关于表演的问题。
- *研究显示，一份准确完成填写的核查表，能确实反映出临床晤谈的真实状况。*因此，医学生在 CPX 中取得的成绩，与我们是否能够成功辅导 SP 准确理解核查表选项，是否能成功辅导 SP 进行精确地观察、解读、回忆并记录下医学生的表现，有直接的关联。（参看 Heine, Garman, Wallace, Bartos, & Richards, 2003, "An Analysis of Standardized Patient Checklist Errors"，以及这篇论文的参考文献。）此外，学生分数的准确性，也取决于我们辅导员是否能在每次 CPX 中做到对 SP 的表演和核查表填写进行有效的管理与反馈（Wallace et al., 1999）。

辅导核查表的原则

这里列举一些辅导 SP 使用核查表的基本原则，供参考。

让 SP 在每次晤谈结束之后立即填写核查表

如果在临床晤谈与核查表填写之间没有时间耽搁，能最大限度地保证核查表的准确性。

让 SP 将核查表的每项内容都与晤谈中的特定行为联系起来

在培训中，要鼓励 SP 养成这样的习惯。所谓晤谈中的特定行为，就是指医学生的言行，或者 SP 自己的反应；例如，如果 SP 很难记住学生是否对自己右下腹部进行了触诊，他就可以通过回忆体格检查中自己是否表情很痛苦来记下学生的表现。

因此，让 SP 将个人体验融入到对每个核查表选项的理解中，非常有作用。在培训早期阶段，SP 会发觉这种方式对他们自己把握案例事实非常有效果，使他们真正能理解核查表的意义，从而进一步掌握哪些内容可以被主动告知，而哪些不可以。

如果我们不鼓励 SP 进行特别记忆，有些人就会单凭对医学生的总体印象来填写核查表。当 SP 很难回忆起，医学生是否问出核查表要求的特定问题或做出特定检查操作时，他们往往就采取这种方式。如果 SP 对学生比较喜欢，并且对无法记起某些内容感到不适时，他们就倾向于给学生没有做到的内容打分，这就形成了某种光环效应，以至于核查表上出现一连串的"是"。反之，如果 SP 不喜欢这个学生，他们可能会不由自主地在学生实际做到的选项上不给打分，虽然这种情况比较少见。

让 SP 知道当接连面对学生时，保证核查表填写精准将更有难度

很显然，最普遍的核查表填写错误是由于记忆差错造成的。当 SP 接连应对学生时，由于可能会将记忆混淆，保证核查表填写精准将更为困难。这时，SP 会很难记起刚刚面对的这名学生是否做出特定的言行，还是上一个学生做出的，进而出现记忆混乱。

让 SP 知道哪份核查表填写是最具难度的

一般来说，在中间休息之前以及考试最后一个核查表填写最有难度。不仅因为会产生记忆混淆，还因为疲劳的影响，这就是为什么必须要在超过 6 站的考试中安排中间休息。例如，在一个 8 站考试中，SP 一般会对第 4 个晤谈（中间休息前）以及第 7、8 个晤谈的核查表填写质量最没有把握。因此，让 SP 提前了解到这个现象，以便让他们届时提高注意力，或者采取其他手段帮助他们

在面对每个同学时，"就仿佛是第一次晤谈"。

所以，中间安排一次休息对 SP 和学生都有利，以便放松并保存精力。当 SP 回到考场面对下一个考生时，就可以和前边的考生区别开来。

让 SP 在填写书面评论前填写完所有的核查表选项

核查表的设计就体现了填写的基本顺序。一般来说，最常见的选项设计就是按照医学生进行晤谈的顺序罗列的。例如，核查表一般从病史采集选项开始，接着是体格检查操作选项，然后是病人教育或信息告知，最后是医患沟通技能。这种设计有实际意义，因为病史采集、体格检查和信息告知内容一般较难准确记住，因此要让 SP 先填写这些内容。

医患沟通和书面评论被设计在核查表的最后，因为 SP 对学生的这部分感觉最容易记住。在核查表的最后一页，SP 将有机会向学生提供书面反馈意见。在这个部分的上方会列出一段案例总结文字，叫做"从病人的角度看"，这既是表演的标准，也是激发他们做出书面反馈的工具（参看附录 A4，以及第九章）。

二阶段培训的目标

二阶段培训的目标就在于让 SP 对核查表和核查表指南熟悉起来，并演练如何使用。在培训结束时，你应该对两点很有把握，（a）每名 SP 都能理解核查表的每个选项，（b）能准确记录下视频样本中的学生表现。

培训环境

这部分培训要在一个会议室中进行，要求能进行接龙式访谈，并且有一个会议桌，一套视频播放设备并配上大屏幕，以便大家都能看清楚医学生和 SP 互动的细节，便于讨论。

培训活动概要

二阶段培训主要有三项活动：

1.做一次简单的接龙式访谈，让所有的 SP 都展示表演的进展，以便辅导员能了解大家的水平。

2.回答 SP 任何就核查表指南提出的问题。同时，辅导员也可以讨论核查表中需要大家重点关注的选项。

3.让 SP 在观看视频之后，练习填写核查表。

辅导核查表填写

SP 要练习通过使用指南进行核查表填写

SP 要一共要观看三段录像资料，分别练习核查表填写。

SP 在核查表上的填写结果全部都要进行分析和比较

每看完一段视频，辅导员和 SP 要针对核查表填写结果进行讨论。这时，特别是第一次填写完成后，SP 们会惊讶地发现每个人填写的都不一样。尽管可能有些失望，但你和 SP 们千万不要气馁，结果的不同正说明 SP 需要练习，并且体现出指南的重要性。

辅导员要针对 SP 们填写结果存在的所有分歧组织讨论

对于意见一致的选项，没有必要再浪费精力。通过对分歧内容的讨论，SP 要学会核查表哪些内容需要予以重点关注。只要存在分歧，就说明有人出现错误。而只要存在错误，就说明记忆出现差错，或对选项的理解不正确，或者是由于医学生的个别表现造成了理解上的混乱与失误。

其实，作为辅导员，你应该非常希望这种分歧出现。因为，这是一次难得的机会，可以帮助 SP 对核查表形成更加深入和详尽的理解。当大家对核查表的某个选项有分歧时，完全可以视作让 SP 演练指南的机会。最终，SP 会对核查表非常熟悉，对指南的内容做到了如指掌。这样一来，在考试时，指南将会对核查表的填写（无论是在电脑上还是纸上），发挥关键性作用。

获得视频资料

下面列出的内容，是有关在二阶段培训中，关于使用视频资料最经常碰到的问题。

视频资料来自哪里？

视频资料的最佳来源是上一年的考试录像。但是，不要选择最佳的或最糟的学生，因为太容易评判。最好选择那些表现中等的学生录像也就是有些地方很好，但也存在不足，这样就会形成一定难度。在实际考试中，SP 碰到的情况往往也是这些表现适中的学生，这样他们就能提前适应。

如果案例是新的并且以前考试中没有使用过，又如何获得视频呢？

如果你碰到一两个新案例，你可以对一个 SP 进行快速培训，然后叫来一些已经通过 CPX 的住院医生或医学生，让他们进行晤谈，再把过程录下来。这样做的另外一个好处就是，你可以对这个案例的表演提前了解，以便掌握一些特别的注意事项。

如果考试涉及的所有案例都是新的，怎么办？

在本书第 11 章中，我介绍了当面对 CPX 全部是新案例，或是大多数 SP 都是缺乏经验的新人时，如何在二、三阶段培训中进行应对和准备的注意事项（参看第十一章）。

任务提示

记住保留所有 SP 填写过的核查表

这样做可以让你掌握 SP 在核查表填写上的水平进展。另外，如果你打算替换某个 SP，这些资料也会有助于 CPX 咨询委员会做出决定。

让 SP 知道你会保留他们填过的核查表，以此暗示他们，你关注他们的完成质量和提高进展。当你告知他们这点时，要说明保留核查表时标准化管理的工作要求，而不是用来威吓大家。要努力营造一个鼓励性的环境，要让 SP 知道你对他们的能力充满信心，以此来帮助他们形成不断努力达到标准的动力。

警告：要把你的标准定得高一些，但也不能太高。记住，接下来还有很多培训阶段。如果你觉得 SP 都对核查表每个选项都掌握但却做不到 100% 准确，如果他们不能确定某个选项而急切地搜寻核查表指南，如果他们观察准确但只做到 80% 的准确填写，对这些状况，不要担心。SP 的核查表填写技能会在接下来的培训中不断提高。

但是，如果有 SP 对准确填写核查表出现反常的困难，你就要考虑是否需要对其进行额外的辅导，或者考虑将其解聘（如果你没有后备人员，就要继续进行培训）。

二阶段培训内容（预估时间：3 小时）

进行一次简单集中的接龙式访谈

由于二阶段培训的重点是核查表填写，因此，安排一次接龙式访谈，有利于你掌握 SP 表演水平的进展。首先，询问 SP 是否对培训材料还存在任何问题。然后，做一个不超过 20 分钟的简单的接龙式访谈，集中检验表演问题。通过这个安排，会有助于确保 SP 表演水平稳定在一个水平上，同时，你也可以对那些没有改进的 SP 考虑是否要额外辅导或解聘。通过这种"检测性"表演，SP 会对下一阶段培训产生一些早期印象。

搜集 SP 对核查表指南存在的问题

核查表指南会包括对每个选项的解释，如果有必要，会给出医学生做出何种言行才能得分的样例。对某些特别的选项，也会列举哪些情形不能够给分（参看附录 A5）。

首先，询问 SP，在准备二阶段培训时，对核查表指南是否存在任何问题。除了回答大家的问题外，你要特别强调某些可能引起混乱的注意事项。例如：

让我们一起看看这个选项，"学生是否询问了我以前得过癌症。"但是，如果学生不采取这种提问方式，而是说，"你得过什么病吗？"或是"你身体一直都很健康吗？"如果案例中，病人是健康的，并且没有得过癌症，SP 也做出回应，"是的，我一直很健康。"那么，SP 是否能在这个选项上给学生打分？

这里出现了一个难题。有时候，不管我们如何努力去澄清培训材料和核查表，案例的某些内容仍然很模糊。就像上边这种情形，当医学生使用开放式问题时，我们无法判断他们脑子里具体是怎么想的。因此，如果核查表的设计者希望能具体了解医学生对癌症的想法，我们就要让 SP 掌握如何应对这种开放式问题（更多内容，参看第二章）。

向 SP 介绍如何填写核查表（使用电脑、其他电子设备或者填涂卡的情形）

为了明确二阶段培训的目标，我鼓励培训中使用纸质的核查表。但是如果 SP 在考试中将要使用电脑或电子设备，那么就可以在培训中向他们介绍如何使用。但是，一定要等到 SP 都很好地理解掌握了核查表内容之后，再实际练习使用这些电子设备。到下一阶段培训时，SP 应该能准备好练习使用这些设备了。

播放三段不同学生与 SP 的晤谈视频

这一部分是二阶段培训的重点。在观看视频的过程中，如果针对表演存在一些问题，千万不要回避，但是要注意 SP 观察的重心要放在视频中的医学生身上，因为我们此时的目的在于如何准确填写核查表。下面给出的一些指南将有助于 SP 在二阶段培训中，有效掌握核查表的填写。

在观看前两段视频时，SP 一边观看一边填写核查表

这个环节的目的在于培训 SP 的观察能力，通过完整观看两段视频将会有助于 SP 对核查表的各个选项有全面了解，而暂且不用担心记不住医学生的表现。

警告：当大家在观看视频并同时填写核查表时，SP 可能会错过一个选项，因为他们的注意力还在上一个选项上，而没有在视频上。辅导员和 SP 要特别注意这个情况，因为遗漏往往导致培训中核查表结果存在分歧。在实际考试中，当你试图分析核查表填写质量时，你可以把你自己在晤谈中填写的核查表和 SP 在晤谈后填写的核查表进行比对，会发现这个问题。

如果你提前已经在核查表上进行过注释，那么播放过程中你可以重新再填一份核查表。两份核查表存在差异的地方，就指出了核查表填写上的难点。但要注意的是，有时这种差异是由于你填写时走神造成的。

在观看第三段视频结束后，SP 才能通过回忆进行核查表填写

在这次观看之后，SP 们往往会发现与前两次的差别。到这次练习完成时，他们就会对自己在表演之后填写核查表这一流程有生动的理解。

许多 SP 会担心在规定的时间内无法完成核查表填写。如果你觉得这是一个普遍问题，那么在这次填写时计算一下时间，看看他们是否能在实际考试要求范围内完成。要让那些不能在规定时间内完成核查表的 SP 知道，只要通过练习就可以提高速度。在二阶段培训中，要给 SP 充足的时间去完成核查表，要让他们明白这个阶段的目标在于熟悉核查表，提高填写精准性，而不在于填写速度。

每看完一段视频，辅导员和 SP 都要在一起比较填写结果

通过分析和比较填写后的核查表，可以暴露出各种问题，包括：

- SP 在核查表填写上的问题。
- 核查表指南的问题。
- 核查表本身的问题。

当对核查表进行比较时，一定会发现 SP 对某些特定选项有着不同的理解。这时，采取辅导员和 SP 共同探讨的方式，要比单独去分析每个人填写结果的方式，更为有效。这种共同探讨也有助于发现哪个 SP 在填写精确性上存在问题，以及需要额外辅导的重点在哪里。

此外，通过比较填写后的核查表，可能会发现一些需要改变和增加的内容，指南或核查表本身可能也有地方需要进一步明确。

在引导对核查表进行比较讨论时的建议

只讨论 SP 存在意见分歧或有明显错误的选项

你分析比较核查表的目的是要找到哪里存在误解、误读或误判。就像前文所指出的一样，完成此项工作的最有效途径就是集中讨论存在分歧的内容，而不是那些大家观点一致的选项，除非所有人都错了！

让 SP 把每一个错误都用记号笔标记出来。不要让他们擦掉或修改错误。通过标记，能让 SP 对自己出现过的错误一目了然。通过这种方法，也让你能对 SP 的错误全面了解，并且掌握哪位 SP 在填写精确性方面存在困难。

同时，你也要对自己核查表出现的错误进行标注。这样做的目的，是为了让 SP 明白你和他们一样要遵守共同的规则。这一点非常重要，尤其在培训早期，当 SP 们不能保证核查表 100% 正确时，有时会出现气馁情绪。

要判断核查表存在的分歧是否由于记忆造成的

有研究显示，当 SP 对学生的行为记录出现错误时，他们一般会错误地让学生得分（Heine, 2003）。一般来说，如果 SP 不能确定某个学生是否达到某个选项的要求，SP 会倾向让这个学生得分，或者凭借对晤谈的总体印象来评判。因此，在培训中，要向每一名 SP 具体询问学生的哪些做法让你给他得分。通过这种方法，从一开始就要向 SP 强调打分必须建立在学生的具体行为上，你要他们明白填写核查表要落实到每个选项上，而不是依靠对学生的总体印象。

如果出现记忆分歧，可以考虑重新播放视频

如果 SP 对某项内容分歧明显，不能达成一致意见，而你又没预见到这个情况，那就很有必要重新播放这段视频，以便消除分歧。但要注意，重新播放

视频，找到相应的片段需要消耗时间，可能影响到核查表填写练习。因此，你自己要综合判断，是否有价值或有必要重新播放视频。

搞清楚是否每个人都对核查表选项理解一致

显而易见，在前面的讨论中就让 SP 说出对选项的解释将节约培训时间。

SP 对三阶段培训的准备工作

说明三阶段培训的重点是把表演和核查表填写结合在一起

在三阶段培训完成时，SP 经过模拟训练，应该能真实而精确地表演案例。他们应该能掌握事实信息，并能自然而然地模拟出体格特征（头脑中不用去思考表演要求）。

另外，SP 将会第一次在自己表演结束后来填写核查表。因此，在三阶段培训前，他们应该充分温习核查表和指南。

提醒 SP 下次培训时要把个人时间安排带来

在三阶段培训最后，SP 要定下来参加 CPX 的具体时间。

辅导员对三阶段培训的准备工作

考虑制作一份备忘单

如果只有你自己在三阶段培训中进行辅导，而且你还是一名新手，那么我建议你可以为下一阶段的访谈培训准备一份备忘单（Cheat Sheet）。所谓备忘单，就是作为辅导员，你在下一阶段的晤谈练习中可能会向 SP 提出的所有问题。如果你是名新手，下一阶段培训可能会有一些挑战，因为你将同时承担很多任务：访谈、观察，辅导表演，以及评判核查表填写的质量。因此，一份备忘单让你在和 SP 练习时会游刃有余，因为你不必让自己完成沉浸在医学生的访谈角色中。有了备忘单作为辅助，你可以把主要精力放在 SP 的表演和辅导工作上。

制作备忘单时不要只依赖核查表

制作备忘单的最佳方式，是将核查表和培训材料进行综合的基础上，提出一些针对病人信息的问题。要注意，不要只依赖核查表或培训材料提出问题，例如，可以问一些病人不存在但相关的医疗问题。这样让 SP 能够更加真实地体验晤谈，而不是依据核查表照本宣科。在 CPX 中，医学生会问各种各样的问题，有些问题可能和培训材料没有任何关系，因此，通过这种练习，也能让 SP 提前感受一下 CPX 的真实环境。

如果你不是一名临床医生，并且对某些培训材料不涉及的问题没有把握，那么最好向你的医生同事咨询。

将封闭性与开放性问题结合在一起

培训材料中必须要明确，SP 要在何时以及何种程度向医学生提供核查表涉及的内容。大多数的核查表内容不会主动提供，除非学生询问了某个封闭式问题。然而，如果学生提出了恰当的开放式问题，教师会为了鼓励学生而让 SP 提供给学生某些特定信息（可能涉及某些核查表选项）。这些信息必须要在培训材料中予以明确说明，使得 SP 能够准确把握（参看附录 A3）。辅导员必须要给 SP 充足的时间进行这项练习。当某个 SP 在培训中不恰当地说出某项信息时，这也是让全体 SP 进行学习注意的机会。主动告知信息的切身体验（或者注意观察别人）是最有力的，要比通过别人提醒更为深刻。（参见第二章。）

为下一阶段培训安排另一名辅导员或助手

三阶段培训在整个培训中，内容最为紧凑。因此，如果你能安排其他人，例如另一名辅导员、护士、医生助理或者医学生（已经通过 CPX 的高年级学生），代替你来访谈 SP，将会把你自己释放出来，以便从更客观的角度来观察整个进程。这样，你就可以观察晤谈练习，并进行表演辅导，在晤谈练习时填写核查表并进行记录，等等。总之，如果有一个帮手，将会让你在下个培训阶段中更便于掌控。

辅导员对四阶段培训、模拟考试以及 CPX 的准备工作

四阶段培训

如果你还没做好准备，那么继续为每个案例招募一名医生，以便检验 SP 表演的真实性。

模拟考试和 CPX

如果你在模拟考试中还需要住院医生进行协助，那么可以继续开展招募工作。

要和负责考试的管理人员进行协商，确保你和 SP 的具体要求都能体现在模拟考试和 CPX 的安排准备中。辅导员之外的某个人，要来负责模拟考试和 CPX 的后勤安排工作。这样做的目的是要保证你能在考试期间把精力集中在 SP 身上，并针对他们在表演和核查表填写上的表现给予及时反馈意见，以便展现出 SP 最佳的培训效果。因此，关于监督、计时、录像等 CPX 涉及的全部后勤工作全部都要交给某个人去负责，由他来专门协调各种事宜，保证 CPX 能顺利进行。

第九章

三阶段培训：
表演、核查表与反馈的综合运用

在前两个培训阶段中，SP 曾通过两次接龙式访谈练习表演过案例的部分内容，也专门进行过核查表填写和指南使用的演练。在三阶段培训中，SP 将有机会第一次把表演和核查表填写整合在一起。此外，SP 还将学习一项新技能：如何在晤谈结束之后，针对医学生的表现，从病人的角度给出书面反馈意见。这些书面反馈意见会填写在核查表的最后一页（参看附录 A4）。经过培训之后，医学生和教师都会发现 SP 做出的这些个性化的反馈意见，将对提高医学生的临床沟通技能大有裨益。

在这一培训阶段中，辅导员要给予 SP 多方面的练习机会，因此要比其他培训阶段持续时间更长。事实上，有些辅导员会把这部分培训拆分为两个阶段，以便给予 SP 更充裕的时间，或者将反馈意见培训设置为独立的培训阶段（参看第十一章）。一般来说，案例的复杂性以及 SP 的经验和年龄，都是辅导员在判断是否要再单独安排培训所要考虑的因素。

在本章中，我会把所有的培训内容，包括表演、核查表填写以及提供反馈意见都设计在一个培训阶段之中。因此，三阶段培训的重点主要体现在：加强病人情绪表演的真实性与标准性，巩固案例表演以及核查表填写的精准性，并学习如何给予有效反馈。

训练重点：表演案例、填写核查表以及提供反馈

加强病人情绪表演的真实性与标准性

如何在访谈和模拟体格特征的过程中，增强 SP 在表演病人情感和心理方面的真实性、精确性与标准性，是这一阶段（一直延续到四阶段和模拟考试）的培训重点。这项任务的重要意义在于，可以准确评价医学生的实际能力，既包括医疗专业水平，又包括处理涉及病人的各种问题的能力。在前两个阶段的培训中，通过接龙式访谈，SP 有机会亲身尝试表演案例，并且无论是个体还是全体 SP 都对案例有了深入的理解。同时，辅导员也有机会通过病史采集和信息告知的练习，对 SP 的表演进行点拨。在目前这个培训阶段中，你和 SP 们（从这时开始，SP 将独自表演全部的案例内容）将对表演进行细化和雕琢，这既要包括体格特征的模拟，也要包括如何统一大家的认识与如何给医学生设置难度。当然，让 SP 与你或助手来扮演的各种风格的医学生进行练习，一定要在你的指导下开展。

努力保证案例表演和核查表填写达到最高的准确度

即便 SP 在表演案例时可以达到 100% 的准确度，但在核查表的填写中却很难保证同样的完美。已经有很多研究关注了 SP 在准确度上和表演连贯性上的问题。（如果读者对这一研究主题感兴趣，可以参看 Petrusa, 2002; Tamblyn et al., 1997; Tamblyn, Klass, Schnabl, & Kopelow, 1991。）

根据研究文献显示，经过训练，SP 可以在核查表填写上达到一个非常高的准确水平。然而由于种种原因，在实践中要让 SP 在填写核查表上一直做到 100% 准确也是困难重重。我们已经知道，有两个原因与 SP 核查表填写水平密切相关，一是培训的质量和连贯性，二是核查表本身的种类和水准（Huber, Baroffio et al., 2005; De Champlain, Margolis, King, & Klass, 1997）。在掌握这一点之后，我们认为，遴选出来的 SP 经过培训是可以做到核查表填写上 100% 的准确度的，而不是仅仅达到 85%（参看 Heine et al., 2003）。值得指出的是，这种准确率（Heine 在研究中报告的总体 95% 的准确率）要高于"医生评价和记录临床表现时达到的准确率" 80%（Colliver & Williams, 1993, p. 455; see also Vu & Barrows, 1994）。此外，研究发现，当 SP 在核查表填写上出现错误时，大多数错误反而对医学生是有利的（Heine et al., 2003; Vu et al., 1992）。（更多原因解释，参见第十二章。）

在这里，我将回顾本书前文曾经涉及的一些关键性的内容，这些内容与三

阶段培训有紧密联系。

表演的准确性

虽然那些精挑细选出来的 SP 可以基本上保证表演的连贯性与准确性，但即便是那些表现最好的 SP，在表演上仍不能说完美无缺。无论 SP 面向谁进行互动，精确记忆并表现出案例内容，相对来说还比较简单，是每名 SP 应达到的基本要求。因此，当表演出现差错时，很少是由于记忆方面的问题引起的，而往往是其他一些因素导致的。在这里，我列举一些比较重要的问题。

- 如何把握向学生提供信息的时机。当所涉及的信息包括在核查表上时，这个问题就更为突出。表演出现错误的大多数情形，都属于 SP 不恰当地主动提供或保留核查表上的内容。因此，为了提高表演的准确度，SP 必须首先要吃透核查表的每一个选项，以此来判断是否并如何在晤谈过程中向医学生提供相关信息。总之，核查表以及指南并不只是作为学习如何精确记录学生表现的工具。SP 必须要将核查表和指南看做信息的资源，以此来帮助提高表演的准确性。

- 如何把握对开放式问题的回应。在过去，培训的重点放在了 SP 如何针对特定问题提供核查表的内容。这样产生的培训效果，就导致了医学生只会使用封闭式问题，因为考试标准并不鼓励他们使用开放式问题来提问（结果，当面对真正病人时，学生们就自然不擅长使用开放式问题）。我们没有人希望产生这样的教育效果。为了应对这个问题，现在我们培训 SP 当面对恰当的开放式问题时，要给出合理的回应（一般包括一两个核查表中的内容）。但是，必须要有一套明确的规范来指导 SP 如何处理这些问题。这套规范必须要落实在培训材料或核查表指南中，以便 SP 具体把握如何给出恰当的回应。下面就是一个关于问题的例子。（更多例子，参看附录 A3。）

一名病人在咯血几天之后，和她的医生进行了预约。但是，能预约到的时间最早也要在两周之后了。在等候期间，她没有出现咯血症状。现在，她面对医生，这样说起自己的就医原因，"我咳了一段时间，一直不见好转。"

在问了一系列与咳嗽相关的问题之后，有学生可能会这样问病人，"您是否还有其他问题？"或者"您还有什么担心吗？"或者"您还有其他症状吗？"等等。核查表上有选项写明"学生是否问我有痰中带血的症状。"，这说明我们不想让 SP 主动提供相关信息，但如果 SP 据此回答说，"没有"或是"你什么意思？"，不但不恰当，而且有错误。

这名病人之所以一开始没告诉医生痰中带血的症状，是因为有较大的顾虑。但如果实习医生使用了开放式问题（就像案例作者采取的实际做法），病人就会表达自己内在的担忧，"是的，有时我会咳出一些血丝，但不是一直这样。"如果是这样，这种回应就是恰当、符合逻辑并合理的。

不管在案例材料中如何对开放式问题进行详尽的描述，单纯依靠书面材料却不足以让 SP 能够连贯并精确地回应这些问题。除非 SP 有大量机会去练习，并得到如何处理开放式问题的专门辅导，否则，他们出错在所难免。因此，在这一阶段以及下一阶段的培训中，我们要在晤谈练习中反复使用开放式问题，让 SP 能对这项内容进行专门训练。

- 如何有效应对 SP 的倦怠。SP 在多次表演同一个案例之后，由于对案例已经烂熟，在表演时容易下意识地出现一定随意性，这对表演是有一定负面影响的。此外，SP 在和很多同学进过多轮练习之后，很容易出现疲劳。从三阶段培训开始，这个现象开始凸显。因此，SP 必须要学习释放疲劳，把精力重新聚焦在下一名同学身上。这种张弛适度的工作能力，不但能保证 SP 表演质量上的真实准确，而且也会促进 SP 填写核查表的精确性。

核查表填写的准确性

由于只能保证 SP 在核查表填写上偶尔会完全准确，因此，我们在日程培训中就有必要设置较高的标准，保证准确率控制在合理的范围内。相反，在三阶段培训中，如果 SP 在核查表填写上的出错率总体上超过 15%，就要采取干预措施。因此，在三阶段结束时，你要掌握哪些 SP 能够达到要求的标准，哪些还有差距。

你可能会问，为什么 SP 在表演上能做到 100% 准确的可能性要大于在核查表的填写上？原因在于，这两种活动在性质上存在一些差异。表演是瞬时性的，但核查表记录是通过回忆进行的。因此，在表演中做到反应正确要比事后回忆相对简单，原因有二：第一，SP 在表演的同时，还要在在脑子里记住医学生的表现；第二，在和多名学生进行晤谈之后，很难对上一名同学的表现记忆准确。

但是，上文已经谈到，即使不能确保 SP 在核查表填写上每次都做到准确无误，但让他们维持在一个较高水平上是可以做到的。事实上，包括那些坐在监控室一边观看晤谈过程一边同步填写核查表的观察者在内，没有人能做到每次填写核查表都做到 100% 准确。同时，我们也不能确保一边观看晤谈一边填写核查表的准确率就要比 SP 事后填写核查表的准确率更高。在选项被记录为"没有做到"时，这个问题就很突出，可能是由于观察者走神，或者由于身在监控室不能投入地观察。因此，只有观察者针对学生的表现在核查表相应的选项上进行书面注释，我们才能确信核查表填写的准确性。

学习如何给出有效反馈

SP 在这个阶段需要学习的新内容是，如何针对医学生的临床表现，向他们给出全面的、支持性并且有益的书面反馈意见（这部分内容将在下文中予以全面讲解）。

三阶段培训的目标

三阶段培训的目的在于帮助 SP 将多种技能综合到一起。SP 的表演必须要体现真实性，他们所展现的案例事实要准确、及时并且要围绕主题，此外，对医学生设置的难度也要适当。同时，辅导员必须要锻炼 SP 观察、回忆以及准确填写核查表的能力。最后，SP 必须要掌握如何从病人角色的视角出发，向医学生给出有效的个性化反馈意见（包括书面意见）。

培训环境

三阶段培训要求准备一间较大的检查室，能容纳下你，你的助手（如果你找到一个人），以及所有的 SP。培训中，你的助手（或是你）将扮演医学生的角色，和 SP 在检查桌周围进行轮番演练。其他 SP（以及你，如果你有助手），将要坐在诊室的一排椅子上进行观摩。在体格检查的过程中，要鼓励进行观察的 SP 站起来并随意走动，以便观看扮演医学生角色的人员的具体操作。此时，进行表演的 SP 和访谈者照常进行，就好像其他人不存在。

培训活动的概要

这部分培训将包括如下一些基本内容：

- 辅导员将教给 SP 如何向学生提供书面反馈。
- 每名 SP 至少要和辅导员或助手扮演的医学生进行两轮完整的晤谈练习。
- 所有 SP 在每轮练习后，都要进行核查表填写和书面反馈。
- 辅导员需要教给 SP 如何在 CPX 使用的电脑系统中填写核查表。从现在开始，所有 SP 都要在电脑系统中填写核查表。进行观察的 SP 要在电子核查表的打印版上进行填写。

任务提示

安排另一名辅导员或医生作为培训助手

你应该安排另一名辅导员或医生（或者护士、医师助理或初级保健医生），来协助培训此部分内容。安排一名助手来代替你，有如下两个优点：

- 换一个人来和 SP 打交道，可以让 SP 接触到不同的人际风格。这给 SP 们提供了一个提前感受 CPX 的机会。
- 在助手的协助下，你可以有机会暂时不直接与 SP 打交道，这就让你能对晤谈情况进行观察、辅导和记录。简言之，让其他人扮演医学生来和 SP 进行练习，有助于你能从总体上进行把握，进而判断 SP 综合运用各种技能的水平。

在核查表填写培训中可以采纳如下建议

- 由于要进行晤谈练习，扮演医学生的人员（辅导员、助手或医生）以及进行表演的 SP 在每次练习后都要进行核查表填写。
- 作为热身练习，观察者在第一轮轮番练习中，要进行核查表填写。
- 在随后的晤谈练习中，每个人都要在晤谈之后进行核查表填写。

根据考试时间表为每次晤谈练习计时，包括核查表填写时间、书面反馈时间

考试时间表是管理晤谈练习的工具，使得每名 SP 至少完成两次风格不同

的完整晤谈。通过计时，让 SP 能感受到每次晤谈持续的时间，以及花在填写核查表和书面反馈上的时间。

让所有的 SP 在考试的环境中填写核查表

换言之，在三、四阶段培训以及模拟考试中，SP 应该专门练习考试用核查表。例如，如果考试使用可扫描的填涂卡，那么每个人也应该专门进行练习。如果数据是通过电子系统进行采集的，那么这时就让 SP 练习使用电脑评估系统，以便尽快掌握。

摄录下所有的晤谈练习

摄录下这一阶段的所有晤谈，以便用作参考。你可以通过观看这些视频资料，来判断哪名 SP 有必要进行额外的培训。

保留所有的核查表

配合录像资料，SP 填写过的核查表也是记录他们水平提高的证明，同时，也会成为解聘不合格人员的依据。

使用备忘单提高晤谈练习的有效性

如果在这个阶段，你没有助手来配合（或者你是新手），那么建议你自己建立一份备忘单。备忘单包括一系列你所设计的面向 SP 提出的问题，囊括核查表中的所有选项，用来在晤谈练习前帮助自己强化记忆。但要记住，使用备忘单只是用来协助缺乏经验的辅导员。如果你已经具有足够的经验了，也就再也不需要这个辅助工具了。

在你和 SP 进行访谈练习的过程中，不要机械地把备忘单上的问题一个接着一个地读出来，除非你故意让 SP 体验如何面对某些头也不抬，只顾填写病例的医学生。更需要避免的是，不要仅仅读核查表上列出的问题。这样做弊大于利，会让 SP 产生错觉，认为晤谈会有固定的顺序。因此，每次晤谈练习时，你都要重新编排问题顺序。这样就会让 SP 明白，每次的晤谈都会不同，也无法提前进行准备。

使用备忘单的最佳途径，就是在每次晤谈练习前结合自己的计划进行温习。例如，你可能计划部分体格检查操作正确，而另一部分故意出错，并且有一部分故意根本不做。或者，你打算进行体格检查操作的同时，采集病史。或者，你计划只按顺序机械地提问，而不对病人的回答做出反应。采取这些不同的模式，就是为了让 SP 能感受不同的风格，并且练习如何通过书面反馈，把自己对不同风格学生的感受表达出来。

如果你采用自己制作的备忘单，那么提前进行温习，就会让你巩固创作备忘单时的初衷和设计。在温习时，建议把具体的设计记录下来，把备忘单放在一边，然后开始访谈吧！你会惊讶地发现，自己信心十足，一段时间过后，你会表现得非常自然，最终再也不依靠备忘单了。

让 SP 练习如何应对不同风格的医学生

在实际练习中，你或助手有机会来扮演不同的医学生，有自信的、慌乱的、害羞的、冷淡的、友好的、紧张的等等。通过表演，你可以帮助 SP 练习如何应对不同风格的学生。要表演好不同风格的学生需要花费一些时间，但只要你观察得越细致，就越会把握好不同学生的特点。在方法上，你既可以进行直接观察，也可以观看录像资料。

在培训中表演不同风格的医学生的目的，就是让 SP 为实际晤谈中可能出现的各种情况做好准备。让 SP 了解案例的框架，以及提供案例关键信息的规范，同时感受不同的学生风格，会有助于他们在晤谈中表现得更为真实（促进真实性），同时，也会让他们保持角色（确保标准性）。

针对不同的案例，可以表现出不同的学生风格。在有些案例中，SP 要根据学生的态度和表现进行回应，也就是说，SP 的表演将取决于学生的交往风格和沟通技能。下面就是一个相关例子：

Brittany Eisler，是我们前几章提到过的一名年轻患者，她只要稍一活动就感觉气短，因此来到诊所做检查。除了这种诱发性哮喘外，Brittany 没有其他的医学问题，但她会和男朋友在一起喝些酒。她服用避孕药，但她男朋友只是偶尔才使用安全套。她的父母并不知道她喝酒的事，也不知道她性生活很频繁。因此，医学生接洽 Brittany 的方式，以及是否能和她建立起信任关系，将会决定这个年轻患者如何回应，会提供多少信息，以及是否会如实告知实际生活状况。

如果一名医学生逼问她相关信息，或者训斥她，或者很高傲，把她看做个小孩子，那么他获得的信息和其他能和 Brittany 和谐相处的同学相比，就会很不一样。那些同学可能会采取如下的方式：承诺医生会保密，谈话内容不会告诉别人；称赞她采取避孕措施；探究她是否担心自己会染上性病；耐心询问她为什么不要求自己的男朋友使用安全套（而不是训斥她）；医生对她的处境表示理解，也有和患者同样的担心；和她共同探讨和男朋友商量使用安全套是否可行。

对待培训严肃认真，但也要享受过程

如果在培训中，SP 对病人的理解在深入，在表演和核查表填写上的精确性在提高，同时你们之间经常会开怀一笑，从病人角色中能分享一些人生阅历，那么就说明，你已经成功营造出正确的培训氛围了。总之，培训应该做到有张有弛。

在这个培训阶段中仍要对 SP 进行考察

在培训中，有时也要做出一些艰难的决定。如果有些 SP 的问题是无法改变的，那么只能考虑将其解聘。延长时间无助于问题的解决，反而时间拖得越久，情况会越糟。因此，有时不得不痛下决心，然后继续工作。

在晤谈练习前，要训练 SP 如何给出有效的书面反馈

让 SP 对学生的沟通技能进行反馈非常重要，这可以使学生了解自己的行为会对病人产生哪些具体的影响。可以说，没有其他人能像受过良好训练的 SP 那样，在给予反馈时做到熟练、客观并且设身处地。事实上，SP 针对医学生沟通技能的反馈，是他们对学生最有价值和独特的贡献。

虽然你现在没有要求 SP 在高阶临床技能考试中给出个性化的书面反馈，但我鼓励你可以考虑这么做，有如下一些理由。SP 从病人角度给出的个性化的反馈不但对学生有意义，而且让教师们也对自己的医患沟通技能进行反思，对于管理人员来说也是一份关于学生成长的个性化与描述性的记录，这些都是核查表上那些统计性选项所达不到的效果。

本章中将有专门部分，讨论 SP 反馈的重要性，以及如何训练 SP 向医学生给出个性化的书面反馈。

相关管理细节

让 SP 熟悉你的数据搜集系统

向 SP 示范，并让他们实际体验 CPX 的实际流程。在培训中，SP 需要掌握这些流程，以便考试时能够自如把握。

如果数据统计在纸上，每一份核查表都需要学生和 SP 的共同标记。在三阶段培训开始时，你就应该培训 SP 采取的标记方式。在考试开始前，SP 就可以在核查表上进行标记，但要保证在填写前做到把学生的编号（ID）标注在核查表上。这种方式要求学生在每次晤谈结束后，需要向 SP 提供一份个人考试证件，这样做的目的在于确保 SP 评估的对象就是刚刚看到的那个学生。

提醒 SP 他们需要练习口头上标记学生身份（如果摄录系统不能自动识别）

对于数码摄录系统来说，可以自动识别出学生的姓名，以便检索所需。但如果在技术设备上达不到这点，你就应该让 SP 面对摄像头读出学生的姓名和编号，以便保存。这样做就保证了视频被正确地摄录，从而使 SP 填写的核查表能与录像一一对应。如果 DVD 资料被毁损或错放时，这种口头标注的功能就凸显出来了。因为，如果核查表发生遗失或者学生的成绩需要复查时，还需要重新调出晤谈录像进行分析。

提醒 SP 不要在晤谈结束后作出表态

有时，医学生刚一离开诊室，SP 就急于作出表态。凡是出现这种情况，要么就是学生表现特别突出，或者特别糟糕。因此，要提醒 SP 不要在晤谈后作出任何形式的表态，因为会被摄录下来，而学生或教师可能后续还要观看这段录像。因此，要鼓励 SP 保持住职业精神，如按照要求面对摄像头直接读出学生姓名和编号，或者立即进行核查表填写。

向 SP 示范如何布置并维护诊室

一旦诊室被布置好，SP 就应负责在晤谈间隙进行维护，确保所有的设备都运转正常，物资齐全，学生用的材料或实验室记录放在指定位置。同时，SP 也要保证在下一名学生进入前，检查桌、枕头、被单等都放置整齐。

三阶段培训内容（预估时间：3.5 小时）

这里所描述的培训顺序和时间只适用于第二轮晤谈练习，到那时所有的 SP 都能在考试时间内进行表演、核查表填写以及书面反馈等内容。在三阶段培训中，你与助手或其他医务人员将与每名 SP 完整地进行两轮晤谈练习。

与每名 SP 进行两次完整、限时的晤谈练习
每一次晤谈练习都按照实际考试要求进行计时

考试时，一次典型的晤谈需要 15~20 分钟；晤谈后，SP 还要 10 分钟填写核查表。因此，为每次晤谈练习进行计时，有助于让 SP 实际感受到时间要求。在第一轮练习时，你还可以对 SP 的用时比较宽松，但到了第二轮练习时，每

个人都要保证在规定的时间内完成任务。

让所有进行观察的 SP 对每一个晤谈练习进行记录

SP 在观察中要对两点进行记录，一是任何不正确的地方，二是与自己的理解存在差异的地方。让 SP 一边观察一边记录，有如下目的：

- 这样让所有的 SP 都能参与进来。
- 晤谈结束后的讨论中，SP 进行的记录将有助于大家形成对角色的共识性理解。
- 当这个阶段只有你一名辅导员时，这种安排的优点就表现出来了，因为这能让你把精力集中在访谈和 SP 的表演上。进行观察的 SP 可以记录下 SP 出现的差错。他们的记录也会有助于你记住哪些核查表选项你在晤谈中表现出来了，以及如何表现的。

在每次晤谈练习结束后，全体辅导员和 SP 都要对核查表、书面反馈和 SP 观察记录进行分析

让大家都参与这项活动，你就能及早发现问题，并进行解决。让每名 SP 都和大家分享自己做出的书面反馈，但仍旧像二阶段培训一样，只讨论核查表填写中存在分歧的内容。应该说，没有什么分歧是不能解决的，尤其因为你或助手也在晤谈练习时同步进行了核查表填写。即便没有安排助手或医务人员进行访谈，SP 的观察记录也会成为你判断选项填写的客观数据。

警示：不要让前来协助的医务人员填写核查表，作为你培训的依据。由于这个人没有受过相关培训，因此他填写的结果可能会给 SP 带来混乱，并且还可能占用宝贵的培训时间向他进行解释。要注意，这项活动的重点在于分析 SP 核查表填写上的错误，而不在于医务人员的错误。所以，最好放手让医生与 SP 进行晤谈，而你进行观察、辅导并填写核查表。

每一轮晤谈演练的建议重点

在三阶段培训中，辅导员和（或）医务人员应将注意力放在与 SP 的两轮晤谈练习上。SP 在每轮练习中应该把精力均衡地放在表演、核查表填写和提供书面反馈上。在每次练习之后，如有必要辅导员要对 SP 的表演进行指导，搜集进行观察的 SP 的记录，组织核查表的比较与讨论，并且在每名 SP 念完自己针对医学生角色沟通技能的书面评论后，再给予他们反馈意见。

第一轮晤谈练习

在第一轮晤谈练习中，你的关注点应该放在每名 SP 表演的真实性和准确性上。同时，要给表演和填写核查表进行计时，但让 SP 有足够的时间完成所有任务，包括在核查表上给出书面意见的时间。

表演。在这个阶段中，SP 首次将所有任务进行综合性的演练，因此在第一轮练习中，你在与每名 SP 进行晤谈练习时，应特别关注他们是否能恰当表演出案例的情感层面。在随后的第二轮练习中，SP 将根据第一轮之后你的指导，再对个人的表演进行调整。但要注意，你在第一轮练习中，不要把自己的关注点显露出来。这是因为，你希望 SP 能对每项任务都足够投入：表演案例，填写并比较核查表，书写并比较反馈意见，以及参考其他 SP 的观察记录等。

填写核查表。在第一轮练习中，只要求进行表演的 SP 以及扮演医学生角色的访谈人员在晤谈练习后填写核查表并书写评论意见。进行表演的 SP 将在电脑上完成填写。所有进行观察的 SP（如果有助手，那么包括辅导员）都要：

- 在表演期间填写核查表，同时要在相应选项下做出观察记录。
- 在表演结束后，利用书面反馈指南（参看附录 A6）和制作的描述词清单，在核查表的相应部分练习如何撰写书面反馈意见。（更多细节，参看本章的最后部分。）

当然，只有在晤谈结束后，才能进行书面反馈，因为书面反馈的性质是以病人视角对整个晤谈的总结。要记住，这是 SP 第一次练习书面反馈。因此，虽然你要对晤谈进行计时，以便让 SP 体会考试的时间要求，但我建议这时要给 SP 足够的时间去练习书写反馈。这样做的目的是让 SP 在没有时间压力下，能充分思考如何向学生表达自己的想法。

第二轮晤谈练习

在第二轮练习中，你要把重点放在 SP 所有任务的完成上，包括核查表填写的准确性，书面反馈的质量。确保核查表填写的准确是你最需要关注的内容。在多次使用核查表之后（针对自己和其他 SP 的晤谈练习），SP 会第一次去尝试记住核查表的选项。这时 SP 面临的最大挑战是，注意不要将现在的晤谈练习与以往的搞混。

表演。你可以把那名你最不放心的 SP，放在第二轮练习中的第一个进行。

这样就能确保你有足够的时间对表演进行辅导，而不至于到最后时间不够用。

　　填写核查表。在第二轮练习时，每个人都要根据考试时间要求，先表演案例，然后填写核查表并给出书面反馈。

　　到了这时，所有的 SP 都应该觉得可以专门针对 CPX 的内容进行练习了。我推荐只有到了这个时间点，才让 SP 严格按照考试时间要求填写核查表。如果你在培训中过早地强调时间要求，可能会给 SP 制造不必要的焦虑感，使得他们重速度而忽视质量。

　　最后的提醒。在这一阶段培训的最后，要提醒 SP 模拟考试的日期，并给大家安排相同数量的 CPX 考试任务。要记住，如果你需要后备 SP 时，要能联系上每天待岗的 SP。

　　最后的承诺事项。辅导员要向 SP 告知，一旦在原定日程上发生疾病或其他突发情况时，将如何应对。一旦出现情况使 SP 不能按照原定日程参加 CPX，必须要立即通知辅导员。这也是为什么要有后备人员的原因。让 SP 知道，在四阶段培训时，他们会拿到一个确认信。每封信上会包括 SP 的出演日期，以及相应的酬劳。

SP 对四阶段培训的准备工作

　　如果存在两次彩排，那么我们可以把四阶段培训看成是第一次。在这次彩排中，将有一名没有经过培训的医生来检验 SP 表演的真实性。因此，只有表演相同案例的 SP 才会参加这一阶段培训。模拟考试作为最后一次彩排，将包括表演所有案例的全体 SP，全部的辅导员，以及考试管理人员，大家会在同一天的同一时间共同演练，以迎接即将进行的正式考试。尽管还要进行模拟考试，我也建议你在四阶段培训中尽量按照实际考试流程，让所有 SP 进行一次彩排。

建议 SP 参加四阶段培训前要按角色要求装扮好

　　如果不要求 SP 穿着病号服，那么你可能很想看看大家是如何通过装扮来诠释角色的。虽然你和 SP 们前期讨论过相关细节，但是，你也不要认为 SP 的装扮就一定符合你的期望。因此，看看他们的最后的装扮，也是让你在模拟考试前对他们外形设计上有一个调整的机会。例如，有一个 SP 表演一名抑郁症病人，你希望他不要穿近似四阶段培训时的服装，而是换一套颜色更深或更柔和的衣服。

关于装扮，将不仅包括常规的服装，而且要包括案例要求的特别化妆要求，例如，黄疸、苍白、青肿，以及各种倒模（比如，瘢痕、伤口、出血、绷带等），假的静脉滴注痕迹，以及喷雾器（用于表演酗酒病人），等等。

总之，通过准备外部（视觉、嗅觉、触觉）和内部（心理上、情感上、智力上）的各种细节特征，就是要还原出病人角色的全貌，以便让医生从医学生的角度来进行判断。这名医生将和你进行晤谈并进行综合判断，最后向 SP 给出一些反馈意见。

预习四阶段培训的内容

要让 SP 知道，在四阶段培训中，他们将要和一名不了解案例的全科医师进行晤谈，并要计时和录像。

告知 SP 在四阶段培训中，无论是表演还是观察，都要在每次晤谈结束后，在规定的时间内根据回忆填写核查表。

SP 不进行表演时，他们会被安排在监控室观察其他 SP。通过观察和回忆练习，所有的 SP 都按照实际考试要求的那样填写核查表。

辅导员对四阶段培训和模拟考试的准备工作

给每名 SP 一封确认信

这封确认信应该包括：

- 模拟考试的日期、时间和地点。
- SP 在 CPX 中的日程任务安排。
- SP 培训和表演的预期报酬。

确认安排参与四阶段培训的医生

在四阶段培训中你将要使用身份标识，因此，在这个阶段培训中你最好就把医生的姓名填写妥当。

继续为模拟考试招募住院医生

培训 SP 给出有效的书面反馈

在临床实践考试中，向医学生提供反馈对他们成长大有帮助，因此，培训 SP 如何给出有效的反馈意见就显得非常重要了，我在这里专门介绍这部分内容。

向医学生给予反馈的基本原理

从医学生角度来看，接受沟通技能的反馈意见一般要比接受其他类型技能的反馈意见（例如体格检查技能），要难得多。为什么呢？这是因为二者存在着较大差异。例如，一种反馈是为了更好地观察视网膜，进而提高使用检眼镜的水平，另一种反馈是为了更深入地理解病人并与他们建立和谐的关系，进而学习如何有效探察病人的感觉，可见二者性质的不同。可以说，前者属于一种客观性技能，而后者性质上则突出个体性与主观性。此外，大多数学生认为自己已经掌握了如何与病人有效沟通的技能。有一个学生这样说过，"我不可能在医患沟通上表现得很糟。我已经进了医学院，不是吗？我一辈子都要和病人说话。"其实，学习如何与病人说话需要一些额外的专门技能，这些技能并不总是天生的，而是需要有效的教授与学习。对于一些医学生而言，SP 对他们沟通技能的反馈意见，往往让他们豁然开朗，让他们明白病人是如何理解自己的行为，以及病人的真正需求所在。通过这种方式，学生就会渐渐明白，在根据自己的需求与愿望去解决病人的医疗问题的同时，必须要考虑到病人的视角与感受。

由于新手往往被视为能力欠缺，所以越是缺乏经验的学生，就越希望获得反馈意见。但是，一旦新手能力开始提高了，无论是确实提高还是出于自己的主观想法，他们就越难以接受自己临床能力不足的意见。但是，如果反馈意见来自 SP，对于大多数学生来说，接受起来会更容易。这就是 SP 向医学生提供反馈的心理背景。

当然，学生是否会接受反馈，也和 SP 提供的方式有关。当 SP 能恰当地提供反馈时，学生们往往认为从中受益匪浅。因此，如果 SP 能针对具体的沟通技能给出有效的反馈意见，而不是仅仅通过个人的主观好恶来评判，将会对学生的成长大有裨益，这些帮助也是无法通过其他途径来获得的。

获得定期有效的反馈意见，对促进学习和修正行为都非常关键。但是，无论是学生还是医务人员，一般都很少能从病人那里获得客观的反馈意见。对于医务人员来说，当病人对就医过程比较满意时，医生就会得到称赞，如果病人不喜欢就医的方式或是因为其他原因产生不愉快，病人就会抱怨医生。虽然称赞让人开心，批评让人懊恼，但这种不具体的反馈意见却很难真正帮到医生，不能让医生掌握自己的行为会对病人产生哪些具体的影响。

你可以想象一下，如果让学生能具体了解病人是如何看待自己的行为，会有哪些独特之处。总之，SP 对学生的具体帮助体现在，（a）透过病人的视角，详细阐述对学生的实际感受；（b）向学生提供一些建议来提高他们的沟通水平。

现在，让我们看看硬币的另一面吧：如果我们雇佣新 SP，他们一般缺乏给予有效反馈的技能。想要 SP 善于提供反馈，需要消耗时间和精力，因此 SP 和你在一起时间越久，水平就会越高。最终，你会发现大多数 SP，甚至包括那些你认为永远不可能提供有效反馈的 SP，在经过和学生一遍遍练习和反复培训之后，最终有一天，你会对他们的反馈技能喜出望外。

SP 在给予医学生反馈时的角色

为了充分锻炼这项关键技能，SP 有必要理解给予反馈的价值意义。首先，让我们了解一下反馈的基本原理，然后再探讨一下 SP 是如何将其运用在医学生身上的。

亲历者才最了解实情

我们经常错误地把对人际交往的观察等同于实际发生的情况。为了真正了解人际交往的实际情况，观察者必须抛掉一些先入为主的观念，这样才能真正了解每名亲历者的真实想法。

这个原理也同样适用于医疗情境。在医患晤谈的过程中，观察者是无法像亲历者那样，能给出有效的反馈意见，即便观察者所在的是晤谈发生的同一地点。在这一点上，SP 的功能独一无二，因为经过训练，他们可以通过病人角色的视角来提供客观性的反馈意见。真正的病人虽然能对医生产生一定感受，但他们很少知道如何把他们的感受表达出来，以此来帮助医生提高医疗水平。

此外，还存在一种更大的误解，认为只通过录像或监控设备就能了解病人对医学生的感受。录像其实有两点局限，一是与实际的晤谈情形相隔绝，二是录像只能记录学生的言行，而不能反映出病人的内心感受。

作为辅导员，我们务必小心不要去越界干预。当 SP 在培训中已经达到令我们满意的反馈水平后，我们就要充分信任他们对医学生的评判，即便会和我们的观点存在出入。只要 SP 可以依据指南，给出他们评价医学生沟通技能的具体理由，我们就必须采纳。

SP 比真实病人的意见更为客观

不像那些真实病人，SP 和医务人员之间并无过往，也没有真正得病，因此他们在向学生给予反馈时并不会涉及个人利益，同时他们也没有必要出于个人原因而释放情绪。

培训 SP 提供有效反馈可以促进学习和行为转变

SP 从病人角度向医学生提供沟通技能方面的建设性反馈，可能对于医学生来说是仅有的机会。但是，医学生将从反馈中获得帮助，因而 SP 需要受到相关训练，以便凝练他们的意见，让学生能够心悦诚服，而不是拒绝或忽略掉。

如果 SP 的反馈技能没有受到专门训练，可能会产生一些消极影响。下面的例子就是关于，因为 SP 没有受过提供反馈的训练，而导致的一些意外情况。SP 如果没有受过反馈的专门训练，可能导致：

- 与教师的教学内容相冲突。
- 当实习医生读到不恰当的、没有助益的评论意见时，可能会引发他们产生抵触心理。例如：
  "我再也不会找这个学生看病了，他根本就不懂医学。"
  "我不喜欢这个学生。他也太不专业了。"
- 涉及不可能转变的内容，例如，"我觉得这名实习医生太年轻了，他不可能会照护我这样的老年女性。"

如果 SP 缺乏相应训练，那么他的反馈往往是徒劳的，甚至是有害的，并且学生也可能听不进去全部意见。（对医学生已经做出的书面反馈，我建议在给医学生之前，你要首先审阅，保证内容适合并清楚。）

SP 可以帮助医学生改进沟通技能

无论你所在的医学院是否正式开设医患沟通课程，也无论 SP 是用于评估还是教学，他们都可以为学生提供深入了解病人的学习机会。SP 能让学生明白，医患沟通的方式不仅体现在病人如何看待医生上，而且体现在对病人的实际影响上，例如：

- 病人会提供所有相关信息，特别是那些病人认为的敏感信息。一般而言，医患的信任关系没有建立，病人就不愿意分享这些个人经历。
- 病人会根据医生的建议，改变生活方式。
- 病人会遵守医生开具的医嘱。（例如，定期检查，坚持遵医嘱服药等。）

在诸如 CPX 的高阶考试中，对医患沟通技能的评估工作将主要建立在核查表上，要求 SP 根据一系列判断性选项（是／否）或 Likert 选项（按程度）来评价学生的沟通水平。但与有针对性的反馈意见相比，这些统计性选项对改进医学生的沟通技能其实帮助不大。

事实上，SP 的书面反馈意见能反映出核查表选项所不能体现的内容。根据反馈，教师将对学生进行纠正与辅导，同时，学生们也认为来自 SP 的反馈对他们帮助巨大，另外，SP 的书面反馈与口头反馈相比，还可以成为每次终结性评价的一部分。

培训 SP 给予书面反馈的实用性建议

接下来，你将读到一些关于培训 SP 向医学生给出有效书面反馈的基本原则和实用方法。

提供反馈的基本原则

一直让 SP 从病人角度给出反馈

要给 SP 一些指南，使医学生能通过 SP 的表演深入了解病人。可以说，SP 由于表演病人角色的体验，他们的反馈具有独特性与重要价值。SP 表演的案例是以真实病人的经历为基础的，但是 SP 反而要比真实病人对案例的理解更深更广。由于 SP 并不需要面对真实病人碰到的现实问题，因此 SP 对病人角色的理解也更为客观。由于 SP 将受到培训，去体察医学生的沟通技能对病人的实际影响，并反馈给医学生。因此，SP 的反馈意见会给学生带来有益的启发，并呈现出鲜明的个人特征。

没有人能像 SP 那样把病人的体验诠释得准确详细，所有的学生和老师都做不到，因为没有人能像 SP 一样完全从病人角度出发。当然，每个人都对病人有自己的思考，但只有 SP 才能给出确定性的解释。

鼓励 SP 在提供反馈时使用角色的名字来

例如，"Derrick 觉得如何如何……"而不是"我觉得如何如何……"

SP 向学生讲述病人体验的过程，就好像和一名同事在谈论一样，其中 SP 扮演病人的角色，学生扮演医生的角色。

确保 SP 的反馈不涉及医学专业内容

SP 在给予反馈时，不能代替教师的职责，例如指出学生在诊断和告知病情方面的做法，或者指出学生在体格检查操作上的错误。只有教师才有资格向学生教授这些专业内容。要提醒 SP，他们的职责就是向学生反馈临床晤谈中的实际感受。要让 SP 清楚知道，虽然经过培训，SP 有时会对相关医疗内容的掌握超过了医学生，但是也不要与他们讨论医学专业问题，这样做只会让自己陷入被动。

让 SP 在反馈中<u>至少使用一次参考回答</u>

所谓的参考回答是涉及案例评价目标的一些重要内容，而并不涉及晤谈中出现的具体情况。当 SP 在表演中无法做记录时，或者在晤谈结束后头脑还一时转不过来时，这些参考回答会发挥重要作用。因此，为 SP 准备一些参考回答将有利于他们在撰写反馈意见时更为顺畅和自信。在培训过程中就要向 SP 提供这些参考回答，以便他们能尽快掌握，以应对写作出现的困难（具体请参看附录 A6）。

在反馈中使用"三明治"法

无论在反馈的开头、中间还是结尾部分，都要鼓励 SP 写一些积极的评论意见，有助于鼓励学生的信心。这些积极的信息不但有助于他们自信心的建立，而且让他们更易于接受一些改进意见。SP 可以将晤谈中的任何积极信息都予以反馈，甚至包括 SP 感觉到的学生尝试表达的积极态度，尽管实际上他并没有成功做到。或者，SP 可以运用总体性评论作为反馈的起点，让学生知道"除了那些最具经验的医生外，这个案例对大家都非常有难度。"

在这些积极性的评论意见中，让 SP 加进去不超过 2~3 条的，根据学习目标而形成的建设性反馈意见（即参考回答）。

书面反馈既要包括学生哪些做得好，也要涉及哪些需要改进，这样做是因为，反馈并不仅仅是要修正学生的某些不正确的做法，而且也要强化那些他们本来就具有的有效做法。学生只要对自身行为的影响认识越明确，就越能保持住这些正确的做法，也就越能努力克服某些无意识行为带来的消极影响。

要针对具体的行为进行讨论，而不是态度、人格或动机

要鼓励 SP 在做出任何总体性评论时，都要以细节为支撑。换言之，SP 的反馈不能很泛泛，例如这条反馈意见就存在问题："Jerry 喜欢你的职业态度，认为你非常专业。"另外，SP 的反馈也不能对学生的行为评论得很抽象或全凭揣测，或者对学生来说不切实际的意见。例如，下面这条反馈意见就存在问题："如果你不那么批判（如果你不那么急切和恼人，如果你不那么年轻，或者……），Jerry 可能就告诉你关于他性生活的更多情况。"

与此相反，要鼓励 SP 的反馈针对医学生的具体言行，以及由此病人对学生产生的看法。学生需要了解病人是如何看待自己的。这里给出一个例子，SP 不愿意对学生做出回应，为了分析学生存在的问题，让我们看看有效的反馈是什么样的："如果你询问 Jerry 如何在街上讨生活，而不是指责他在卖淫，那么他就愿意向你多讲一些关于个人性生活的情况。"

让学生知道自己还能够做出的改变

学生不仅应该知道自己的行为对 SP 产生的实际影响，也要知道自己还能做出哪些改变，以便让病人能愿意敞开心扉。因而，可以鼓励 SP 提出如下的一些建议：

如果你能让 Jerry 了解你问题的目的，他可能会更愿意和你讨论自己的性生活情况。

或者

当 Jerry 每次在讲自己经历的时候，如果不被打断，他就更能感受到你对他的关心。

帮助 SP 进行书面反馈的其他资源

除了要记住以上关于如何给出反馈的原则外，你也可以通过如下途径帮助 SP 去学习如何提供有效的书面反馈意见。

SP 对晤谈的总体满意度

对晤谈的总体满意度一般设计为核查表的一个选项，SP 在填写核查表其

他内容之前能对晤谈有一个总体评价。在我们的样例中，核查表第一个选项内容是，"作为 Maria Gomez，请你评价与这名医学生晤谈过程的总体满意度。"在核查表指南上，对这个选项的解释如下：

在填写这个选项时，你应该从"Maria Gomez"的角度来评价，而不是从你自己的角度出发，因为作为 SP 你已经知道核查表要对医学生哪些方面进行评价了。这个选项要求你在学生离开诊室后，立即要形成对晤谈的总体满意度。你在评价时，要根据：

- 你是否还希望让这名医生负责你今后的治疗。
- 你是否觉得这名医生已经或可以向你提供帮助（从你的总体需求出发）。
  （参看附录 A5 的第一页）

这种总体满意度评价一般是每个核查表的第一个选项，这使得在医学生离开诊室后，你还没有对核查表进行逐项分析之前，立即对晤谈形成整体性评价。此外，这个选项一般能有效地捕捉到普通 PPI（Patient-Physician Interaction）选项所不能反映出来的独特内容。因此，这个选项对于 SP 完成书面反馈非常有帮助。至少，从这个选项出发，在书面反馈的最后，SP 可以形成对医学生表现的总结性意见。例如，在书面反馈最后写道，"基于这些原因，我没有感到这名实习医生能帮助我。"或者"根据以上的分析，我肯定会让这名实习医生继续负责我今后的治疗。"

核查表中的医患沟通选项

能帮助 SP 进行书面反馈的另一个资源就是核查表上的医患沟通选项以及核查表指南上的相应解释。根据核查表上 PPI 选项的打分，结合核查表上的相关标准（参看附录 A5），能让 SP 的工作更为简单和清晰。此外，当 SP 填写核查表的 PPI 选项时，可以把脑子中产生的任何想法迅速记录下来。这些笔记将有助于完成书面反馈部分。

案例总结或"从病人的角度看"

如果在核查表反馈部分的上边已经印出了从病人角度出发的案例总结，那么 SP 就可以在进行书面反馈时直接进行参考（参看附录 A4 的最后一页）。

这里给出一个"从病人角度看"的例子：

David Matthews 患有背痛，他非常担心背痛长期发作可能会影响到自己的劳动能力，从而失去工作机会。因此，他希望医生能体谅他关于失业的忧虑，以及背痛转为慢性的担心。

以 Gomez 和 Matthew 的案例总结来举例，我们需要关注两个要素：

- 病人就医的动机。
- 病人就医的期望。

形成一份兼具总体性和针对性的书面反馈文件

这样一份文件的目的就是要突出让 SP 在做书面反馈时需要记住的内容。在文件里，可以包括所有你对 SP 做出的各种建议。你可能在看过 Maria Gomez 案例中的书面反馈指南（参看附录 A6）后，也想制作一份可用于自己案例的文件。那么，其中就应包括一些兼具总体性和针对性的内容，以便 SP 在培训和实际考试过程中使用。

形成一份描述词清单帮助 SP 进行书面反馈

我们以前曾谈到过，SP 可以利用一份动词清单来设计表演时的行为。同样的道理，SP 也可以使用一份形容词或描述词清单来作为他们进行书面反馈的依据。这份清单对 SP 非常有帮助，因为他们可以在其中选择恰当的词汇来表达病人角色的情绪感受。总之，有这样一份描述词清单，将有利于 SP 在晤谈后规定的时间内，快速完成书面反馈的撰写。

你既可以做出个人化的清单，也可以和全体 SP 一起做一份共同的。这份清单一般包括两方面内容，一方面用于描述病人的积极感受，另一方面用于描述实习医生引发的不良或消极情绪。

这里我使用本书的案例进行说明，SP 可以这样开始进行书面反馈，"从 Maria Gomez 的角度看，我觉得……"（参看附录 A4 的最后一页）。如果 SP 想表达积极感受，那么就可以从清单中选择诸如"感受到关心""被理解""被听进去""有信心的""放松的"或者"满意的"等等。如果 SP 想表达不良情绪，则可以使用"被无视""不在乎的""含糊的""恼怒的"或者"居高临下的"等等。在描述完情绪之后，SP 应该有针对性地列举学生的行为，说明哪些行为导致了相关情绪的产生。

　　<u>**最后一点说明**</u>。要确保关于如何撰写书面反馈的总体性和针对性指南要包括在 SP 手册中，使他们在本阶段培训开始就能使用。另外，SP 也应有一份描述词清单，保证他们从现在开始的每次表演中，直到模拟考试以及最终考试时都可以进行使用。让他们随时携带这些材料，以便碰到问题时可以及时查阅。

第十章

四阶段培训：第一次彩排
（医生检验 SP 表演的真实性）

当准备任何复杂并需要精细设计的活动时，比如临床实践考试，彩排都是必不可少的环节。所谓彩排就是指 SP 在诊室中进行一次不受干扰的演练，同时 SP 需根据案例要求进行装扮。在彩排中，所有的设备、供给品、病号服和被单都要按考试时的指定位置放好，保证 SP 能够随时找到。同时，给学生的任务指示和相关信息也要准备就绪。为了准备最后的考试，你和 SP 在彩排中要分两步进行：

- 四阶段培训——由一名不了解案例的医生来扮演医学生的角色，分别和每名 SP 进行一对一的晤谈，以检验 SP 表演的真实性。
- 模拟考试——模拟最终考试，包括管理人员、辅导员、助手和全体 SP 在内的所有人员都要参加，同时试验考试的硬件准备情况。住院医生（或其他医务人员）以医学生的角色参加考试，让 SP 和辅导员在 CPX 之前，有最后一次调整的机会。

在四阶段培训中，你和助手，以及所有表演同一案例的 SP 都要对每名 SP 的表演进行观察，他们将逐个与一名不了解案例的医生进行演练。所有的晤谈都要在考试时的诊室内进行，辅导员和进行观察的 SP 则在监控室观察实时影像。利用观察活动，辅导员可以来确认是否所有的摄像头、监控系统、电脑、录音系统以及耳机都运转正常，从而为 CPX 做好准备。

要把诊室内的摄像头和陈设调整到最佳位置，便于摄录医学生的晤谈表现。另外，虽然所有的诊室都已经按照考试要求布置妥当，但四阶段培训中有时也会出现，例如供给物品不足、设备失灵或摄像头需要调整等种种问题。因此，在这一阶段的培训中，你要发现并及时处理这些问题，而不是临近模拟考试时再做应对。

此外，虽然你自己可以来管理这一阶段培训，但最好还是有一个助手能协助你进行人员安排，因为一名 SP 会在诊室内与医生进行演练，而剩下的 SP 要在监控室进行观察。

你的助手可以保证在监控室进行观察的 SP 会拿到空白的核查表，从而使他们能专注于观察（而不是互相讨论），另外也能安排好即将进行表演的 SP 做好衔接。有助手来帮助你管理这些工作，就能让你把精力放在参与培训的医生身上，这样你可以：

- 向医生讲解他在这阶段培训中的任务。
- 和医生讨论案例内容和评估目标。
- 在每次晤谈后询问医生的感受。

此外，最好让负责考试后勤的管理人员至少参与一次彩排活动。这让管理人员有机会能练习计时工作，同时练习如何通过对讲系统向考生与 SP 发布指令。下面列出的就是一些典型性的指令：

- 通过对讲机系统，提示考试开始，提醒考生晤谈剩余的时间，提示考试即将结束，例如"实习医生们，请你们回到走廊。"
- 进行计时，提示 SP 填写核查表，书写反馈意见，布置诊室（收起核查表指南，将使用过的设备复位，叠好被单等）等活动剩下的时间，保证下一名考生敲门时，一切准备就绪。

四阶段培训的目标

到四阶段培训结束时，所有的 SP 都应做好充分的准备，达到无论从视觉上、感觉上还是行为上都要像一名真实病人。他们需要保证表演 100% 的准确率，能够在考试规定的时间内完成核查表，并且达到 100% 的正确率，而不是仅仅超过 85% 的平均正确率就行了。

培训的环境

最理想的安排就是 SP 和医生的晤谈演练能在实际考试的诊室内进行，你和其他 SP 能在监控室进行观察。另外，在全部晤谈演练之后，还需要一个小会议室用于你与 SP 讨论和比较核查表的填写。

培训活动概要

四阶段培训属于彩排性质，医生需要在规定的时间内与每名 SP 进行晤谈演练，然后让全体 SP 在每次晤谈之后都进行核查表填写，然后在下一名 SP 进入诊室演练之前，辅导员与医生进行简短的交流。在与所有 SP 都完成演练之后，医生就可以离开了，但是辅导员和 SP 要继续针对核查表填写情况进行讨论。

任务提示

三阶段和四阶段培训之间最少相隔一天

有时，不太可能安排两个培训阶段之间相隔一星期。因此，你可能不得不把两次培训安排在同一星期内进行。如果是这样的话，你至少要保证两次培训中间要间隔一天，以便 SP 能对上一部分培训内容进行消化。

需要提前招募一名对案例不了解的医生

你招募的这名医生将在四阶段培训中开展工作，就案例内容而言，应该保证让他不比医学生知道得更多。（哪些内容可以知道，以及什么时候知道，我们会在下面再讨论。）这名医生应该适合该案例，并且符合案例评估的要求。例如，如果你打算测试学生一般的临床技能，那么最好选一名全科医生。但是，如果你在护理学院工作，目前从事儿科护士的考核工作，那么一名相关专业的护士就是最好的选择。（更多细节，参看第七章。）

当医生参与四阶段培训时，要考虑到如下一些事项：

计算医生在四阶段培训中工作时间的公式

这个公式的计算方法是，医生每一次晤谈的时间加上核查表填写的时间再加上后续的讨论时间，这三个活动时间的总和乘以 SP 的数量，结果就是医生的工作时间。例如，总共有三名 SP，如果你计划每次让医生与 SP 进行 15 分钟的演练，然后花 10 分钟填写核查表，最后你再与医生进行 5 分钟交流。那么，这名医生在四阶段培训中的总工作时间就是：

$$15+10+5=30 \text{ 分钟 } \times 3 \text{ 名 SP} = 90 \text{ 分钟（ 1.5 小时）}$$

辅导员和医生交流的内容与时间

在四阶段培训前，你招募医生的时候，应该只告知案例的基本事实。这些事实只包括病人的年龄和基本症状，例如一名 42 岁的男性病人，背痛复发。另外，你也可以告诉医生基本的任务要求：

- 以医学生的角色参与演练（帮助审校任务要求和指南是否清晰）。
- 向辅导员告知对 SP 的初步印象。你可能打算这么问医生：SP 表现的症状是否真实可信？ SP 对体格特征的模拟，应答和感情表现是否真实？和 SP 接洽是否像和真实病人那样非常自然？ 如果不是，理由是什么？（这些形成的初步印象将对改进 SP 的表演水平大有帮助。）
- 和每名 SP 进行晤谈演练。

培训时，在医生接洽第一名 SP 前，要向医生告知基本的活动流程。另外，你也要向医生出示向学生提供的任务要求和背景信息。

直到第一次晤谈演练结束前，都不要向医生提供更多的案例内容。但是，要让医生明白，你不希望让他提前了解案例细节的原因。另外，你要向医生询问 SP 的直观印象，同时也要征询医生给学生的任务要求和背景信息是否清晰、恰当。

摄录下所有的晤谈演练，并保存全部的 SP 核查表

保存培训录像以及填写过的核查表可以用来见证 SP 水平的提高过程，同时也可作为 CPX 咨询委员会工作的依据。

四阶段培训的内容（预估时间：3 小时）

医生的参与内容

在你向医生介绍完培训的概况，并提供给对方医学生的任务要求之后，就可以开展如下工作：

让医生与每名 SP 轮番进行计时的晤谈演练

对彩排的计时，依据的就是正式考试要求的晤谈和核查表填写的时间。在培训中进行计时，有助于 SP 感受到实际考试时的时间要求。同时，也可以检验考试时间是否安排合理。如果你发现医生在规定的时间内完成任务都存在困难，那么学生只会更加困难。如果有必要，CPX 咨询委员会还来得及做出相应的调整。

鼓励医生不要表现得很完美

让医生表现得"像一名考生"，换言之，要把晤谈的表现放到学生层面上，例如，刚上四年级的医学生做起事来经常照本宣科。因此，你要让医生明白其实你并不希望他做得完美无缺。可以从下面两个方面定下这部分训练的基调。

- 大多数医生对于录像存在一定紧张情绪。因此，你要让医生知道，你希望他们放下包袱，因为录像的目的不是为了向他人进行正确的示范，因此这个活动并不需要他们表现得完美。
- 你要让医生明白，晤谈演练的目的是为了让 SP 充分练习。也就是说，SP 经历不完美的晤谈，其实对他们帮助最大。因为这样一来，就锻炼 SP 来记住考生做了哪些，哪些没有做，以便后续进行核查表填写。

在每次晤谈结束后，针对每名 SP 的表现与医生进行探讨

晤谈结束后，当所有的 SP 在监控室填写核查表时，你正好有时间和医生就 SP 的表演质量进行讨论。

协助医生变化与每名 SP 晤谈的风格

在与第一个 SP 演练之后，医生就会掌握案例的具体内容，因此有必要让他们更换新的晤谈方式。你当然不想让医生在后续的晤谈演练中，只是简单重复第一次的表现。因而，将核查表提供给医生将是一种很有效的做法。你可以在此基

础上，建议医生在后续演练中如何表现，例如表现出较好的或糟糕的体格检查操作，或故意忽略掉某些问题，或可以询问一些平时不会涉及的问题。这些建议会让医生在后续演练中保持创造性与真实性，使得晤谈演练新鲜而有难度。

还有另外一个方法，能让医生在每次与 SP 演练时都能出现变化，就是让他们回忆起某个曾经指导过的医学生或住院医生，然后试着模仿其行为表现。鼓励医生模仿学生或住院医生曾经出现过的错误：例如，表现得磕磕绊绊，提问没有头绪，自言自语或用病历夹撑着身体等。简单来说，就是要鼓励医生使用某些他们曾经见过的，不利于医患有效沟通的做法。

这里我举出两个例子进行说明。例如，在前边提到的 Brittany Eisler 案例中，涉及一个事实，即病人的父母不满其在学校的考试成绩。在第一个晤谈演练中，这位专业为青少年医学的医生向 SP 表示非常理解她的处境。于是，我向这名医生建议，在下一次演练中，能否让病人从她父母的角度来想想。（在以前的考试中，很多学生都采取过这种做法。）

在另外一次演练中，我建议医生不要很有技巧地去询问某些敏感问题，例如涉及毒品、酒精和性生活，而是故意直接去询问，而不使用任何铺垫。在第一轮演练中，医生可能这样询问："在你现在这个年龄上，有一些人会尝试使用毒品和酒精。你的朋友中，是否有人使用呢？（停顿一下）你呢……是否用过那些东西啊？"但是，我建议医生在接下来的演练中，尽量问得缺乏技巧和过度，就好像觉得年轻人肯定会沾染这类物品一样："哦，你在学校的成绩很一般啊，我知道了……那你是不是性生活很频繁啊？"通过这种方式，医生就能在彩排过程中表现不同的学生风格了。随之而来，SP 就要根据角色和医生的关系如何，来具体回应如何表现这些敏感问题。

第一轮演练结束后，在 SP 填写核查表时，向医生出示学生的站间练习

让医生完成这些站间练习（Interstation Exercise），不但有助于完善培训材料，而且有助于你总结出练习题的参考答案，以便给学生打分。（参看附录 A8 和附录 A9）

另外，你也可以在向医生出示这些练习题之前，问医生："现在您已经知道了这个案例，那么您觉得在学生做完这次晤谈之后，应该给他们安排什么恰当的书面练习呢？"

我再以 Brittany Eisler 的案例进行说明。曾经有一名医生觉得目前所使用的练习题并没有什么意义。如果让学生来进行评估和计划（assessment and plan）练习，将会更有益处（也就是 SOAP 方法中的"A"和"P"），或者可以向学生发问，"你还需要从 Brittany 父母那里了解其他信息，以便下一步工作的进行吗？"或者"因为这里涉及保密问题，你觉得是否应该把 Brittany 的情况告知她的父母？无论是否同意，给出理由。"等等。

即便到了最后阶段，这些来自医生的反馈也都会提交给 CPX 咨询委员会。医生的建议往往改进了练习题，给委员会新的考虑问题的角度。

在第二轮演练后，向医生出示核查表

询问医生是否有任何改进意见，是否有一些关键内容需要补充进去，是否有一些内容需要删减。同时，注意询问给出建议的理由。

讨论每名 SP 表演的真实性，并回答医生任何有关案例的问题

在每轮晤谈演练后，都要进行讨论，以便稍后向 SP 提供反馈意见。但是，在晤谈后不要立即向 SP 反馈（除非你觉得医生的反馈非常重要，例如修改体格特征模拟）。如没有特殊情况，请珍惜医生的时间，在医生结束所有工作后，再向 SP 反馈。

但如果医生非常愿意向 SP 反馈，时间也允许，那么可以在所有演练结束后，组织 SP 一起接受医生的反馈。

不要改变案例的事实或重点

和撰写案例的医生，或只是书面分析案例的医生相比，亲身参与 SP 培训的医生对案例有更直观的感受，也能提出一些改进意见。这一点，很容易理解。这些医生实际感受了案例的表演，因此觉得自己的建议具有可行性。但是，这时并不适合给案例增加一些新的内容。如果这时对案例进行修改，会给 SP 带来一些困惑，或者对临床考试的整体结构造成负面影响。

记录下医生给出的任何建议

如果医生对案例的看法和其他人有较大出入，那么最审慎的做法就是将其观点记录下来，让他知道你会把所有建议都反馈给 CPX 咨询委员会。如果医生以前没有接触过案例内容，现在通过和 SP 的实际接触产生了一些想法，这些意见往往非常重要，并且有时只需在考试前进行简单调整就可改变。这里给出一个例子进行说明：

有一个案例是关于一名患有腹痛的中年男士，核查表指南要求 SP 对"学生温柔地进行反跳痛检查"一项进行打分，只有学生正确操作检查，并且在手按下去或突然抬起时询问病人是否疼痛加剧时，才能给分。

在培训中，有一名 SP 在这个选项上没有给医生分数，因为那名医生并没有向他询问是否更疼。医生回应道，自己一般会注视病人的面部表情，作为判断疼痛的依据。最后，CPX 咨询委员会认可了这一非语言表现形式，在正式考试前更改了指南的相关内容。

在最后一轮晤谈后，向医生表达谢意，并告知可以离开

下面的培训活动将在你和 SP 之间进行，不再需要医生的参与。到这时，你也可以让 SP 为模拟考试和最终的 CPX 进行准备。

助手与进行观察的 SP 的任务

你的助手会负责对 SP 的组织安排，例如何时进入监控室，何时进入诊室表演等事项。此外，助手也要注意如下细节：

- *在医生来之前，告知 SP 培训的流程以及地点变化。* 一般来说，医生对第一轮晤谈演练往往最为小心，因为他还没有对案例有足够的了解。因此，在涉及培训流程时，你要决定哪位 SP 进行第一轮演练。你既可以选择最欠缺经验的 SP，以便率先感受医生的晤谈，也可以选择最具经验的 SP，以便给其他 SP 做出表率。
- *确保所有的 SP 化妆、着装恰当（如果案例不涉及体格检查）或者穿好病号服。*
- *当辅导员向医生交代任务时，确保第一名 SP 已经在诊室准备好。*
- *确保不进行表演的 SP 要在监控室。* 为了模拟考试情境，只有医生和进行表演的 SP 才能在诊室内，其他 SP 则要在监控室观察。
- *在每轮晤谈演练后，保证所有 SP 在规定时间内进行核查表填写。*

辅导员的任务

如果你有一个助手，那么你的基本职责就是要和医生进行配合，对 SP 的表演进行必要的指导，在晤谈演练全部结束之后组织 SP 进行核查表的讨论。这里向辅导员给出一些具体的建议：

通过观察彩排，总体把握表演或案例上的任何问题

因为你前期一直进行培训、访谈、辅导以及组织工作，现在正好有一个机会能在监控室坐下来，观看医生轮番与 SP 进行晤谈演练，如何进行表演，各个环节如何衔接。换一个角度看问题，会对你产生新的启发。你可能会发现

SP 表演、核查表设计或者案例的矛盾与疏漏，等等。

在每轮晤谈演练<u>期间</u>填写核查表

在观察过程中，你可以依据核查表选项，记录下医生表现出来的，任何值得讨论的问题。同时，你也要记录下每一轮体格检查操作是否正确。最后，记录下任何你想讨论的关于 SP 表演上的问题，例如病人情感的表现，疼痛程度的表现，哪些信息应该主动告知，等等。

你可能已经发现，你做的笔记其实对 SP 回忆，并验证晤谈中出现的各种问题、回答以及行为大有帮助。

在每轮晤谈演练后不要进行核查表的比较

填写完核查表马上就进行比较可能效果最好，但是这样做 SP 就不能感受轮番演练的优势所在。同时，医生也不得不花费更长的等待时间，并且其间无事可做。因此，最好还是把核查表的比较分析的环节，推迟到全部晤谈完成之后再进行。

除非你觉得有必要马上指出体格特征模拟出现的问题或是对医生提出一些建议，否则还是等全部晤谈结束后（送走医生之后），让 SP 换下表演服装，再进行讨论不迟。

按照从后向前的顺序，逐项分析核查表和讨论每个演练过程

首先要分析的核查表是最后一次晤谈演练，这也是大家记忆最新鲜的晤谈。SP 在最后一次核查表出现的错误，说明更具有普遍性。如果采取从后向前的顺序进行比较分析，那么最后分析的对象将会是第一轮晤谈演练。对第一轮晤谈的记忆应该是最模糊的，但第一份核查表填写的准确度也一般是最高的。

利用你的记录来回应出现的意见分歧

当大家分析中间部分的晤谈演练时，你笔记的重要性就显露出来了。就像以前培训那样，要结合 SP 的表演，把讨论的重点放在大家有争议的或你觉得特别要强调的地方。

SP 对模拟考试的准备工作

在第一次正式考试前，进行一次完整的模拟考试将有助于确认各个环节是

否准备就绪。另外，通过模拟考试，SP 也会对 CPX 产生真实的感受。

在四阶段培训和模拟考试之间，至少应该间隔 1 或 2 天，这使得 SP 能消化所学内容，并有充足的时间做最后的准备。模拟考试应该安排在最后考试前的一个星期内，但长度不要超过 2 天，这样可以保证 SP 对模拟考试中的收获还能有新鲜印象，也使得我们有时间去解决模拟考试中暴露出来的准备不足。在准备模拟考试的过程中，我建议：

在四阶段培训末尾发给每名 SP 确认函

确认函需要包括模拟考试的时间，SP 的日程安排，以及每人参与 CPX 获得的报酬。SP 的报酬包括每一次参与的培训，参与模拟考试以及最后参与正式考试的数量，这些内容三阶段末尾就应该统计清楚。

提醒 SP 当发生突发情况不能参与考试时应尽快通知你

这样做能让你或助手有时间来安排后备人员，补上空缺。

和 SP 一起温习模拟考试的流程

让 SP 明白模拟考试和 CPX 流程的差异。其中最主要的区别在于，模拟考试 SP 不是只表演一个案例，而是所有的 SP 要把全部案例都进行演练。（参看第十二章）模拟考试的目标是让所有人员和环节能进行综合演练，为 CPX 进行最后的调适。

让 SP 学习 CPX 指南

无论在考试前是否还有其他正式讨论，在最后一次培训中你最好指导 SP 对 CPX 指南进行学习，以便让他们熟悉自己的任务目标，并可以提出任何问题。指南将包括 SP 的到达时间、日程安排、后勤安排、停车问题等问题。此外，指南也可包括 SP 在模拟考试和 CPX 中需遵守的特定规范：

在考试中与辅导员或督导人员保持联系

当学生在诊室外回答书面题目时，如果 SP 有任何需求，例如电脑上不显示核查表或上一名学生把检查锤或手电筒带走了，SP 可以随时使用呼叫系统或者朝摄像头示意来寻求帮助。

注意对讲系统的通知

有一些通知专门针对 SP 发布，例如下一轮晤谈前一分钟的提醒，这时 SP

应该提交核查表，复位设备，叠好被单，准备就位迎接下一名考生。

在各自的诊室内休息直到考试全部结束

SP 必须一直待在诊室内，直到听到所有考生都已经离开考试区域的通知。

向 SP 进行随机监控并给予反馈

你需要在模拟考试和 CPX 中间，向所有 SP 进行随机监控并给予反馈意见。必须让 SP 明白，辅导员进行监控并不是针对他们个人。如果辅导员对自己的能力或表现有任何保留意见，早会提前让他们知道了。

之所以要在考试期间对 SP 进行随机监控，是为了让他们在考试期间保持住培训获得的高质量表现。一般来说，SP 重复表演同一案例一段时间后，会出现懈怠感。研究也显示，辅导员如果希望 SP 在考试期间自始至终都保持高质量的表演，需要做到两件事：（a）在考试期间对每名 SP 的表现进行随机监控，记录下出错的地方，观察晤谈的同时填写核查表；（b）根据自己的观察，向 SP 提供反馈，相互比较核查表的填写结果。我建议这些做法应该有规律地进行，例如在休息期间和考试结束后开展（Wallace, 1999）。如果能做到随机监控和反馈，并且遵照本书进行招募和培训，SP 表演和核查表填写的精确性将会超过目前文献所报告的水平。（关于该问题的研究进展，参看 Heine, 2003。）

辅导员对模拟考试的准备工作

保证 SP、培训和管理人员都明确模拟考试的日程安排。如有必要，可以继续招募住院医生（或者其他的医务人员）来在模拟考试中扮演考生的角色。要保证负责考试后勤管理的人员知道哪些人员负责考试管理。虽然你应该不会负责 CPX 后勤事物，但最后还是和管理负责人进行接洽，保证 SP 的需求能够体现在后勤工作计划之中。此外，如果你和管理负责人都能接洽到全体管理团队成员（例如，监督员、计时员、录影师，或助手），就更能保证每个人都了解自己的职责，能提出不明确的问题，从而保证模拟考试和 CPX 的顺利进行。

第十一章

培训中变化情形的应对

　　培训中，有时会出现一些情形，使得要对培训流程进行重新设计，或者调整培训的重点。一般来说，这些变化情形往往和案例的新旧或复杂程度有关，也和 SP 与辅导员的经验有关。

判断 SP 培训的必要性

　　判断 SP 所需培训的程度与方式，你可以参考如下问题：

- SP 的经验如何？
- SP 是否曾经表演过相同或相近的案例？
- SP 是否具有职业表演的背景，会产生什么不同情形？
- 案例是否要求表现出强烈的情感，或者某种心理特征或精神病态？
- 核查表的复杂程度如何？
- SP 是否曾经接受过如何提供反馈的培训？
- SP 的年龄（非常年轻或年老，是否你需要额外的培训或采取不同的方式）？

　　在考虑这些问题之后，你就要决定是否对培训的长度、数量或侧重进行调整。

　　有时，你会发现 SP 在教学和（或）评估工作中，曾经表演过各种不同类型的案例，他们经验丰富堪称专家而不是新手，又或者SP以前曾经表演过同一案例，那么你就要考虑相应压缩培训的数量。

有时，如果你刚开始一个新的SP项目，你会发现自己需要相应地增加培训，因为你可能此时缺乏相关资源，或者案例较新又或者SP缺乏表演经验，又或者SP虽然是演员但对标准化要求不熟悉，等等。也就是说，如果你觉得培训的技能要求与本书中描述的有出入时，你可以把培训日程进行相应调整。

缺少特定的资源的情形

没有录像资料

当你培训一个新案例时，由于以前没有表演过，所以不会有任何录像资料。如果是这样，你就要和SP采取其他方式来进行核查表的培训。（参看后文"在核查表填写培训中，没有录像资料的情形"）

没有助手

你得考虑好，如果你没有助手来协助你与SP进行访谈练习，或者没有助手来帮助你安排模拟考试和最后考试的后勤工作时，你该如何应对。

你或SP感觉有必要进行额外的培训

当某个培训阶段包括多个学习任务时，就需要再进行设计拆分。有时，让没有经验的SP在同一阶段中学习多项技能会给他们带来混乱和压力，对于缺乏经验的辅导员而言，同样会觉得任务过多而措手不及。如果你发现自己正面临这个困难，那么就让每个培训阶段突出一个重点，一项主要技能，这样有利于你和SP调整注意力并安排培训。这样一来，SP就能一步步地对各项技能进行专门学习。

例如，培训SP如何给予书面反馈时，流程比较紧张，这个挑战对于缺乏经验的新SP而言尤为突出。如果是这样，你可以考虑专门安排一次反馈主题的培训。在这个专题培训中，可以参照核查表培训设计，让SP观看大量的晤谈录像。每观看一次录像，就让SP只填写核查表的PPI部分并撰写书面反馈意见。你可以使用SP将要表演的同一案例录像来培训反馈技能，但实际上，可以选用学生与SP之间的任何晤谈录像，因为PPI评估和书面反馈只针对医患沟通内容，可适用于任何医患之间的晤谈活动。因此，你可以考虑把要参与同一考试的SP，无论他们是否表演相同案例，都安排在一起培训反馈技能。这部分独立的培训阶段仍包括第九章所描述的要点（训练SP如何给予有效的书面反馈），只是不再将其纳入到三阶段培训中了。因而，你可以安排这部分培训在任何专门案例培训前进行，或者安排在任何你觉得合适的位置进行（例如，在核查表培训之前或之后）。

另外有一种可能性就是，将某一阶段培训拆分为两次，缩短单次的时长。这个方法可以适用于任何培训阶段，但是特别适用于三阶段培训，即综合培训阶段。这种方法对于有老年 SP 参与的老年病学案例非常适合。

下面这段话是一名刚接触 SP 工作的演员说的：

做 SP 真是一项有挑战的工作，譬如对即兴表演的要求就很特别，不但表演的情境被限定，而且说什么，什么时候说都有要求。还不止于此，表演的效果还要求非常自然……这真需要花费很多时间才能达到这种水平。

中间培训阶段的重组

不管出于何种原因，要么是因为你没有录像资料用于培训，要么是因为你认为 SP 在某些方面的技能还需强化，只要你认为 SP 需要更多的表演或核查表填写方面的训练，你都可以通过多种途径来重新安排中间的培训阶段，以便达到预期的培训目标。但是，无论如何安排，你都要保证第一阶段培训的重点是让 SP 对案例培训材料、表演以及体格特征模拟进行熟悉；同时，最后一个阶段的培训必须让医生进行检验，并且要进行彩排模拟考试。

只以表演为重点的培训阶段

当你计划某个培训阶段只进行表演训练时，可以遵循如下的基本步骤：

第一步，首先和全体 SP 进行接龙式访谈练习
你在第七章中已经读过对这种方法的详细介绍。

第二步，让每名 SP 都有机会和辅导员完整表演案例
每名 SP 都有至少 2~3 次机会表演案例，同时其他 SP 进行观察并记录。（培训中你和每名 SP 进行晤谈练习的数量取决于参与培训的 SP 人数。）

最后，在每次演练后都让 SP 之间相互交流所产生的观察收获
要对 SP 的表演提出鼓励和建议，如有必要，可以重复练习某些特定表演内容。记住，这一阶段培训的重点就是表演，也就是说如何达到表演的真实性

与准确性。因此，每个人都要彻底熟悉核查表上的各个选项内容，这样在表演的过程中，SP 就不会偏离核查表的主线。这样一来，即使演练之后并不要求去填写核查表，SP 也必须要学会如何利用核查表以及填写指南。

角色扮演并<u>不适合</u>高阶临床技能考试的培训

SP 辅导员的职责就是承担案例表演、核查表填写以及给予反馈等方面的培训工作。但是，即便你人手短缺，也不要让 SP 之间进行角色扮演，来作为缺乏助手或医生的替代方案。如上文所述，应对人手短缺的恰当方法是，你和每名 SP 进行完整演练，同时让其他 SP 进行观察，并做好相应记录。在演练结束后，你可以利用这些记录来作为辅导表演的参考资料。

如果培训 SP 是为了教学目的，那么相互之间进行角色扮演就是一种有效的方法。与高阶考试相比，培训教学性 SP 标准会相对放低。正因为如此，让SP 之间进行角色扮演就是为了让他们感受一些医学生所面对的一些难题。

但是，当培训 SP 的目标在于高阶考试时，角色扮演就不再是一个恰当的培训方法了，因此也就不应包括在培训流程之中。因为 SP 只是受训者，他们不会从辅导员的角度去思考案例，而且他们也不会向辅导员那样必须要分析每名 SP 的培训需求。此外，SP 之所以被聘用，不是因为他们掌握了访谈和病史采集的技能，体格检查操作技能以及其他 SP 辅导员必备的临床技能。而对辅导员来说，掌握这些专业技能会有助于他们在每次晤谈练习中把握好如何让SP 经受锻炼。

在核查表填写培训中，没有录像资料的情形

例如，某个培训阶段的重点在于训练核查表填写的精确性。但是却没有录像资料时，SP 就得表演这个案例来作为核查表填写的前提。因此，如果你找不到任何录像资料，你就得对核查表培训前的表演培训格外重视。如果你对SP 的表演很有信心，你就可以把精力放在核查表训练上，而不是放在表演的细节上。如果 SP 的表演已经非常自如时，就可以把重点放在如何把握回忆与记录结果之间的细微差别上。因此，只要 SP 有机会多练习核查表的填写和分析，他们就能更好地掌握这项技能。就像训练其他技能一样，只有通过不断重复和分析，才能提高核查表填写的准确性。

正如你所看到的，SP 在学习相关技能的过程中，会碰到各种变化，因此要对培训的数量和长度进行相应调整。相信你的直觉，然后根据自己的判断来决定何时并如何对培训流程进行修改。如下列出的标准，可以作为培训是否达标的参考：

- SP 的情感表现具有 100% 的可信度。
- SP 案例表演上整体要超过 90% 的准确率。
- SP 核查表填写上整体要超过 85% 的正确率。
- SP 能训练有素地向学生撰写反馈意见。

以上所描述的方法，需要每个人的共同努力，包括你自己、助手、管理人员，当然也包括 SP 们。我相信，最终你们之间会建立良好的工作关系，并且能和 SP 共同协作。

第十二章

模拟考试：最后一次彩排

模拟考试是 SP 为 CPX 进行准备的最后阶段，也是培训流程的一部分。这是最后一次彩排，是对四阶段彩排的深化。模拟考试是对实际考试的一次演习，要求包括辅导员、管理人员和 SP 在内的全体人员都要参与进来，由住院医生（或其他医务人员）作为考生，同时调动起所有考试后勤的相关准备工作。如果 CPX 像协奏曲，那么模拟考试就像是在为 SP 表演和后勤准备在其中找到相应的曲调。模拟考试也是为了发现问题并解决问题，以防止在实际考试中出现类似问题而不知如何应对。

模拟考试的目标

到模拟考试结束时，管理人员应该能够熟练掌控涉及考试的所有后勤准备。所有的 SP 能够做到惟妙惟肖地扮演患者，在案例内容的表演上要超过90% 的准确率（包括体格特征的模拟），能在考试要求的时间内填写完所有的核查表，并超过 85% 的正确率，同时还要能给出有效的书面反馈。所有的辅导员至少能对每名 SP 的一次晤谈进行督导，并针对他们的表演和核查表填写的准确性给予反馈意见。

模拟考试的环境

模拟考试应该被安排在实际举行 CPX 的诊室内进行（真实的或模拟的）。

模拟考试内容概要

在最后一次彩排中，包括考试的总负责人，计时员（即通过对讲系统向考生和 SP 发布指令的人员）、督导员，视频摄录员和所有助手在内的管理人员，都要按照实际考试要求进行演练。要与住院医生（模拟考试的考生）进行接洽，事前介绍并事后征询。事实上，模拟考试阶段的所有内容都与实际考试完全一样，但有一点例外。在模拟考试中，表演所有案例的全体 SP 都会出席。SP 们将会轮流进入特定的诊室（根据案例预先分配好），从而使每名 SP 至少可以与两名住院医生进行演练，以便让他们感受考试的节奏。

任务提示

模拟考试与 CPX 间隔不要少于 2 天，但也不要超过 1 周

之所以这样安排时间，是为了让 SP 能在正式参与 CPX 时对最后一次彩排的收获记忆犹新，同时可以对模拟考试中暴露出来的各种问题进行处理。

通知所有 SP 关于案例表演的轮转流程

模拟考试与实际考试有一点不同，就是全体 SP 要进行轮转，要在规定的时间进入和离开预先安排的诊室。我们知道，在每次 CPX 中，每个案例只有一名 SP 会进行实际表演。与此相反，在模拟考试中，所有的 SP 都会进过几轮演练，以便能体验 CPX 的节奏，但是要注意，轮转安排不能干扰到考生。因此，如果在模拟考试时安排一名助手来负责 SP 进入和离开诊室的时间，同时保证他们能至少演练两次，将会大有帮助。（在实际考试时则不需要助手，因为每个诊室只会安排一名 SP。）

下面的内容，将有助于你计划和安排 SP 的轮转流程事宜。

SP 的人数

如果你一天中会安排两场考试，那么每个案例就要准备 3 名 SP，其中两名分别参与到两场考试中，另外一名作为后备以防意外发生。在最后一次彩排时，这三名 SP 都要出席。因此，考试共有 8 站（案例），那么模拟考试中将会有 24 名 SP 在 8 个诊室内进行轮转表演。

考生的人数

就像实际考试一样，在模拟考试中要安排相同数量的考生。因此，在一场 8 站考试中，将会有 8 名考生试一站接着一站进行模拟考试，直到考完全部的案例。

轮转流程

如果这是你第一次开展 CPX，或者 SP 与管理人员都缺乏经验，那么在最后的彩排中你最好安排足够的晤谈演练（对于 8 站考试来说就安排 8 次晤谈）。虽然从培训的角度来看，你只需安排 6 次晤谈就足够了，保证让每名 SP 都有两次的锻炼机会。如果你打算安排 8 次晤谈，那么就要合理安排好额外的演练。例如，你可以将额外的两次晤谈安排给特定的 SP 进行练习。如果能让 SP 进出诊室衔接紧密，如果有专门助手来负责轮转，你就可以完全掌控这个"有进有出"的过程。

如果案例涉及体格检查，那么所有 SP 在模拟考试的全程都要着病号服。当一名 SP 在诊室进行表演时，另一名 SP 要在监控室进行观察并要在晤谈结束后和进行表演的 SP 同步填写核查表。而第三名 SP 则要做好准备进入诊室。在交接的时候，等候的 SP 进入诊室，进行表演的 SP 则进入监控室，而进行观察的 SP 又进入等候区域，这样模拟考试就可以不中断地进行下去了。

模拟考试内容（时间长短取决于案例数量）

有别于前四个以案例为核心的培训阶段，模拟考试是第一次把参与 CPX 的三组重要人员整合到一起的过程。这三组人员分别是：SP 和他们的辅导员；考生和向他们进行考前引导，考后征询的人员；以及各类管理人员，他们需要演练他们的工作，包括如何与 SP、考生和其他人员进行沟通。

通过随机监控与反馈来确保 SP 工作的准确性

通过随机监控以及常规性反馈，可以有效保证 SP 的表演和核查表填写维持在较高的水平上。

在介绍四阶段培训（参看第十章）时我们已经提到，在考试中对 SP 表演进行随机监控的目的是为了帮助 SP 保持在培训时达到的较高水平。一般来说，SP 反复表演同一案例，经过一段时间后会表现出懈怠，这会影响他们表演和核查表填写的精确性。研究显示，如果在考试中辅导员进行随机监控，那么可以帮助 SP 在表演上不出现差错并且保持核查表较高的正确率（Wallace et al., 1999）。

此外，还要对被监控的 SP 的表演进行不断反馈，并对他们核查表填写的质量进行比较分析。这些工作最好在中途休息时间或考试完成后进行。但是，不要尝试在每次晤谈后向 SP 提供反馈。这不但会打乱考试的安排，而且会对 SP 的心理造成负面影响。当然，在模拟考试时，辅导员是可以这么做的，目的是保持 SP 工作的高水平。

如果 SP 把与辅导员视为伙伴，那么他们会希望辅导员对他们的表现进行观察，这样他们就有机会讨论如下话题：

- 可以就如何评价医学生出现的特殊言行表现进行讨论。
- 如何在核查表中反映出医学生做出的非典型行为。

说明：为了使对 SP 的随机监控保持数量均衡，辅导员在 CPX 中就不要再负责其他工作了，也就是说不要再承担每天的管理职责了。

其他确保 SP 保持工作精确性的方法

除了对 SP 表演和核查表填写进行随机监控并提供反馈的方式，还有一些途径可以用来确保这一目标的实现。如下提供一些注意事项：

核查表的长度

一般来说，核查表上的选项越少，就越有利于 SP 提高准确率；相反，选项越多，准确率就越低（Colliver & Williams, 1993）。根据我们在加州临床能力评估联席会（California Consortium for the Assessment of Clinical Competence）的实际经验，把核查表中的病史、体格检查以及信息告知等选项加起来，最多全部不要超过 25 到 30 个选项，这有利于 SP 保持在 85% 以上的准确率。

完成核查表的规定时间

核查表用语的清晰度

核查表指南中的信息质量

SP 在记录考生行为时把查阅核查表指南形成了一项习惯

在考试中安排 SP 休息以对抗疲劳现象

SP 工作的时间越长，就越容易出现错误，特别体现在通过核查表记录考生的行为上。我们都会注意到一种现象，就是在经过开始的几轮晤谈之后，后续的晤谈印象会和先前的记忆发生混淆。因此，如果安排 SP 一天中进行晤谈的次数越多，他们就越可能在核查表填写中出现错误。下面介绍的几种方法，将会有效地避免和消除疲劳带来的不良影响：

- SP 一天中工作时间不要超过 6 小时。
- 鼓励 SP 在每次新的晤谈开始前，重新调整注意力。虽然这种方法说起来容易做起来难，但通过这种意识上的努力会有助于 SP 在表演和核查表填写上保持清醒和敏锐。
- 如果考试要超过 6 次晤谈或者超过 3 个小时，就要安排中间休息。

为了消除疲劳造成的不良影响，在考试中间安排休息将有助于 SP 在身体和心理上得到缓解，与下一部分考试进行区分，这让 SP 的表演能掀开新的一页。

向考生进行事前引导和事后征询

任何人参加高阶考试都会有焦虑情绪。因此，任何缓解考生紧张感的做法都是值得尝试的，使得他们能发挥出自己的最高水平。在考试的引导环节，应该向考生分发书面的考试任务指南，回答他们提出的各种问题。当然，这种做法对参加模拟考试的住院医生和参加 CPX 的医学生都同样适用。总之，考前引导和考后征询，至少要包括如下内容：

考前引导

引导的内容需要包括，考查的技能类别、案例的数量、晤谈的计时以及晤谈后的书面练习，考试流程和通知方式，隐私部位检查的注意事项（胸部、骨盆、生殖器官和直肠），还要提醒考生考试过程会被录像，休息的次数以及时间。

考后征询

考后需要向考生告知考试打分的规则，将收到的结果报告包括的内容以及时间，等等。同时，也可以向考生征询他们参加考试的感受。

引导和征询的工作最好是由对考试熟悉的教师来主持，但一般却很少这么安排。现实中，经常是由 SP 项目的主任在 CPX 开始和结束阶段和考生接洽。但不管由谁来主持，都要注意避免涉及案例的细节，以便维护考试的安全和诚信。

考试通知

通知这件事情看似微不足道，但是对 SP 和考生都有具体影响。考试通知的目的要营造一个支持性的环境，同时也要表现得很专业。此外，总督导和其他管理人员之间的沟通方式，以及他们与 SP 的沟通方式都会对考试氛围产生影响。

通知一般是由计时员发布的正式指令，例如，考生进出诊室的时间，何时休息，提示剩余时间，等等。发布的通知要求清晰、尊重并简短（避免干扰到考生）。下面列举的是一些代表性的通知。

- "你现在可以阅读考试任务指南，如果准备好了，可以进入诊室。"
- "你还有 5 分钟的剩余时间。"
- "你可以进行下一站考试。"
- "各位实习医生，你们现在需要回到走廊"（意味着晤谈到时，需要完成书面练习）。

彩排中，除了要演练如何向考生发布通知，管理人员、督导员、计时员也要演练如何沟通，如何与考生和 SP 沟通。由于数据采集系统可能不同，计时员可能还需要有人专门负责录像。为了有效沟通，我建议可以使用带耳麦的步话机，这样能让全体工作人员同步交流，而且不对考生和 SP 产生干扰。

SP 对实际考试的准备工作

作为辅导员，即便你在四阶段培训时已经向 SP 提前介绍了 CPX 的流程，但是如果你此时（在向 SP 征询完意见之后）再作强调仍非常有价值。

温习 CPX 指南

- 温习考试流程，强调 SP 到达和离开的预期时间，说明停车安排，以及其他相关的管理事务。

- 提醒 SP 在表演前，要做好事务上和心理上的必要准备。例如，可以早来一些换好病号服，化好妆或准备好倒模，并检查一遍诊室保证一切准备就绪。在完成这些工作之后，SP 要给自己留出足够的时间来进入角色状态。

- 讨论各种培训时没有涉及，但考试时会碰到的情形。我们用如何处理缺考的情形进行说明。如果一场考试中考生不满，那么轮转各个考站的过程中就会出现一个空位。因此，SP 就应该知道什么时候这个空位会轮转到自己的诊室。他们需要知道，你是否想让他们那时继续待在诊室，还是可以去休息室直到有考生轮到他那一站。

- 提醒 SP，如果他们不能如约前来表演，要尽快通知你或助手。

其他一些为 SP 做准备时需要考虑的内容

在每场考试后向 SP 征询意见

我们要确保在 SP 完成所有的表演任务之后，能够"走出角色"，使得他们能安全地结束一天的工作。做到这一点对那些要求表现出强烈情感状态的 SP 有特别的现实意义，例如抑郁情绪、对坏消息的焦虑感、愤怒感，等等。由于反复表演案例，角色的人格特征会对本人产生影响，因此，大多数职业演员会有意识地去释放情绪。因此，无论是 SP 是否为职业演员，我们最好都要关注一下这个问题，观测他们的情绪状态。

有时，SP 直到和你交谈时，才意识到角色的情绪已经影响到了自己。因而，让他们结束工作之后待一会儿再离开是很有意义的，即使他们看上去状态还不错。这时，可以和他们聊聊天，听他们聊聊 CPX 中的经历，这样做可以让 SP 们很自然地离开了角色的情感状态。

此外，通过与 SP 的交流，我们也可以从他们的角度了解案例的实际使用情况。从这些刚刚表演案例的人那里获得的这些第一手数据，将会极大地帮助我们改进案例材料。

安排供给物品和设备

诊室中需要配备全科诊所中使用的供给物品和设备。（如果诊室只配备和案例内容相关的设备，那么会暗示学生考试只要求进行特定的体格检查。）

从一阶段培训到最后的 CPX，所有的诊室应该保证有足够的医用供给品（病号服、被单、枕头、枕套以及床单等）。

辅导员对 CPX 和考后事宜的准备工作

你对 CPX 的准备工作和准备模拟考试相似，最大的不同在于，每场 CPX 中每个案例只会有一名 SP 进行表演。此外，在 CPX 结束后还有一些相关事宜，涉及医学生的考试表现，你可能会介入。但无论你是否具体参与，都最好了解这部分事宜安排，以便能整体上掌控临床评价的进程。

CPX 的后续事宜，主要是根据核查表进行计分和评析。依据这些信息，CPX 咨询委员会要判断考生考试结果的等级，以及哪些医学生需要临床技能的矫正辅导。此外，教师也要分析哪部分课程需要进行调整。然后，准备并及时向学生发送考试结果报告。另外，包括补考在内的矫正辅导活动，也要进行计划、安排和实施。

在模拟考试过程中，当 SP 与不同考生进行晤谈时，你对他们进行了随机监控。同时，你也将自己在观察晤谈过程中填写的核查表与 SP 在晤谈后完成的核查表进行了比对。那么现在，在模拟考试的最后，你要在 SP 参加马上要进行的考试之前，向 SP 征询他们的感受与意见。这也是一个好机会，用以强化 SP 的表现，了解他们的总体感受，对他们的辛苦进行鼓励，同时祝贺他们经过辛苦的培训，马上要投入最后的考试工作了。

工作到了这一步，标志着巨大的成功。你可以为自己感到自豪，因为你帮助医学生提升他们的临床技能，这也间接帮助了医学院的教师。你要祝贺你自己，也要称赞 SP，相信他们会在考试中进行最好的发挥，不枉费你们的共同努力。

后　记

当你读到这里时，你应该已经小心翼翼地走完了全部培训流程，你和 SP 也应进行了多次 CPX 考试，经过数据的搜集与分析，考试结果报告连同 SP 的书面反馈应该也已送到了学生的手上。现在，是让我们一同对工作进行反思的时候了。作为 SP 辅导员和教育者，我们主要负责与评价医学生临床技能相关的两项核心标准：SP 表演的真实性与精确性，以及 SP 记录医学生表现的准确性。SP 完成这些工作的质量高低往往取决于我们遴选 SP 的方式，辅导 SP 的水平，以及另外一个重要因素。这个因素就是，SP 辅导员和案例作者作为核查表的设计和制作者，要确保核查表的每个选项的内容和目的都要非常清晰。当这些要素得到满足时，所要搜集数据的质量将全部取决于 SP 的表演和核查表完成情况。"嗯，但这只是一种假设啊！"你可能会这样说。没错，这确实是一种假设，但只有 SP 辅导员真正去在乎精确性的问题，只有对培训勤勉投入，只有对 SP 的表现严格监控，才能确保数据的精确性。因此，"如果心理测量师收到的数据本身就存在瑕疵，那么再好的心理测量技术也无法克服数据的错误。"（ E. R. Petrusa, personal communication, February 6, 2006. ）

辅导 SP 并不是无足轻重的小事。相反，这项工作意义重大。SP 辅导工作其实是对医学生在高阶考试中的数据进行解释的基础，因为这些数据的最初来源是建立在 SP 的工作前提之上的。医学教育家皮楚萨 E. R. Petrusa 针对各种以 SP 为基础的考试中越来越重视心理测量数据的现象，评论道："如果这些数据的基础都不牢靠，那么建立在数据之上的结果又如何可信。"SP 在表演上或核查表填写上出现的瑕疵和错误，并不是只影响到学生的考试结果。

实际上，对他们的职业生涯会产生巨大影响。高阶考试往往与职业发展问题关系紧密：一名学生可能因此暂时不能进入住院医生培训；可能因此无法获得行医执照；还可能因此在医学院延期毕业，背负经济压力。另外，由于信赖 SP 能提供可信的数据（也包括对 SP 辅导员的信赖），学生和教师一般也会相信那些通过 CPX 的考生已经具备了临床能力。但是，如果这些数据存在错误，那么这种信任就会遭到破坏，进而影响到未来的医疗实践。（*E. R. Petrusa, personal communication, February 6, 2006.*）

　　如我们所知，在一些看重工作表现的职业领域中，例如音乐、影视导演、花样滑冰、法律等，申请人的能力水平是由那个领域的专家来判定的。专家们其实是每个职业领域标准的把控者，但在医学界，临床教师由于缺乏直接观察医学生的机会，因此不足以保证公平且可信地去判定学生的能力水平。因而，SP 就成了这些临床教师进行观察的代理人。从这一点上也可以说明，在 SP 培训和工作中，辅导员为什么一直都应以最高标准来严格要求。

　　我们开展工作的前提是假定来自核查表的数据是准确的。但是，如果 SP 的工作缺乏监控，那么，包括 SP、辅导员、教师或心理测量师在内的所有人都无法保证数据的质量。为什么这样说？因为单单从考试数据来看，是无法确认 SP 的回忆以及核查表填写是否正确无误的。除非我们要付出大量努力来培训 SP 并在整个 CPX 中对他们进行监控，否则，如果我们只是搜集和分析数据，根本看不出来数据本身是否真实，也无法了解是否存在错误。因此，我们也无从判断错误本身是医学生做出的，还是因为 SP 回忆不准或对核查表理解有误。这个问题正体现出了 SP 工作的复杂性，也表明以 SP 为基础的考试的特殊性。

　　除非有人已经了解案例并且掌握核查表每个选项的适用标准，然后能坐下来，一边看录像一边填写核查表，然后再与 SP 填写的核查表进行比对，否则没人能判断每个核查表真正的准确性。（实践上，除了辅导员外也没人能从事这项工作，因为工作强度太大了。）针对这个挑战，我把希望都放在了 SP 辅导员身上，他们是标准的把控者。因此，要确保临床技能评价中数据来源的可靠性，也只有依靠他们。

　　我衷心期望，本书中所介绍的方法和流程将有助于 SP 培训领域不断进行对话交流。只有通过对话交流，才能让我们激发起对自身工作的反思，让我们不断追求工作的卓越，让我们不断探索完善 SP 工作的方式，让我们严格自律，并且让自己坚定对工作价值的信心。我们永远不要忘了我们是医学生培养体系中的重要一环，我们也要时时提醒自己以及 SP，我们对评价新一代医生的临床能力发挥着关键作用。

参考文献

Adler, S. (1988).The technique of acting. New York: Bantam.

The American Heritage College Dictionary(3rd ed.). (1997). New York: Houghton Mifflin.

Association of American Medical Colleges. (1999, October).Contemporary issues in medicine: Communication in medicine(Report III, Medical School Objectives Project). Washington, DC: Association of American Medical Colleges.

Barrows, H. S. (1999).Training standardized patients to have physical findings. Springfield: Southern Illinois University School of Medicine.

Bayer Institute for Health Care Communication. (2003).Clinician-patient communication to enhance health outcomes(Workbook; Rev. ed.). West Haven, CT: Bayer Institute.

Bickley, L. S., & Szilagyi, P. G. (2003).Bates' guide to physical examination and history taking(8th ed.). Philadelphia: Lippincott Williams & Wilkins.

Brook, P. (1968).The empty space. London: MacGibbon & Kee.

Bruder, M., Cohn, L. M., Olnek, M., Pollack, N., Previto, R., & Zigler, S. (1986). A practical handbook for the actor. New York: Vintage.

Cohen, R. (1978).Acting power: An introduction to acting. Palo Alto, CA: Mayfield.

Cole, T., & Chinoy, H. K. (Eds.). (1986).Directors on directing: A source book of the modern theatre(Rev. ed.). New York & London: Macmillan.

Colliver, J. A., & Williams, R. G. (1993, June). Technical issues: Test application. Academic Medicine,68(6), 454–460.

Cottrell, J. (1975).Laurence Olivier. London: Weidenfeld & Nicolson.

De Champlain, A. F., Margolis, M. J., King, A., & Klass, D. J. (1997, October). Standardized patients' accuracy in recording examinees' behaviors using checklists. Academic Medicine,72(10), Supplement 1, S85–S87.

Essential elements of communication in medical encounters: The Kalamazoo Consensus Statement. (2001, April).Academic Medicine, 76(4), 390–393.

Funke, L., & Booth, J. E. (1961).Actors Talk About Acting.Random House: New York

Geldard, R. G. (2000).Ancient Greece: A guide to sacred places. Wheaton, IL: Quest Books.

Heine, N., Garman, K., Wallace, P., Bartos, R., & Richards, A. (2003). An analysis of standardized patient checklist errors and their effect on student scores. Medical Education,37, 99–104.

Huber, P., Baroffio, A., Chamot, E., Herrmann, F., Nendaz, M. R., & Vu, N.V. (2005). Effects of item and rater characteristics on checklist recording: What should we look for?Medical Education,39,852–858.

Hunt, G. (1977).How to audition: Advice from a casting director. New York: Harper & Row.

Kraytman, M. (1991).The complete patient history(2nd ed.). New York: McGraw-Hill, Health Professions Division.

Macy, W. H. (2004, October 24).Inside the Actors Studio. Interview with James Lipton, [Television broadcast]. Los Angeles: Bravo TV.

Mamet, D. (1997).True and false: Heresy and common sense for the actor. New York: Pantheon.

Meisner, S., & Longwell, D. (1987).Sanford Meisner on acting. New York: Vintage.

Mink, O., Owen, K. Q., & Mink, B. P. (1993).Developing high performance people: The art of coaching. Cambridge, MA: Perseus.

Orient, J. M., & Sapira, J. D. (2005).Sapira's art and science of bedside diagnosis. Philadelphia: Lippincott, Williams, & Wilkins.

Petrusa, E. R. (2002). Clinical performance assessments. In G. R. Norman, C. P.

M. Van der Vleuten, & D. I. Newble, (Eds.),International handbook of research in medical education(pp. 673–709). Dordrecht, The Netherlands: Kluwer Academic.

Seidel, H. M., Ball, J. W., Dains, J. E., Benedict, G. W. (2003).Mosby's guide to physical examination(5th ed.). St. Louis: Mosby.

Shapiro, M. (1998).The director's companion. Fort Worth, TX: Harcourt Brace.

Shurtleff, M. (1978).Audition: Everything an actor needs to know to get the part. New York: Walker.

Stanislavsky, C. (1958/1999).Stanislavky's legacy: A collection of comments on a variety of aspects of an actor's life. (E. Reynolds Hapgood, Trans.). New York: Routledge/A Theatre Arts Book (Original work published, 1958).

Swartz, M. H. (2002).Textbook of physical diagnosis: History and examination (4th ed.) Philadelphia: Saunders.

Tamblyn, R. M., Grad, R., Gayton, D., Petrella, L., Reid, T., & McGill Drug Utilization Research Group. (1997). Impact of inaccuracies in standardized patient portrayal and reporting on physician performance during blinded clinic visits. Teaching and Learning in Medicine,9(1), 25–28.

Tamblyn, R. M., Klass, D. J., Schnabl, G. K., & Kopelow. M. L. (1991). The accuracy of standardized patient presentation. Medical Education,25, 100–109.

Vu, N. V., & Barrows, H. S. (1994). Use of standardized patients in clinical assessments: Recent developments and measurement findings. Educational Researcher,23(3), 23–30.

Vu, N. V., Marcy, M. M., Colliver, J. A., Verhulst, S. J., Travis, T. A., & Barrows, H. S. (1992). Standardized (simulated) patients' accuracy in recording clinical performance checklist items. Medical Education,26, 99–104.

Wallace, P. A., Heine, N. J., Garman, K. A., Bartos, R., & Richards, A. (1999).

Effect of varying amounts of feedback on standardized patient checklist accuracy in clinical practice examinations. Teaching and Learning in Medicine, 11, 148–152.

Weston, J. (1996).Directing actors: Creating memorable performances for film and television. Studio City, CA: Michael Wiese Productions.

White, M. K., & Bonvicini, K. (2003).The annotated bibliography for clinician patient communication to enhance health outcomes. Annotated bibliographies. Retrieved July 14, 2006, from: www.healthcarecomm.com.

关于表演和导演的推荐阅读资料

Adler, S. (1988).The technique of acting. New York: Bantam.

Bates, B. (1987).The way of the actor: A path to knowledge and power. Boston: Shambala.

Brook, P. (1968).The empty space. London: MacGibbon & Kee.

Bruder, M., Cohn, L. M., Olnek, M., Pollack, N., Previto, R., & Zigler, S. (1986). A practical handbook for the actor. New York: Vintage.

Chekhov, M. (1991).On the technique of acting. New York: HarperCollins.

Clurman, H. (1997).On directing. New York: Fireside.

Cohen, R. (1978).Acting power: An introduction to acting.Palo Alto, CA: Mayfield. Hagen, U. (with Frankel, H.). (1973).Respect for acting. New York: Macmillan.

Mamet, D. (1991).On directing film. New York: Penguin Books.

Manley, B. (1998).My breath in art: Acting from within. New York: Applause Books.

Meisner, S., & Longwell, D. (1987).Sanford Meisner on acting. New York: Vintage.

Sherman, E. (1976).Directing the film: Film directors on their art.Boston: Little, Brown.

Spolin, V. (1983).Improvisation for the theater: A handbook of teaching and directing techniques. Evanston, IL: Northwestern University Press.

Stanislavsky, C. (1946).An actor prepares. (E. Reynolds Hapgood, Trans.). New York: Theatre Arts (Original work published 1936).

Stanislavsky, C. (1948).My life in art. New York: Theatre Arts Books.

Stanislavsky, C. (1962).Building a character. (E. Reynolds Hapgood, Trans.). New York: Theatre Arts Books (Original work published 1949).

Stanislavsky, C. (1980).Creating a role. (E. Reynolds Hapgood, Trans.). New York: Theatre Arts Books (Original work published 1961).

Stanislavsky, C. (1999).Stanislavky's legacy: A collection of comments on a variety of aspects of an actor's life(E. Reynolds Hapgood, Trans.). New York: Routledge/Theatre Arts Book (Original work published 1958).

Strasberg, L. (1988).A dream of passion: The development of The Method. New York: Penguin Books.

Wangh, S. (2000).An acrobat of the heart: A physical approach to acting inspired by the work of Jerzy Grotowski. New York: Random House/Vintage.

附录 A

玛丽亚·戈麦斯（Maria　Gomez）
案例资料

附录 A1

基本信息

Maria Gomez

现 症 状：下腹部疼痛持续 2 天

实际诊断：尿路感染（UTI）

鉴别诊断：盆腔炎（PID）：衣原体、淋病

宫外孕

宫颈炎

肠胃炎

性传播疾病（STD）：滴虫病、衣原体

肾盂肾炎

肾结石

尿路感染

临床咨询人：Stacie J. O. San Miguel, MD

案例作者：Peggy Wallace, PhD

 University of California, San Diego

Stacie J. O. San Miguel, MD

University of California, San Diego

Anita J. Richards

University of California, San Diego

病人姓名：Maria Gomez

病人基本情况：

年龄：21 岁

性别：女

种族：拉丁裔

身高：中等

体重：中等

需要准备的资料和设备：

盆腔 / 直肠检查结果

盆腔检查结果

外阴：没有出血或损伤

阴道：有少量白色分泌物；无腥臭味

宫颈：没有分泌物，触及没有疼痛

子宫：子宫底触诊有轻微疼痛，没有发现包块

子宫附件：没有包块或压痛

直肠检查结果

肛门外观正常

通过指检，显示肛门括约肌正常

直肠内有少量棕色粪便，表明无出血

没有发现包块

角色描述：

Maria Gomez 是一名 21 岁的拉丁裔女性，她主诉胃疼 2 天，现在前来就医。她的一个朋友告诉她，病因可能是膀胱感染。她目前还是一名大学生，刚刚开始攻读硕士学位。她现住在家里，仍然使用父母的医疗保险。但是，她并不想让父母知道自己有性生活，因为这意味着她可能会怀孕。她甚至都不希望父母知道她在交男朋友，因为她的男朋友既不是拉丁裔也不是天主教徒，她觉得父母肯定不会赞成。

评估目标

1. 考生是否能根据病人的症状，进行准确并且有针对性的病史采集，要考虑到鉴别诊断中涉及的问题以及复发感染的风险。

2. 考生是否能展示出恰当的体格检查操作，以便有助于进行确诊。

3. 考生是否能识别出病人的文化背景和宗教信仰，以便理解病人的独特视角。

4. 考生是否能对病人的担心和信仰表现出兴趣、好奇心和开放态度，从而与病人建立起信任关系。

5. 考生是否能探究出病人如何看待自己的病情（病人的视角）。

6. 考生是否能表现出对病人的理解（共情式倾听）。

7. 考生是否能通过识别出病人在语言和非语言上的表现，来发现病人的担忧和隐情。

8. 考生是否自然流露出对病人利益的关心（在乎病人的情感）。

9. 考生是否能向病人有效地告知病情，让病人理解并尊重病人的观点。

10. 考生是否能制订一份方案，既体现出诊断和治疗上的思考（学生角度），又能体谅到病人的担心，关怀并为病人保密（病人的角度）。

附录 A2

情境描述与学生的任务要求

Maria　Gomez

Maria Gomez 是一名 21 岁的女性，她现在来到你的全科诊所，主诉胃痛，已持续 2 天。

生命体征

体温：98.9° F（37.1℃）

脉搏：78 次 / 分

呼吸：12 次 / 分

血压：105/60mmHg

你的任务是：

- 进行针对性的病史采集。
- 进行恰当的体格检查。
- 告知病人你的判断并和她讨论下一步治疗方案。

你有 20 分钟完成以上这些任务。

当还剩下 5 分钟时，你会从对讲系统中听到提示通知。

晤谈结束时，你会听到，"实习医生，请必须回到走廊。"

你会有 10 分钟时间在诊室外书写一份诊疗意见。

附录 A3

培训材料

Maria Gomez

案例概要

  Maria Gomez 是一名 21 岁的拉丁裔女性，她主诉胃痛 2 天，现在前来就医。她的一个朋友告诉她，病因可能是膀胱感染。她目前还是一名大学生，刚刚开始攻读硕士学位。她现住在家里，仍然使用父母的医疗保险。但是，她并不想让父母知道自己有性生活，因为这意味着她可能会怀孕。她甚至不希望父母知道她在交男朋友，因为她的男朋友既不是拉丁裔，也不是天主教徒，她觉得父母肯定不会赞成。

  作为 SP 表演这个角色，你将面对 3 点挑战：

1. 根据 Maria Gomez 的症状和病史，对考生提出的问题进行恰当并且精确的回应，同时在体格检查过程中能表演出疼痛的状态，如果考生坚持认为病人可能是怀孕，要能表现出角色的情绪反应。
2. 在表演案例的同时，观察考生的行为。
3. 准确地回忆考生的行为表现，完整填写核查表，结果将会影响考生临床技能考试的成绩。

角色外表与内心特征

Maria 是一名友善的年轻妇女；但是，当谈论自己的性生活问题时会比较害羞，并且有防御心理。她会回答医生的问题，但如果追问起细节，她会感到尴尬。也就是说，医生不得不去"帮"她说出自己的性生活状况。如果实习医生只问她能用一个词来回应的问题时，她感到最舒适。

穿着

当医学生进入诊室时，你应该穿着病号服坐在检查桌的一侧。你不必化妆或戴首饰，只需戴一副简朴的耳环，脖子上戴一个银质的耶稣受难像，以及戴一副手表。

就医原因

当学生询问你就医的原因时，你要说：

"我这两天，胃的中间位置一直有些痉挛痛。几天前当我睡醒时，就突然出现在这里。(一边说，一边用手掌放在腹部的中下区。)"

如果考生问你怎么看待病情时，你可以这样说，

"我有一个朋友说，我可能是膀胱感染。她说，自己有过类似症状，后来也得到确诊。所以……"

晤谈中举止的变化

在刚刚开始晤谈时，你认为自己的问题可能就像那位朋友一样，是膀胱感染。但是，随着访谈的进行，当实习医生认为你有必要做验孕或其他性病检查时 (尽管你采取了避孕措施)，你开始变得害怕与焦虑起来。除了担心怀孕或染性病可能造成的影响外，你也害怕父母会发现自己有性生活。

现病史

几天前，当你睡醒时，感觉到了轻微的疼痛，并且一直没有消失。事实上，反而变得有些重了。

疼痛的表现

- 位置：在腹部中下位置，耻骨上方。疼痛的位置一直没变，你的手掌能覆盖住疼痛位置。
- 描述：感到"痉挛"。
- 持续／间断：从开始一直持续疼痛。
- 减轻／加重：疼痛没有减轻或加重。也就是说，采取坐、站、卧等姿势并没有缓解疼痛。在饭后，小便后，或排气排便后，疼痛也没有变化（减轻或加重）。

  如果学生只是问你，从疼痛开始（2天前），疼痛是否减轻或加重，你要回答"是的，变重了。"但是，这个回应并不与核查表上的 #4 选项冲突。（参见核查表指南）

  你此前没有服用任何药物来缓解疼痛。
- 强度：如果采用1~10 的评分，1 表示基本没有影响，10 表示感受到的最大痛感。那么这次腹痛两天前发作时是"2"，现在已经发展到了"4"。

  但是，除非学生让你用评分来表达，否则不要用数字来表达你的痛感。或者，直接告诉学生，"挺疼的，但还不是特别疼。"
- 辐射：疼痛没有转移。
- 其他关于疼痛的问题：

  凡涉及疼痛的其他问题，如果问到，你都采取否定回应。例如：

  ——没有疼得半夜醒来。

  ——没有影响到正常生活。

其他症状：

学生可能会问到如下问题：

- 恶心／呕吐：没有
- 饮食改变：没有

  两天来，你饮食都很正常。第一次疼痛发作的晚上，你也没有吃特别的食物。

  （试着回忆你吃过的东西。）"我记得我吃了一份奶酪比萨，一份沙拉，喝了一些健怡可乐。这些都是我学习之后经常吃的东西。"
- 发热："没有感觉到。"
- 排便习惯变化：没有变化。每天早晨一次，粪便形状正常，棕黄色。

- 尿血：没有发现。
- 排尿频率：你发现自己经常要去"卫生间"。如果学生问你是否尿频，你就告诉学生：

"是的，我排尿是变得频繁了，大概每一两个小时就要尿一次。"

  你晚上也是这样频繁地起夜排尿。
- 尿意：你很难控制尿意。

  "只要我觉得有尿意，就要立即去卫生间。"
- 尿量：这两天，因为排尿频繁，实际排尿时尿量不是很多。
- 阴道/尿道烧灼感："是的，大约有三天了。"（疼痛伴随着烧灼感。）
- 阴道分泌物：你对这个问题有一些尴尬。如果考生只是简单询问你阴道是否有分泌物，你只需回答："是，我有。"

然后，如果考生对细节进行追问，如果你觉得舒适，可以给出如下回答。

　　——分泌物是白色的。

　　——一直有分泌物，但是最近几天比较多。

　　——你使用卫生护垫避免污染内衣，一天需要更换 2 到 3 次。

　　——分泌物没有气味，无恶臭。
- 阴道出血：这两天没有。只有在月经期间出现。
- 阴道瘙痒：没有。
- 性交疼痛：如果考生并没有发现你有一个男朋友并且有性生活，你可以表现出一些迟疑，略显尴尬和忧虑，然后点头说："有一点儿疼。"（性交疼痛只出现在这两天。）

既往病史

总体健康情况

你认为自己是一个非常健康的人。只是偶尔出现感冒，从没得过什么大病。

你没有尿路感染的病史。

你以前从来没有出现过现在的症状。

以前的疾病 / 创伤

没有

过敏史

没有

住院史

从没有住过院或经历任何手术。

用药史

处方药——醋酸甲羟孕酮

你在过去的 6 个月内使用避孕针（醋酸甲羟孕酮，Depoprovera）。

非处方药（OTC）：偶尔使用泰诺（Tylenol）治疗头痛。
非法 / 不正规药物：没有

月经史

你对这个话题和使用避孕针的问题感到不适，因而，学生问到你才会说。例如，当问到最后一次月经时间时，你回答"两个月前。"月经一直不规律吗？"最近才这样。"不规律有多久了？"有 6 个月了。"有什么导致月经不规律吗？"我开始使用避孕针后出现的。"或者，你对月经不规律有什么担心吗？"其实不太担心。"[参看培训材料的最后一页关于如何处理开放性问题的指南。]

- 你 12 岁月经初潮。
- 月经周期：
  6 个月前，你月经正常（间隔 28 天，有 5 天月经期）。自从你开始使用避孕针，你的月经就开始不规律了。

- 你对避孕针的了解情况：
  1. 使用避孕针，可能导致月经不规律，甚至停经。
  2. 为了达到避孕效果，你需要：
     ——最近一次月经开始的 5 天内进行打第一针。
     ——然后，每隔 12 周再打一次。
  3. 避孕针对有效避免怀孕可达到 98% 的成功率（效果等同于口服避孕药）。你决定使用这种方式的原因是记忆方便，而且父母不会发现。
  4. 避孕针的原理在于阻止排卵，没有卵子排出，也就无法受精。
  5. 你可能会体重增加，有乳房疼痛，头痛等症状。
     但你都没有出现这些副作用。
- 避孕史
  如下是你的避孕史：
  1. 在你开始和现在的男朋友（Chris）交往前，你的性生活并不活跃。
  2. 8 个月前，你开始和 Chris 进行交往。
  3. 7 个月前，你们开始有了性生活吗？（除了"大多数时候"使用避孕套，没有其他保护措施。）
  4. 6 月前，你开始有点儿担心，然后去计划生育诊所，开始打避孕针。
  5. 打算每 3 个月打一次避孕针。
  6. 到现在，你一共打了 2 针（6 个月前和 3 个月前）。按计划，你下周还要注射。
  7. 你之所以选择避孕针，是因为你不想让妈妈发现你在避孕。你注射避孕针都在计划生育诊所（Planned Parenthood）内进行的。
  8. 在 6 个月前你打了第一针之后，你出现：
     - 月经量中等（每天 3~4 个月经垫）。
     - 出血一般会持续 2 周。
     自从 3 个月前打了第二针之后，你出现：
     - 第一个月 5 天的月经期出血量较少（2 个月经垫）。
     - 然后，就再也没来过月经。

- 宫颈涂片检查
  ——20 岁时，在妈妈的鼓励下，你做了第一次宫颈涂片检查。
  ——最近一次是 6 个月前，你开始使用避孕针时做的。
  ——两次结果都显示正常。

　　如果考生建议你可以在这里进行注射和做宫颈涂片检查，或者询问你为什么要去计划生育诊所，你可以根据你们之间的信任关系进行回应。你可以告诉考生，你还在使用父母的医疗保险，你不想让他们知道避孕针或检查的事情，包括检查结果。（根据你们之间的信任关系进行回应。）

性生活史

你的男朋友

　　你在这 8 个月中交往的男朋友名叫 Chris，他是一个白人。你的爸爸不喜欢 Chris 的一个原因就是他不是拉丁裔。另外一个你的父母不喜欢你们之间交往的原因是，他不是天主教徒。他也不是一个严格的新教徒。你的父母曾经强烈要求你不要再和 Chris 交往了，而且你也答应不再见他。但实际上，你们一直在一起，只是不告诉父母。

　　你是在一个研究生课上认识的 Chris。他也刚刚开始读硕士研究生，主修心理学。他今年 22 岁。他和一个室友合租一个公寓，也在星巴克打工。

- Chris 是你的第一个性伙伴。
  你并不知道此前他有多少个性伙伴，而且你怀疑他可能还有其他女朋友。
- 你们性生活的频率怎样？"只要想就做。"（大概每周 2~3 次。）
- 你在他的住处过夜吗？
"开玩笑吧。父母要求我回家，而且我希望有自己的空间。"
- 你和 Chris "大多数情况下"（95%）都会使用避孕套。
- 你没得过任何性传播疾病。
- 你没怀孕过。

　　你在回应这些问题时，应该表露出一些难言之隐。记住，你不希望父母知道你还和男友进行交往。

对怀孕的担忧

　　如果考生在了解你性生活状况或使用避孕针之前，问你是否认为是怀孕，你要直接回答："不是，我没怀孕。"

　　如果考生在了解你性生活状况或使用避孕针之后，问你是否认为是怀孕，你要开始嘀咕了，想了想自己怀孕的可能，然后还是觉得自己没有怀孕，最后要反问考生："嗯，不……（犹豫地）我不这样认为……不是的，我没有怀孕……（停顿一下）你觉得我怀孕了？"

　　当考生说你可能是怀孕需要验孕时，你应该按照下面的顺序进行回应：

　　1. 对自己可能怀孕感到担忧与焦虑。你反复说，自己打了避孕针，Chris也使用了避孕套。如果考生认为你很可能是怀孕，或者判断疼痛可能是宫外孕时（危及生命的情形），你脑袋会一下子懵了，甚至开始哭了。

　　2. 你非常担心保险公司会给你父母一份说明，表明你来就医而且做了验孕。

　　下面这张示意图展示了 Maria 的主要担心，以及你如何根据学生处理性生活、避孕和月经话题进行判断。

Maria Gomez 的主要担忧

→是否能对病历记录中涉及个人性生活的内容做到保密。

→是否能不让父母了解到使用医疗保险的项目内容。

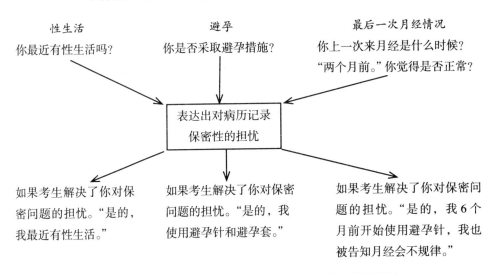

如果出现如下情形，Maria 要表达出担心父母可能会收到保险公司的报告。

● 如果考生要求进行孕检。

并且（或者）

● 如果考生要求进行 STD 检查。

如果考生并没有解决好你对病历记录和保险报告的担心，你可以这样告诉学生："你知道的，我不认为我怀孕了，也不觉得我需要做 STD 检查，所以我觉得没有理由让我做这些检查。"

如果考生坚持要你做这些检查，你可以说，"好吧，我会去计划生育诊所做。"

病人的生活方式／习惯

酒精摄入

你周末和 Chris 出去吃晚餐时会喝一杯红酒。但你从不在家人面前喝酒。

吸烟

你从不吸烟。

咖啡因摄入

你每天早上会喝一杯咖啡，一天中会喝 4~6 罐健怡可乐。

饮食

你一般吃低脂肪的快餐（麦当劳的沙拉或鸡肉三明治）。你特别喜欢炸薯条和汉堡包，一周至少要吃两次。除非晚上有课，你一般回家吃晚餐。在家里一般是由你祖母来准备，她做墨西哥菜。

锻炼

你不经常锻炼。偶尔，你和 Chris 会骑自行车或一起散步，但你不觉得自己热衷锻炼。

爱好

学习之余，你会和朋友出去购物或看电影。你和朋友们都喜欢找那些不贵但有特色的餐馆。

压力

如果学生问你最近是否感到什么压力，你可以说和父母一起住并且隐藏恋情让自己感到压力，同时研究生学业和兼职也会有压力。

家庭史 / 社会史（血亲）

你和你家人都出生在墨西哥的瓜达拉哈拉。16 年前你 5 岁时，你和全家搬来这里 [城市名]。你的曾祖还住在墨西哥。你们全家现在每年至少一次回瓜达拉哈拉探亲。

你的父亲现年 47 岁。他是一名工程师（公司名）。你对父母都很恭敬。父亲对你有明确的希望。你在少年时经常和他吵嘴，但现在你会礼貌地听他的意见，在他不在时，你会自己拿主意。

你的母亲 46 岁。她是圣伊丽莎白天主教堂日间照护中心的主任。她努力在养育你们姐妹与工作之间保持平衡。她对你们都抱有较高希望，希望你们能有幸福的婚姻，再生下一代，去享受天伦之乐。

你会和妈妈交谈自己生活的很多事情，但是你不会和她说自己的性生活，也不会说让她担心的任何话题，你不希望影响她"贤妻良母"的地位。

你的父母都相信接受教育是他们女儿成才的最佳方式。他们希望你能读完研究生，再考虑个人问题。你认为他们希望你的生活"按部就班"，并且遵从他们的意见。

无论你如何沟通，似乎都不能改变他们看问题的方式。他们还把你当做小孩子。你觉得这是由于你还在家里居住。你之所以住在家里，是为了攒下钱去租房，因此你不觉得自己还是小孩子。你希望能获得研究生学位，但是你也希望过一种半工半读的生活，这一点父母并不了解。你也不赞同父母的观点，他们认为，如果你和非拉丁裔的人交往甚至结婚就会失去你们的文化传统。

你的妹妹 Lupe，今年 17 岁还在读高中。她打算明年如果被录取就去读大学。你和 Lupe 之间无话不谈，因此 Lupe 知道你有秘密瞒着父母。

你的祖母 Lola 今年 72 岁。她在家里做饭、园艺和缝纫，你们忙时她来看家。

星期天是家庭日，你们是一个中产阶级家庭，平时每个人都忙着自己的工作和学业，因此周日大家要在一起共度时光。在去教堂做完弥撒之后，大家要在一起吃早餐，然后一起出去要么在家周围玩玩，要么去看电影或做家务。无论如何，这天必定是家庭活动。

家族病史

你的父母和妹妹目前都比较健康。祖母 Lola 有糖尿病，正在控制饮食和进行锻炼。

个人生活史

居住环境

你现在还和父母一起住，但计划取得硕士学位之后就马上搬出去。

教育背景

你在取得学士学位之后，立即开始攻读心理学的硕士研究生。你希望自己成为一名主攻婚姻、家庭和儿童的咨询师（MFCC）。你对人类行为非常感兴趣，并且希望能帮助家庭成员之间更好地沟通。（Maria 的动机主要来源于自己的家庭环境，她自己也能意识到这点。）

工作经历

你业余时间在一家名叫 [店名] 的服装店做售货员。

医疗保险

你使用父母的蓝十字（Blue Cross）医疗保险。今天就医你还需支付 20 美元。

宗教信仰

你的父母和祖父母都是罗马天主教徒。他们坚持让你去读天主教大学。Lupe 觉得要去读 [一所俗世大学的名字]，并为此事经常和父母发生争吵。她同时申请了天主教大学和俗世大学，只为了缓和家庭矛盾。

虽然你和父母每周日都会去教堂，但是你只是一个名义上的天主教徒。你的父母并不了解你内心对宗教的真实想法。他们也不会理解。

对于罗马天主教徒来说，婚前性行为是道德罪孽。婚前怀孕将给整个家族抹黑。你的父亲告诉过你和 Lupe，一旦你们婚前怀孕就把你们赶出家门。他对自己的观点深信不疑，没有讨论的空间。他很固执，觉得自己是父亲在家里说了算，大家都要听他的。

当你开始和 Chris 交往的时候，你曾告诉过你的父母，但是你的爸爸非常反对你和非天主教徒的白人交往。你佯装听从他们，但是继续和 Chris 交往。只有你的妹妹知道事情的真相。

体格检查

考生需要向你解释体格检查的内容。因为你不是特别疼痛，所以任何有必要的体位移动不会加重你的疼痛级别。

考生应该开始进行腹部的体格检查，你这时应该仰卧，然后：

听诊：考生必须要在做其他操作前，先使用听诊器对所有腹部象限进行听诊，这样才能得分。

模拟要求：你除了保持仰卧外，不需要做其他事情。如果考生用听诊器用力按压疼痛的地方（耻骨弓上，即耻骨上边的区域），你应该让他知道你能感觉到疼痛。这时没必要表现出不适表情。

在做完腹部听诊之后，考生可以按照任意顺序，进行如下操作：

按压/触诊：考生应该将手指放平，触压你疼痛的区域。考生应该首先从痛侧开始触压，然后触压四个象限，这样才能得分。然后，考生应该先轻轻按压你的腹部，然后用指尖加重力量按压（这会出现明显的皮肤凹陷）。

模拟要求：疼痛有痉挛性，所以当考生触压这个区域，无论用听诊器还是手，你都会感到疼。你只需说，当轻触这个位置时，会有一些疼，但如果按得深一些，疼痛会感觉明显。但是，疼痛还不至于让你表情出现变化。在检查过程中，你的腹部应该保持柔软。也就是说，不要把你的下腹部肌肉"绷紧"。

考生可能会按压你的腹部，并且问按压部位是否疼痛。你只对疼痛部位有反应，其他部位没有。

腹膜反射/反跳痛：考生可能会用手指使劲并且缓慢地压你的腹部（任何象限），然后迅速抬手。考生应该对疼痛体征进行观察并听诊，或是问你压下或抬起时是否有痛感，或让你告诉他具体哪里疼痛。

模拟要求：当考生按压痛处时要比抬起来更疼。如果考生按压其他位置，没有疼痛感。

为了检查你的疼痛，考生可能会：晃动检查桌或用拳头击打你的脚跟。这些操作都不会增加你的痛感。

直肠/盆腔检查：考生应该让你做一个盆腔检查，或者一个双合诊或宫颈涂片检查。

模拟要求：告诉考生，"检查结果在文件夹中（指示考生位置）。"

如果考生问，是否做过子宫涂片检查，你可以回答：

"我不确定，但是他们检查过我的骨盆，结果在抽屉里。"考生应该在这个选项上得分。

如何处理开放式问题以及适当披露信息

1.只要考生开始问及你的家庭，你就可以自由地给出一些"文化"信息，例如父母对你的期待，宗教信仰等等。对于那些你不希望父母知道的信息，只有在考生消除你对保密的忧虑之后才能给出。

2.另外，考生可能会鼓励你多说一些个人症状："你能多说一些疼痛的感觉吗？"或者"关于你的症状，还能多说一些吗？"这时，你要告诉学生，疼痛已经持续了两天（参看核查表#2）。

附录 A4

核查表

Maria Gomez

总体满意度（Overall Satisfaction, OS）

1. 作为 Maria Gomez，请你评价与学生晤谈的满意程度：
   - ○ 出色
   - ○ 非常好
   - ○ 好
   - ○ 需要改进
   - ○ 勉强接受
   - ○ 无法接受

病史采集（History, HX）

考生是否问我：

2. 疼痛是否一直持续，还是出现后又消失了。（"疼痛自第一次发作后一直保持。"）
   - ○ 是
   - ○ 否

3. 疼痛是否发生转移。（"不是。就在中间的位置。"）
   - ○ 是
   - ○ 否

4.疼痛是否出现缓解或加重了[必须都要问到]。("确实没有什么变化。")
　　○ 是
　　○ 否

5.是否有恶心或呕吐。("没有。")
　　○ 是
　　○ 否

6.排便情况如何。("没有改变。一天一次。")
　　○ 是
　　○ 否

7.排尿情况如何或者排尿频率如何。("每隔1~2小时就必须尿一次。")
　　○ 是
　　○ 否

8.排尿时是否有疼痛或烧灼感。("是的，有3天了。")
　　○ 是
　　○ 否

9.询问我阴道分泌物的情况，颜色、数量、气味等。("是白色的。最近几天分泌物多了起来。没有气味。")
　　○ 是
　　○ 否

10.尿中是否有血。("没有。我的尿是黄色的。")
　　○ 是
　　○ 否

11.上一次月经是什么时候。("大约2个月前。")[参看培训资料中讨论避孕针的部分。]
　　○ 是
　　○ 否

12.最近是否有性生活。("我告诉你的内容都要记入病历记录中吗？"如果考生的回答令你满意，你再回答"是的。")
　　○ 是
　　○ 否

13.是否有3项(或更多)感染HIV的风险因素？
　　——性伴侣的数量："一个。"
　　——我男朋友性伴侣的数量："不知道。"
　　——你们是否属于一对一关系："我觉得是。"

——是否输过血："没有。"

——是否静脉吸毒或有 STDs："没有。"

——避孕套使用："我们都会用，大概 95%。"

   ○ 是

   ○ 否

14. 正在服用什么药物。（"没有。"）

   ○ 是

   ○ 否

15. 是否采取避孕。（"我打避孕针和使用避孕套。"）

   ○ 是

   ○ 否

16. 是否遭受过他人对自己身体或精神上的伤害。（"从没有过。"）

   ○ 是

   ○ 否

体格检查（Physical Examination, PE）

考生是否：

17. 在腹部检查过程中，确保让我一直仰卧。

   ○ 操作正确

   ○ 没有操作

18. 对腹部至少做了一次听诊。（在触摸腹部之前。）

   ○ 操作正确

   ○ 没有操作

   ○ 操作错误

19. 按压腹部。（四个象限都要按压，动作轻柔并且按下去，从上边象限开始进行。）

   ○ 操作正确

   ○ 没有操作

   ○ 操作错误

```
┌─────────────────────────────────────────────────────┐
│                                                       │
│                                                       │
│                                                       │
│                                                       │
└─────────────────────────────────────────────────────┘
```

20. 指示进行盆腔检查。
    ○ 操作正确
    ○ 没有操作
    ○ 操作错误

```
┌─────────────────────────────────────────────────────┐
│                                                       │
│                                                       │
│                                                       │
└─────────────────────────────────────────────────────┘
```

信息告知（Information Sharing, IS）
考生是否：

21. 能够有效处理我对保密问题的担忧（关于医疗记录或者保险公司报告中可能出现医疗检查项目）。
    ○ 是
    ○ 否

22. 建议我使用避孕套来预防 STDs。
    ○ 是
    ○ 否

临床礼仪（Clinical Courtesy, CC）
考生是否：

23. 进行自我介绍（必须使用姓氏和头衔）。
    ○ 是
    ○ 否

24. 在 PE 之前进行洗手。
    ○ 是
    ○ 否

25. 在做任何体格检查操作之前都要进行解释说明。
    ○ 是

　　　　○ 否
　　　　○ 无法评价

26.至少向你告知基本的体格检查结果。
　　　　○ 是
　　　　○ 否
　　　　○ 无法评价

27.让你感觉受到尊重或关注。
　　　　○ 是
　　　　○ 否
　　　　○ 无法评价

28.在 PE 中给你盖上被单。
　　　　○ 是
　　　　○ 否
　　　　○ 无法评价

医患沟通（Patient/Physician Interaction, PPI）

［授权修改自东田纳西州立大学（East Tennessee State University）普通查房评分表］

** 出色的选项，适用于那些超出一般表现的同学

* 不可接受的选项，适用于那些给人留下特别糟糕印象的同学。

考生是否能：

29.表现出专业能力：知道自己要做什么，能激发起我的信任，对我发自内心地感兴趣。
　　　　○ 出色
　　　　○ 非常好
　　　　○ 好
　　　　○ 需要改进
　　　　○ 勉强接受
　　　　○ 不能接受

30.有效地搜集信息：看上去能系统地搜集信息；开始时多次使用开放式问题，进而配合使用开放式和封闭式问题进行访谈；中间能够进行小结。
　　　　○ 出色
　　　　○ 非常好

○ 好
○ 需要改进
○ 勉强接受
○ 不能接受

31.积极倾听：对语言和非语言线索能保持敏感，使用面部表情或肢体语言表达鼓励，避免打断，通过提问来确认理解我所说的话。

○ 出色
○ 非常好
○ 好
○ 需要改进
○ 勉强接受
○ 不能接受

32.建立和谐关系：热情地自我介绍；通过语言或非语言途径表达出对我的兴趣，而不仅仅局限于我的疾病；避免使用专业术语。

○ 出色
○ 非常好
○ 好
○ 需要改进
○ 勉强接受
○ 不能接受

33.恰当地探察我的视角：鼓励我正面对待必须要说的内容。

○ 出色
○ 非常好
○ 好
○ 需要改进
○ 勉强接受
○ 不能接受

34.体察到我的感受：尊重我的个人情绪和经验，表达（语言或非语言）理解和支持。

○ 出色
○ 非常好
○ 好
○ 需要改进
○ 勉强接受

　　　　○ 不能接受

35. 满足我的需求：制订一个方案既包括诊疗又包括消除个人忧虑。

　　　　○ 出色

　　　　○ 非常好

　　　　○ 好

　　　　○ 需要改进

　　　　○ 勉强接受

　　　　○ 不能接受

评论

案例概要
从病人的角度

　　Maria Gomez 认为自己得了膀胱感染，因为她的一个朋友有相似的症状并被确诊。但是，当考生要求她去做验孕或性传播疾病检查时（尽管她采取了避孕措施），她开始表现出恐惧和焦虑。除了可能对个人生活造成影响外，Maria 还担心父母知道自己有性生活的经历。她需要实习医生：（a）搞清楚引起疼痛的原因；（b）营造出信任的环境，来表达自己的忧虑；（c）承认并能设身处地感受到自己的担忧；（d）承诺除非个人同意，父母看不到病历记录。

　　你可以这样开头：作为 Maria Gomez，我觉得……

附录 A5

核查表指南

Maria Gomez

#1 :　　　作为 Maria Gomez，请你对晤谈的总体满意度进行评价。
你应该从"Maria Gomez"的角度进行评价，而不是从你自己个人角度（表演病人同时知道核查表评价的内容）进行评价。这个选项的目的是让医学生离开诊室之后，立即让你对晤谈进行总体满意度评价。选项意味着：
- 你是否希望这名实习医生继续负责你的诊疗，
- 你是否觉得这名实习医生帮到了你或未来能帮到你（从总体看）。

你可以选择从"出色"到"不能接受"共六种类别来进行评价，以下是相关适用标准：

- 如果考生表现特别优秀，以至于你都想写一封表扬信给学生的导师，那么就选择"出色"。
- 如果你对考生的印象非常正面，那么选择"非常好"或"好"。
- 如果你对晤谈有一些不满，但还不能确认学生是否能帮到你，或者你虽不喜欢这次晤谈经历但是还不足以让你就不再接受后续诊疗，你就可以选择"需要改进。"
- 如果你对考生的负面印象导致你打算换一名医生来负责你的诊疗，那么选择"勉强接受"。
- 最后，如果考生表现太糟以至于你想向其导师进行投诉，那么就选择"不能接受"。

** 注意，"出色"和"不能接受"两项只适用于那些特别特殊的考生。你在整个考试阶段只会碰到一两次这类学生。

　　你在这个选项上的评价结果，并不是对病史采集、体格检查或信息告知等内容评价的累加。但是，这个选项的评价结果与 PPI 选项会有一定联系。因而，这个选项就是让你从考生离开之后，立即从 Maria 的视角进行宏观的评价。

如何处理考生提出的复合型问题

如果考生提出复合型问题，涉及多个选项（例如，"你有饮食方面的问题吗，是否感觉有恶心或呕吐，是否吃了什么不干净的东西呢？"）你可以参考如下的指南进行回应：

只回应最后一个问题（也就是，只回应"是否吃了什么不干净的东西"那个问题。）

或者

只回应最为舒适的问题。（如果病人滥用药物，并且被问到，"你是否饮用或使用药品？"那么，你只需给出你饮酒的信息。）

或者

如果考生只问了两个问题，并且很容易记住（例如，"你是否感觉阴道瘙痒或者排尿时有烧灼感？"）。那么，尽管答案一样，你也要分别回应这些问题，"没有，我没有任何烧灼感或瘙痒感。"而不要只是回答"没有"，来回应这个复合型问题。

如何针对复合型问题给分

只对你做出回应的选项进行给分。如果考生没有再次询问那些没做出回应的问题，那么就不要给分。这样做的目的是，让考生提问时要注意针对性。

病史采集

考生这样问我：

#2：　　　疼痛是一直持续还是出现后又消失了。

选择"是"：学生必须要问到，疼痛是一直持续，或疼痛出现又消失，或疼痛持续多久或提出开放式问题，"告诉我多一些关于你疼痛的事情。"

你的回应："疼痛一直持续。"

#3：　　　疼痛是否发生转移。

选择"是"：如果这个选项要得分，考生必须要搞清楚疼痛固定在下腹部，还是已经辐射到了身体的其他部位。

你的回应："不是。就在中间的位置。"

#4：　　　疼痛是否出现缓解或加重了

选择"是"：如果这个选项要得分，考生必须既要问到缓解又要问到加重。

你的回应："确实没有什么变化。"

选择"否"：如果考生只问是否缓解或加重。

#5：　　　　是否有恶心或呕吐。

选择"是"：考生必须要问你是否感到恶心或者呕吐过。如果考生问你胃肠系统是否有什么变化，或者消化状况如何，你要问考生指的是什么意思。

你的回应："没有。"

#6：　　　　排便情况如何。

选择"是"：考生必须要问到你肠蠕动是否有什么变化，或者是否有腹泻或便秘，或者描述一下排便的变化。

你的回应："没有改变。一天一次。"（参看培训材料的细节。）

#7：　　　　排尿情况如何或者排尿频率如何。

选择"是"：考生必须要问到你目前的排尿情况，或者排尿频率的变化。

你的回应：（想一想）"每隔 1~2 个小时就必须尿一次。"

选择"否"：如果考生只问到是否尿急，而没有问到频率。

#8：　　　　排尿时是否有疼痛或烧灼感。

选择"是"：考生必须要问到你排尿是否有一些问题。（烧灼感、疼痛、尿等待，等等。）

你的回应："是的，有 3 天了。"

#9：　　　　询问我阴道分泌物的情况，颜色、数量、气味等。

选择"是"：考生必须要首先发现你阴道有分泌物，然后进一步询问分泌物的细节，或者让你描述分泌物的特征，只有这样才能得分。

你的回应："是白色的。最近几天分泌物多了起来。没有气味。"

#10：　　　尿中是否有血。

选择"是"：考生必须要直接问你是否看到血，或者尿的颜色，或者你的尿是粉色或红色的。

你的回应："没有，我看不到有血啊……我的尿是黄色的。"

#11：　　　　上一次月经是什么时候。

选择"是"：考生必须要问到你上一次月经是什么时候开始，或者上一次月经
　　　　　　的日期。（准备8周之前的一天。）

你的回应："大约2个月前。"

#12：　　　　最近是否有性生活。

选择"是"：考生可以问如下问题。

- 你是否有性伴（不只是男朋友）。
- 直接问是否有性生活。
- 你是否使用任何避孕措施。

你的回应："我告诉你的内容都要记入病历记录中吗？"如果考生的回答令你满
　　　　　　意，你再回答"是的。"

#13：　　　　是否有3项（或更多）感染HIV的风险因素？

选择"是"：考生必须要具体问到至少3种感染HIV的风险因素。

- "你是否使用静脉毒品？"或者"你是否使用注射毒品？"
- "你是否和使用静脉注射毒品者发生过性关系？"
- "你是否接受过输血？"
- "你是否和双性恋男性发生过性关系？"
- "你是否曾经得过STDs？"
- "你是否100%使用避孕套？"

你的回应：对上边这些问题你都要回答"没有"，除了避孕套的使用问题，"不
　　　　　　是100%，但基本也是95%。"

- "你是否专一关系？"
- "你男朋友是否专一关系？"
- "你/男朋友有多少性伴侣？"

你的回应："是的，我是专一关系。我不知道Chris曾经有多少名性伴，但我知
　　　　　　道现在我是他唯一的女朋友。"

选择"否"：如果考生只问你一个半开放式问题，例如"你有感染HIV的风险
　　　　　　因素吗？"

你的回应："我不那样认为……"

*说明：由于这个选项涉及HIV的风险因素，如果考生按照下面的方式提问，
　　　　无法得分。

- "你检查过 HIV 吗？"（"没有。"）
- "你曾经有暴露 HIV 的经历吗？"（"我不知道啊。"）
- "你有 HIV 吗？（ [忧虑的] "没有 …… 我不觉得。你觉得我有？"）

#14：　　　正在服用什么药物。

选择"是"：你在服用任何药物吗？

　　　　　你在服用任何处方药吗？

你的回应："没有。"

#15：是否采取避孕。

选择"是"：你采取避孕措施吗？

　　　　　你吃避孕药吗？

　　　　　考生可能会问你是否采取"保护措施"。（保护措施指避免怀孕或感染 STDs。）

你的回应："我打避孕针和使用避孕套。"

#16：　　　是否遭受过他人对自己身体或精神上的伤害。

选择"是"：你这个选项的目的在于判断你腹部疼痛的原因是否由于受到身体或精神上的虐待。

　　　　　"你害怕你的父母吗？男朋友呢？"

　　　　　"如果你父母发现你男朋友的事，是不是会有什么不好的事情发生？"

你的回应："从没有过。"

选择"否"："你最近有什么压力吗？"

　　　　　"你压力大吗？"

体格检查

总体指南

操作错误：如果考生出现如下情况，可以选择"操作错误"

　　　1. 考生的操作与指南中的描述不一致；

　　　2. 手插进病号服中进行操作。

** 当你选择了"操作错误"时，就要在选项下面的表格中填出考生做错的内容。

没有操作：如果考生根本没有操作的意图。

考生：

#17：　　　在腹部检查过程中，确保让我一直仰卧。

除非考生指示你或帮助你，否则你要保持坐姿不要平躺下去，这点非常重要。当你躺下后，无论腿伸直还是弯曲，疼痛都没有变化。

操作正确：考生应该指示你仰躺，或者保证你在腹部检查前保持仰躺。

没有操作：如果考生根本就没有表现出让你仰躺的意图，你应该保持坐姿。考生在这一项上不应得分。

#18:　　　对腹部至少做了一次听诊。

操作正确：考生在进行其他检查操作前，必须先使用听诊器在全部象限内进行听诊，才能得分。

操作错误：如果考生在腹部检查后，才进行听诊。

没有操作：如果考生根本就没有表现出进行腹部听诊的意图。

#19：　　　按压腹部。（四个象限都要按压，动作轻柔并且按下去，从上边象限开始进行。）

操作正确：考生应该从疼痛区域上方的象限开始进行触诊，只有四个象限都触按到了才能得分。考生应该开始时轻按，然后再用指尖加重力量（这会导致腹部明显凹陷）。考生可以先轻按四个象限，然后再对四个象限加重力量，或者按压每一个象限先轻后重。

你的回应：

- 当考生轻按你感觉痉挛疼的地方，你应感受到轻微疼痛；如果考生加重力量触压时，疼痛感会加重。
- 不要让肌肉绷紧。
- 检查过程保持腹部柔软。
- 如果考生按压你腹部中间耻骨上方，并问道你是否不舒服，或者你是否想去卫生间，你要回答"是的"。但不要主动提供这个信息，等待考生去问。

操作错误：如果学生没有按照规范进行操作，或者没有先轻后重地触压腹部四个象限，或者没有从疼痛区域的上方象限开始触压，均不能得分。

没有操作：如果考生根本就没有表现出触压你腹部的意图。

#20：　　　　　指示进行盆腔检查。

操作正确：考生必须专门提出你要进行盆腔检查，或者双合诊，或者询问是否做过这些检查，或者是否做过宫颈涂片检查，并且必须要看检查结果。

你的回应：告诉考生，"检查结果在抽屉里。"

操作错误：如果考试考生没有去看检查结果，或者试图直接做检查而没有告知你。

没有操作：如果考生根本就没有表现出要做盆腔检查的意图。

信息告知

考生：

#21：　　　　　能够有效处理我对保密问题的担忧

选择"是"：考生要能针对你不希望某些信息被记在病历中的要求，进行直接讨论。考生要让你相信他的看法（无论什么内容），使你能够坦然表达出自己对避孕和性生活问题的忧虑，对怀孕以及父母可能会发现这些隐私的惧怕。

　　　　　　　例如，如果考生觉得有必要把所有内容都记在病历记录中，他就需要告诉你如果没有你的同意，你的父母将无法看到这份记录。或者，考生要和你一起探讨如何避免将这些检查结果（STD和验孕）通过保险公司账单送交给你父母。无论考生采取什么方式，只要让你感觉舒适，同意进行这些检查。

这里的核心在于，考生要能解决好你对保密性的担忧，让你相信父母不会发现验孕的结果，从而联系到你的性生活和男朋友。

#22：　　　　　建议我使用避孕套来预防 STDs。

选择"是"：考生应该问出你对避孕套的了解，并尽量提供相关信息。

临床礼仪

请记录下是否考生在 PE 中做到如下要求：

#23：　　　　　进行自我介绍（必须使用姓氏和头衔）。

选择"是"：如果考生在晤谈的任何时候，告诉你他的姓氏和头衔。

选择"否"：如果考生没有告知你他的姓氏以及头衔。

#24：　　　在 PE 之前进行洗手。

选择"是"：你必须要看见考生在 PE 之前确实洗手了，或者用抗菌啫喱，或者
　　　　戴手套。

选择"无法评价"：如果考生没有洗手、使用啫喱或戴手套的原因是他根本就
　　　　没进行体格检查操作。

#25：　　　在做任何体格检查操作之前都要进行解释说明。

选择"是"：考生要么在开始 PE 时，要么在进行具体操作时，向你至少解释一
　　　　次即将操作的内容，例如："我将要在你身上做心脏检查"，或者"我
　　　　将要用手电筒检查你的眼睛"，或者"我将要检查你腿部的知觉。"

选择"否"：如果考生表达得过于含混。"现在，我要做体格检查了。"如果考生
　　　　仅仅让你遵守指示，"请保持头不动，同时眼睛随我的头转动。"

选择"无法评价"：考生根本就没有进行体格检查。

#26：至少向你告知基本的体格检查结果。

选择"是"：如果考生在 PE 过程中或全部完成之后，向你告知检查的发现，就
　　　　可以得分。这里的重点在于评价考生在进行体格检查的同时，是否
　　　　能向你告知检查发现，例如，"你的肺听起来没什么问题。"或者"虽
　　　　然你这里感到疼，但我没有发现什么不正常。"这个项目设计的初衷
　　　　就是考查学生是否对你尊重，是否让你在接受检查的过程中保持知
　　　　情。

选择"否"：如果考生在 PE 过程中或全部完成后，都没有向你告知检查发现，
　　　　那么就不能得分。

选择"无法评价"：如果考生根本没有进行体格检查操作。

#27：　　　让你感觉受到尊重或关注。

* 记住：　　这个选项只是针对你身体是否舒适。（情绪的问题将包括在 PPI 中。）

选择"是"：如果考生在检查中没有伤到你，或者动作不粗鲁，或者在伤到你
　　　　后及时道歉并改正，或向你解释为什么操作导致你身体不适，或者
　　　　因为手凉向你道歉，或递给你面巾纸等，均可得分。

选择"否"：考生动作粗鲁，并且没有做出解释，或者在你暗示不舒服之后没
　　　　有进行任何调整，或忽略其他有助于你身体或情绪舒缓的方式。

选择"无法评价"：如果考生根本没有进行体格检查操作。

#28 :　　在 PE 中给你盖上被单。

选择"是"：如果考生在腹部检查时给你盖上被单，并且只露出需要检查的身体区域，就可得分。如果要检查你的心脏和肺，可以拉下你的病号服。

选择"否"：如果考生没有按照规范给你盖上被单。

选择"无法评价"：如果考生根本没有进行体格检查操作。

医患沟通

［授权修改自东田纳西州立大学（East Tennessee State University）普通查房评分表］

在 PPI 部分中，你需要使用李克特量表来评价：出色、非常好、好、需要改进、勉强接受、不能接受。你要尽量评价出考生是否达到选项的目标要求。

- 如果考生表现特别优秀，以至于你都想写一封表扬信给学生的导师，那么就给出"出色"。
- 如果你对考生的印象非常正面，那么选择"非常好"或"好"。
- 如果你对晤谈有一些不满，但还不能确认学生是否能帮到你，或者你虽不喜欢这次晤谈经历但是还不足以让你就不再接受后续诊疗，你就可以选择"需要改进。"
- 如果你对考生的负面印象导致你打算换一名医生来负责你的诊疗，那么选择"勉强接受"。
- 最后，如果考生表现太糟以至于你想向其导师进行投诉，那么就选择"不能接受"。

** 注意，"出色"和"不能接受"两项只适用于那些特别特殊的考生。你在整个考试阶段只会碰到一两次这类学生。

考生要能：

#29 :　　表现出专业能力。
- 知道自己要做什么。
- 能激发起我的信任（因为考生自己有自信，所以我感觉我可以信赖他）。
- 对我发自内心地感兴趣。

#30：　　　有效地搜集信息。

- 　看上去能系统地搜集信息。
- 　开始时多次使用开放式问题（例如，"你为什么来看医师啊……""能再多说一些吗？""你有什么担心的地方？"），进而配合使用开放式和封闭式问题进行访谈。
- 　中间能够进行小结。

#31：　　　积极倾听。

　　这个选项的目的在于让你判断考生是否能理解你通过语言和（或）非语言表达出来的内心感受（焦虑、恐惧、尴尬，以及为什么你觉得自己不会遵从医嘱，等等）。但是这个选项的目的并不在于评价学生能否有效处理你的情绪反应 [#34]。

- 对语言和非语言线索能保持敏感。
- 使用恰当的眼神交流、面部表情、点头、停顿，以及身体姿势来表达对你的鼓励。
- 避免打断（但是，要注意区分什么是建设性的打断，什么只是简单打断。）
- 通过提问来确认理解我所说的话。

#32：　　　建立和谐关系。

- 表达出对我的兴趣，而不仅仅局限于我的疾病。
- 热情地自我介绍。
- 称呼我的名字。
- 通过非语言途径表达兴趣（语调热情、眼神交流、肢体动作，等等）。
- 通过语言途径表达兴趣（体现社交性；个人性、支持性或合作性的表达方式）。
- 使用我听得懂的语言；而不使用无法解释的专业术语。

#33：　　　恰当地探察我看问题的角度。

　　考生要鼓励我进行充分的表达。如果考生不能发现我的处境、期望、对疾病的观点，以及对下一步诊疗方案的态度，那么考生就无法满足你的需求[#35]。这个选项与 #35，内容上互相支持。

- 　鉴别出我就医的原因（明示以及暗示的）。
- 　探察引起病人顾虑的原因（如果存在）。
- 　探察病人没有表达出来的情绪。

- 询问我对病情的想法、担心和期望。
- 鼓励我问问题。

#34：   体察到我的感受。
- 能够对我的感受和经历表现出兴趣。
- 尊重我个人的感受和经历（通过语言或非语言方式表达）。
- 让我感觉到自己受到理解和支持。
- 对我在医疗方面的担心和感受表示认可。

#35：满足我的需求。
制定出一个方案，既包括诊疗计划（从考生角度来看），又能消除你对病情和后续治疗的忧虑（从你的视角来看）。
- 能清晰地解释诊断和（或）治疗方案。
- 能让我明白如下一些内容：
1. 考生如何判断我目前的状况。
2. 疾病的预期发展情况是什么。
3. 下一步会出现什么变化。
- 在治疗方案中体现我的忧虑。
- 对我的诊疗方案要提供选择。
- 和我就诊疗方案达成一致。（例如，征求我对诊疗计划的意见。）

评论

案例概要
从病人的角度

Maria Gomez 认为自己有膀胱感染，因为她的一个朋友有相似的症状并被确诊。但是，当考生要求她去做验孕或性传播疾病检查时（尽管她采取了避孕措施），她开始表现出恐惧和焦虑。除了可能对个人生活造成影响外，Maria 还担心父母知道自己有性生活的经历。她需要实习医生：（a）搞清楚引起疼痛的原因；（b）营造出信任的环境，来表达自己的忧虑；（c）承认并能设身处地感受到自己的担忧；（d）承诺除非个人同意，父母看不到病历记录。

你可以这样开头：作为 Maria Gomez，我觉得⋯⋯

记住，所有的评论都是从 Maria Gomez 的角度做出的，而不是从你的角度。因为，你本人和要扮演的角色，在个性、生活方式、价值观上都有很多差异。

为了能准确表达你的感受，你可能会需要一个形容词库，以便有助于完成评论的开场白"作为 Maria Gomez，我觉得……"

当做积极评论时，你需要的词汇可能是"关怀他人的""理解他人的""善于倾听的"、"自信的""令人满意的"，等等。

当做建设性评论时，你需要的词汇可能是"不理会的""不重视的""不确定的""令人恼怒的""言辞居高临下的"，等等。

在"书面反馈指南"中，你会找到有助于你撰写评论的建议。在那个指南中，除了关于给出反馈的一般性提示外，还有很多专门针对 Maria Gomez 案例的建议，可以用来辅助你撰写评论意见。

附录 A6

书面反馈指南

Maria Gomez

1. 速记下关键词。

    在填写核查表 PPI 内容时进行记录。这些笔记将会有助于你记住并随后整理出那些希望和考生分享的体会。

2. 利用核查表中"从病人角度看"部分的案例概要。

3. 使用"三明治"方法

    在反馈的开始，中间和末尾，都写一些关于考生表现的正面意见。

4. 让考生知道"Maria"的真实感受。

    描述出考生的行为如何影响到你所扮演的角色。

5. 具体说明考生的哪些行为导致了 Maria 针对考生做出积极或消极的反应。

- 如果考生的行为对 Maria 产生积极的影响，就通过具体说明来鼓励考生进行巩固。
- 如果考生的行为对 Maria 产生消极的影响，那就建议考生改进沟通方式，以便将来遇到相似情况能顺利地处理。

6. 使用关键回应：

　　如果你一时组织不出来什么具体想法，那么就从下面选取 2~3 个进行回应：

- 要让考生明白，如果不能首先和 Maria 讨论好保密的问题，那么对那些她不愿意让父母知道的话题，同样也不会考生和讲。
- 指出 Maria 羞怯性格会让涉及性的话题增加难度。让考生知道，他的哪些行为表现会让讨论性问题更为简单。
- 让考生知道，他的哪些行为表现有助于缓解 Maria 对可能怀孕的焦虑。
- 和考生分享，为什么 Maria 会害怕父母通过保险单据获知她做过验孕和 STD 检查。

7. 利用总体满意度评价选项。

　　利用核查表的第一项内容，直截了当地让考生明白你的感受。

- 是否你还想让考生负责自己的后续医疗。
- 是否考生已经或将来可能对你提供帮助。

附录 A7

盆腔 / 直肠检查结果

Maria Gomez

盆腔检查结果

外阴：没有出血或损伤。

阴道：有少量白色分泌物；无腥臭味。

宫颈：没有分泌物，触及没有疼痛。

子宫：子宫底触诊有轻微疼痛，没有发现包块。

子宫附件：没有包块或压痛。

直肠检查结果

肛门外观正常。

通过指检，显示肛门括约肌正常。

直肠内有少量棕色粪便，表明无出血。

没有发现包块。

附录 A8

站间练习

Maria Gomez

使用 SOAP 方法，针对 Maria Gomez 的情况撰写一份评估意见与诊疗计划。

评估意见（Assessment）

诊疗计划（Plan）

附录 A9

站间练习参考回答

Maria Gomez

使用 SOAP 方法，针对 Maria Gomez 的情况撰写一份评估意见与诊疗计划。

评估意见（Assessment）

1.21 y/o, G0P0 下腹部疼痛，考虑 UTI，PID，R/O 怀孕。怀疑阑尾炎。
2. 家庭因素导致紧张性刺激。

诊疗计划（Plan）

考生应该指示病人进行如下实验室检查：

1. 验尿（显微镜检）
2. 阴道分泌物细菌检查
3. 真菌感染检查
4. 验孕
5. 淋宫颈组织培养检查淋病和衣原体
6. HIV 检查

附录 A10

试演案例概要

Maria Gomez

Maria Gomez 是一名 21 岁的拉丁裔女性，她主诉胃疼 2 天，现在前来就医。她的一个朋友告诉她，病因可能是膀胱感染。她目前还是一名大学生，刚刚开始攻读硕士学位。她现住在家里，仍然使用父母的医疗保险。但是，她并不想让父母知道自己有性生活，因为这意味着她可能会怀孕。她甚至都不希望父母知道她在交男朋友，因为她的男朋友既不是拉丁裔也不是天主教徒，她觉得父母肯定不会赞成。

角色外表与内心特征

Maria 是一名友善的年轻妇女；但是，当谈论自己的性生活问题时会比较害羞，并且有防御心理。她会回答医生的问题，但如果追问起细节，她会感到尴尬。也就是说，医生不得不去"帮"她说出自己的性生活状况。如果实习医生只问她能用一个词来回应的问题时，她感到最舒适。

晤谈中举止的变化

在刚刚开始晤谈时，你认为自己的问题可能就像那位朋友一样，是膀胱感染。但是，随着访谈的进行，当实习医生认为你有必要做验孕或其他性病检查时（尽管你采取了避孕措施），你开始变得害怕与焦虑起来。你有一些迟疑，因为自己采取避孕措施，而且男友 Chris 也用避孕套。但如果考生认为你很可能是怀孕，或者判断疼痛可能是宫外孕时（危及生命的情形），你脑袋会一下子懵了，甚至开始哭了。

考生这时应该能感觉到你受到某些困扰，希望能说一说。如果考生让你明白你们之间的讨论是保密的，你要这样回应：

"（略显迟疑）你看，我的父母不希望我和男朋友在一起，因为他们反对，所以我假装和他分手了，但还在保持关系。我的父母，尤其是我的爸爸，只希望我和拉丁裔的天主教徒约会，并且要先完成学业。Chris 并不符合他们的要求。"

现病史

几天前，当你睡醒时，感觉到了轻微的疼痛，并且一直没有消失。事实上，反而变得有些重了。

就医原因

当学生询问你就医的原因时，你要说：

"我这两天，胃的中间位置一直有些痉挛疼。几天前当我睡醒时，就突然出现在这里（一边说，一边用手掌放在腹部的中下区。）"

疼痛症状

- 减轻／加重：疼痛没有减轻或加重。也就是说，采取坐、站、卧等姿势并没有缓解疼痛。
- 强度：如果采用 1~10 的评分，1 表示基本没有影响，10 表示感受到的最大痛感。那么这次腹痛两天前发作时是"2"，现在已经发展到了"4"。
- 其他关于疼痛的问题：
- 凡涉及疼痛的其他问题，如果问到，你都采取否定回应。例如：
- 没有疼得半夜醒来。
- 没有影响到正常生活。

其他症状

考生可能会问你如下一些情况：

- 饮食改变：没有

两天来，你的饮食都很正常。第一次疼痛发作的晚上，你也没有吃特别的
食物。

- 排尿频率：你发现自己经常要"去卫生间"。
- 阴道分泌物：你对这个问题有一些尴尬。如果考生只是简单询问你阴道
  是否有分泌物，你只需回答："是，我有。"
- 阴道出血：这两天没有。只有在月经期间出现。
- 性交疼痛：如果考生并没有发现你有一个男朋友并且有性生活，你可以
  表现出一些迟疑，略显尴尬和忧虑，然后点头说："有一点儿疼。"（性交
  疼痛只出现在这两天。）

月经史

你对这个话题和使用避孕针的问题感到不适，因而，学生问到你才会说。
例如，当问到最后一次月经时间时，你回答："两个月前。"月经一直不规律吗？
"最近才这样。"不规律有多久了？　"有6个月了。"有什么导致月经不规律吗？
"我开始使用避孕针后出现的。"

家庭情况

你和你家人都出生在墨西哥的瓜达拉哈拉。当你5岁时，你和全家搬来这
里[城市名]。你们全家现在每年至少一次回瓜达拉哈拉探亲。

你的父亲对你有明确的希望。你在少年时经常和他吵嘴，但现在你会礼貌
地听他的意见，在他不在时，你会自己拿主意。

你的母亲在养育你们姐妹与工作之间努力保持平衡。你会和妈妈交谈自己
生活的很多事情，但是你不会和她说自己的性生活，也不会说让她担心的任何
话题。

你的妹妹Lupe，今年17岁还在读高中。她打算明年如果被录取就去读大
学。你和Lupe之间无话不谈，因此Lupe知道你有秘密瞒着父母。

附录 A11

试演核查表

Maria Gomez

病史采集（HX）

考生是否问我：

1.疼痛是否一直持续，还是出现后又消失了。（"疼痛自第一次发作后一直保持。"）

　　○ 是

　　○ 否

2.疼痛是否发生转移。（"不是。就在中间的位置。"）

　　○ 是

　　○ 否

3.是否有恶心或呕吐。（"没有。"）

　　○ 是

　　○ 否

4.排便情况如何。（"没有改变。一天一次。"）

　　○ 是

　　○ 否

5.排尿情况如何或者排尿频率如何（"每隔 1~2 个小时就必须尿一次。"）

　　○ 是

　　○ 否

6.排尿时是否有疼痛或烧灼感。（"是的，有 3 天了。"）

　　○ 是

　　○ 否

7. 询问我阴道分泌物的情况，颜色、数量、气味等。("是白色的。最近几天分泌物多了起来。没有气味。")

　　○ 是

　　○ 否

8. 尿中是否有血。("没有。我的尿是黄色的。")

　　○ 是

　　○ 否

9. 最近是否有性生活。("我告诉你的内容都要记入病历记录中吗？" 如果考生的回答令你满意，你再回答"是的。")

　　○ 是

　　○ 否

10. 是否采取避孕。("我打避孕针和使用避孕套。")

　　○ 是

　　○ 否

体格检查（PE）

考生是否：

11. 在腹部检查过程中，确保让我一直仰卧。

　　○ 操作正确

　　○ 没有操作

12. 对腹部至少做了一次听诊。(在触摸腹部之前。)

　　○ 操作正确

　　○ 没有操作

　　○ 操作错误

13. 按压腹部。(四个象限都要按压，动作轻柔并且按下去，从上边象限开始进行。)

　　○ 操作正确

    ○ 没有操作

    ○ 操作错误

14. 进行盆腔检查。

    ○ 操作正确

    ○ 没有操作

    ○ 操作错误

信息告知（IS）

考生是否：

15. 能够有效处理我对保密问题的担忧（关于医疗记录或者保险公司报告中可能出现医疗检查项目）。

    ○ 是

    ○ 否

16. 建议我使用避孕套来预防 STDs。

    ○ 是

    ○ 否

附录 B

标准化病人管理表格

附录 B1

聘用函模板

日期：
SP 姓名：
地址：
所在州市，邮编：

亲爱的 [SP 姓名]：

感谢您同意作为标准化病人参与 [机构名] 主办的临床实践考试（CPX）。我们高兴地通知您，您已经被遴选承担 [案例名] 的表演工作。

请允许我以书面形式正式向您告知工作的相关安排以及酬劳。因为考试工作的顺利开展需要您承诺全程参与。因此，请仔细阅读以下事项：

培训

您将接受一系列培训并参与一次模拟考试，因此您将获得 $_____ 的酬劳。您将在第一、二、三阶段培训中和您的辅导员在一起工作。第四阶段培训为彩排，您将向一名医生来进行案例表演。五阶段培训是模拟考试，和最后的考试非常相似。和您表演相同案例的全体 SP 将会出席所有的四个阶段培训以及模拟考试。

一阶段培训的重点是让您对培训材料和核查表进行熟悉。第一次培训还要向您介绍后续培训的内容，预估时间为 3 小时。后续其他培训阶段预计一般会在 3~3.5 小时。

培训中的所有晤谈练习将会被录像，以便提供 CPX 咨询委员会进行分析使用。该委员会将负责评判您表演和核查表填写的质量是否符合 CPX 委员会设定的要求。如果在培训或表演中，委员会判定您的工作没有达到相关要求，您有可能被解聘。

所有在（机构名）开展的标准化病人案例的知识产权都归属于（机构名）。您参加（机构名）的标准化病人项目，以及接受培训和表演（机构名）所有案例的酬劳，意味着您同意不会在其他地方表演这些案例，除非获得（机构名，SP 项目名，姓名）主任的特别授权。

培训地点

培训地点为：（机构名，地址，楼层，房间号）
将会发放停车证。

考试工作要求

您必须保证在（　年　月　日—年　月　日）之间能够参加工作。如果您参加上午考试必须要在（时间）前到达，下午应在（时间）前到达。您参加考试的确切日期和时间将由您的辅导员在三阶段培训时通知。如果在您没有表演任务的日期内，请保证晚上 7 点前保持通讯畅通。

报酬

您参加一次考试将会收到 $_____.00 作为酬劳。报酬明细将会在您参与工作的最后一天提交给 [机构名]。预计该日起大约 6 周，您会收到培训和表演的全部报酬。

同意

请仔细阅读本函件。如果您同意所有事项，请签署一式两份。在第一次培训时交给辅导员一份，自己保留一份。如果您有任何问题，请随时拨打 [电话号码]，与 [辅导员或助手姓名] 进行咨询。

我和我的同事们期待再次看见您，希望和您共同致力于这项有趣并富于挑战的工作。

诚挚的，
[SP 项目主任姓名，头衔]

SP 声明：

我同意以上的考试工作要求和任务安排。我也同意参加在 ＿＿＿＿＿ 和 ＿＿＿＿＿ 之间举行的全部的四次培训和模拟考试。此外，我保证既不认识也会不去联络 [机构名] 的任何医学生。

签名：＿＿＿＿＿＿＿＿＿＿＿＿＿＿＿＿＿＿＿＿＿＿＿＿＿

[SP 姓名]

附录 B2

标准化病人档案表

1. 姓名（与社会安全卡上一致）：
2. 家庭住址：

3. 电话与电子邮件
家庭：＿＿＿＿＿＿＿ 移动电话：＿＿＿＿＿＿＿
工作：＿＿＿＿＿＿＿ 电子邮件：＿＿＿＿＿＿＿
4. 出生日期：
5. 身高：
6. 体重：
7. 种族：
8. 语言：
9. 受教育程度（用笔标一个）： 高中 大学： 年级 1 2 3 4
最高学位：＿＿＿＿＿＿＿ 所学专业：＿＿＿＿＿＿＿
10. 是否做过手术？
11. 是否有伤疤或其他身体特征，会在体格检查中被发现（例如，手术瘢痕、皮肤穿洞、文身、心脏杂音或其他慢性疾病，例如哮喘、关节炎、高血压、糖尿病，等等。）？

（管理人员填写）

试演内容：
案例 项目 日期

评论：

附录 B3

影像摄录授权同意书模板

我谨此声明，我没有任何保留或限制地同意，[机构名]对我进行明示或默示地拍照、数码摄像、录像或制作影像资料。

我同意并授权[机构名]拍摄和制作的含有我影像的资料，可在公开或私人领域内，进行医学、说明、示范、展示等目的而使用。

我没有保留或限制地同意，[机构名]进行明示或默示地拍摄和制作的含有我影像的资料，可以出于必要目的或出于教育目的，在任何地点、针对任何对象，进行传播和（或）流通。

我声明放弃任何对这些资料的求偿权。同时，无论现在还是未来，如果[机构名]的导演、管理者、雇员、代理人、学生声明由于本协议授权的活动遭受伤害或要求赔偿，我也将豁免任何责任。

SP 签名：_____日期：

打印姓名：

证明人：